Ingrid Kleindienst-John

Ich bin Königin meiner Hormone

Hormonhaushalt mit Kräutern und Ölen in Balance bringen

ISBN 978-3-99025-390-8

www.freya.at

Layout: freya_art, Regina Rami-Moldovan
Lektorat: Dorothea Forster
Fotos: Kurt John, weitere siehe Seite 272
Aquarelle: Ingrid Kleindienst-John

printed in EU

Hinweis:
Die Angaben in diesem Buch sind von der Autorin sorgfältig geprüft worden, dennoch sind sie ohne Gewähr. Die beschriebenen Heilwirkungen und medizinischen Anwendungen von Pflanzen haben lediglich informativen Charakter, eine Durchführung der Heilanwendungen findet vom Leser eigenverantwortlich statt. Dies gilt insbesondere bei ernsthaften gesundheitlichen Problemen. Eine Haftung der Autorin, des Verlages oder seiner Beauftragten ist ausgeschlossen.

Ingrid Kleindienst-John

Ich bin KÖNIGIN MEINER HORMONE

Hormonhaushalt mit Kräutern und Ölen in Balance bringen

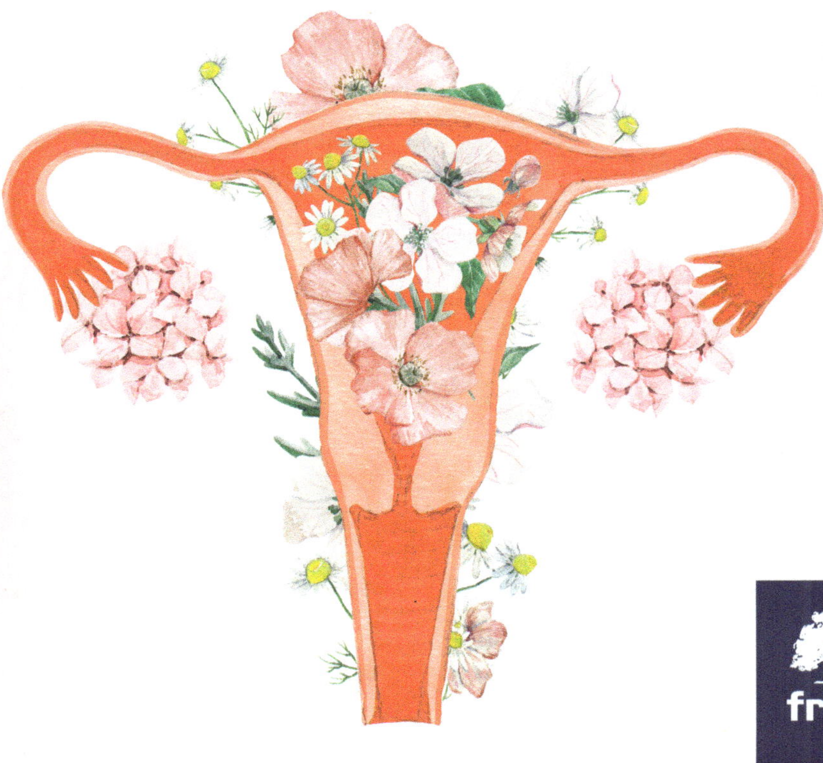

freya

Inhalt

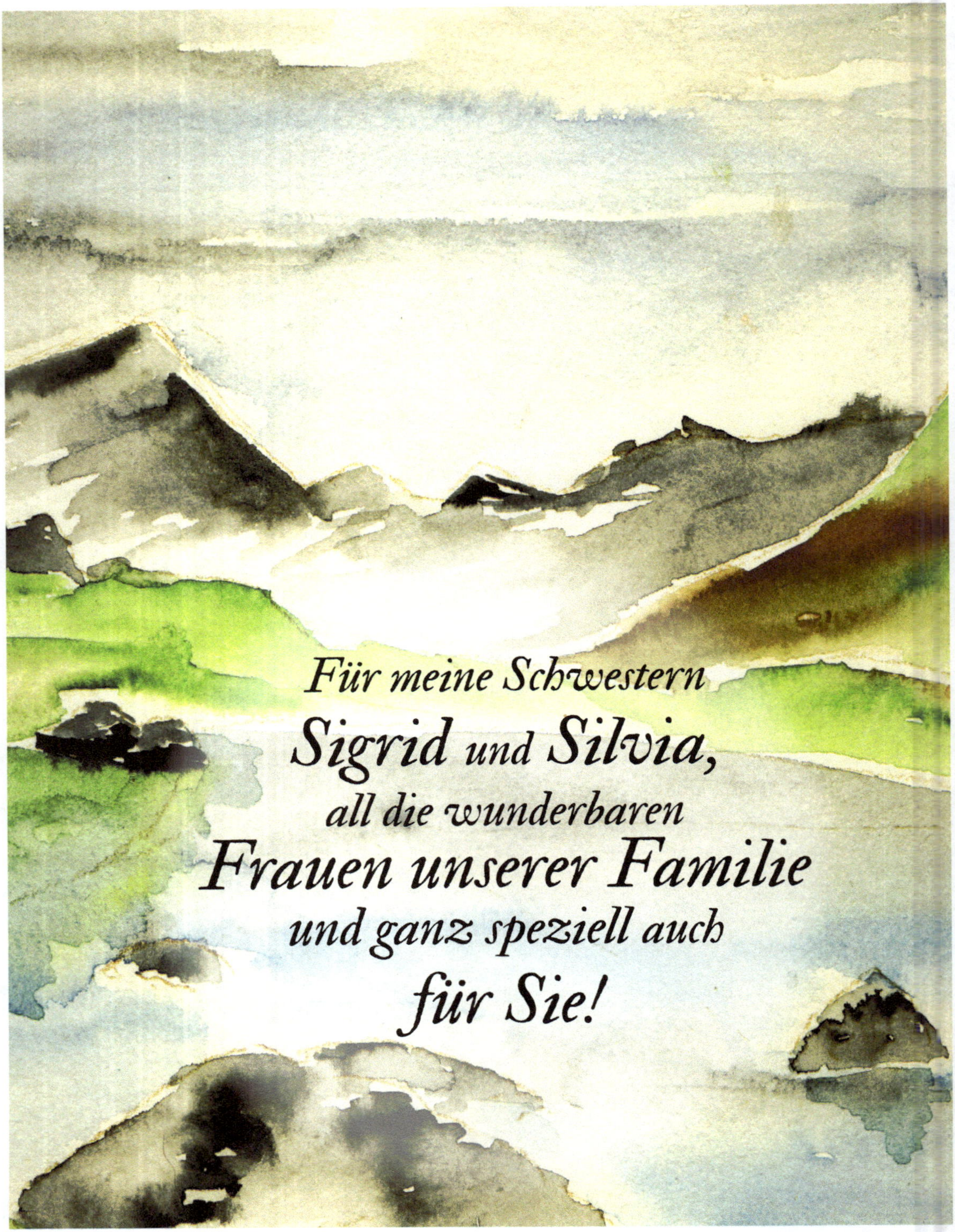

Für meine Schwestern

Sigrid und Silvia,

all die wunderbaren

Frauen unserer Familie

und ganz speziell auch

für Sie!

Manches wird erst gut, wenn wir es gut sein lassen.
Ernst Ferstl

„GEGEN ALLES IST EIN KRÄUTLEIN GEWACHSEN!“

Dieser Spruch meiner Großmutter begleitet mich nun schon viele Jahre. Gegen alles, na ja, stimmt wohl nicht ganz. Aber jedenfalls gegen viele Beschwerden, die sich im Lauf eines Frauenlebens ergeben.

In den nachfolgenden Kapiteln darf ich Sie auf einer Reise begleiten, einer Reise, die für Sie sicherlich vielfach bekannte Stationen aufweist. Es ist diese Reise auch ein Versuch, das Leben von uns Frauen mit kleinen Helfern aus der Ecke der Aromatherapie, aber auch aus jener der Kräuterheilkunde zu erleichtern und zu bereichern.

Die Rezepturen mit ätherischen Ölen und / oder mit Kräutern, die Sie in den einzelnen Kapiteln finden können, sind allesamt gut erprobt, aber – und darauf möchte ich besonders hinweisen – *sie können eine gute gynäkologische Betreuung niemals ersetzen*!

Die Zeitspanne, in der sich das *Frau-Sein* letztlich abspielt, ist eine relativ große: Sie beginnt mit der Pubertät (mit all ihren körperlichen und psychischen Veränderungen) und reicht über das Erwachsensein mit einer möglichen Schwangerschaft bis hin zu den Wechseljahren, in denen sich der Östrogenspiegel wiederum verändert (er sinkt dann ab) und sich meist ebenso wieder psychische Veränderungen zu den physischen gesellen.

Die Frauenheilkunde umfasst nicht nur unsere Organe, sondern auch die weibliche Sexualität, Menstruation, wie auch unsere innersten persönlichen Gedanken und Ängste als Frau.

Und auch heute noch sind diese Themen mit Scham besetzt und werden hinter vorgehaltener Hand beredet. Die unterschiedlichsten kulturellen Einflüsse in unserer Gesellschaft leisten ihren Beitrag dazu!

Trotz all unserer Aufklärung gibt es noch starke Barrieren, sich mit der weiblichen Sexualität auseinanderzusetzen. Und das nicht nur bei jungen Frauen, sondern ganz besonders auch bei älteren.

Wir werden in diesem Buch mehrere Stationen durchwandern:

› Pubertät und Teenager-Leben
› Junge Frau (auch mit besonderen Bedürfnissen)
› Schwangerschaft und Kindbett
› Älterwerden
› Wechseljahre

Und Sie finden in gewohnter Weise – sollten Sie bereits einige meiner Bücher gelesen haben – Steckbriefe wichtiger ätherischer Öle und fetter Pflanzenöle sowie im Anhang allgemeine Hinweise und Rezepturen, die nicht unbedingt an ein bestimmtes Alter gebunden sind.

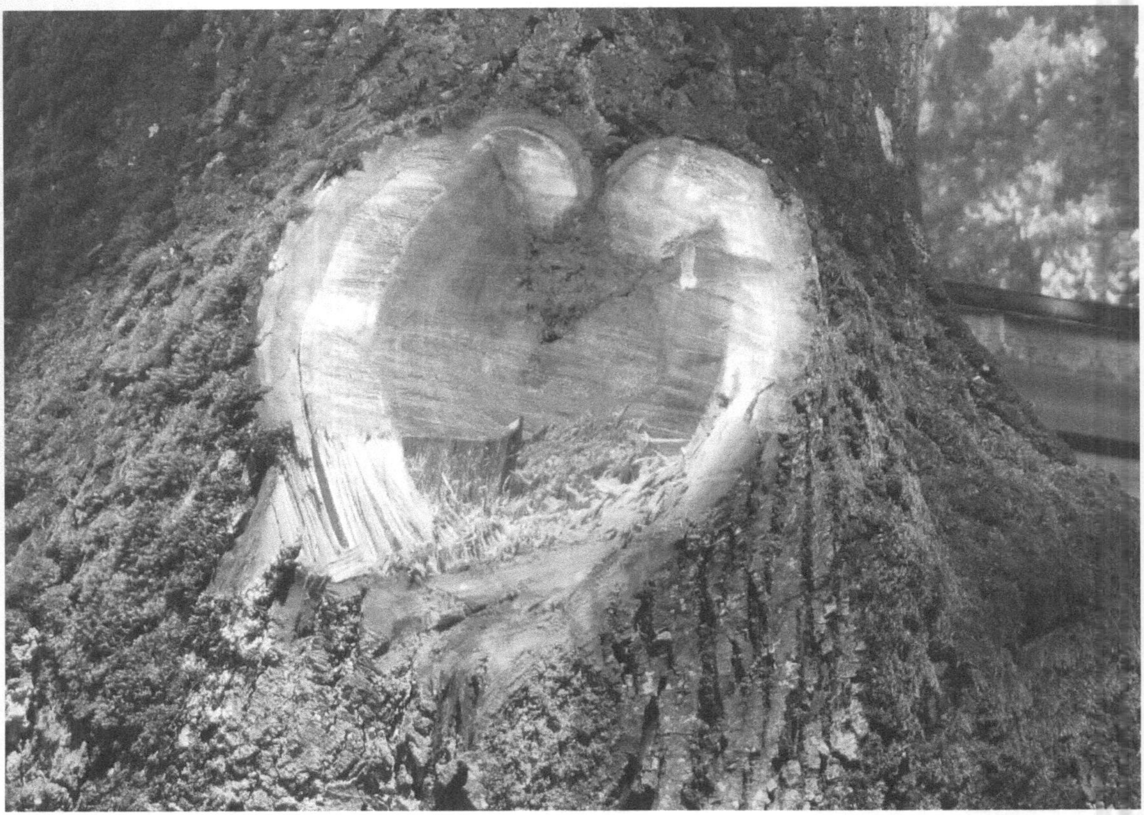

FRAUEN SIND SCHWACH – MÄNNER SIND STARK

Das alte Klischee, dass Frauen das schwache Geschlecht sind, stimmte genau genommen nie! Frauen haben nicht nur die Fähigkeit, Kinder zu gebären (was an sich schon einer Schwerarbeit gleichkommt), wir haben auch ein viel größeres Durchhaltevermögen als Männer (das hören diese aber gar nicht gern).

Und immer noch sind wir Frauen wichtig für den Erhalt der Menschheit – und für das Funktionieren unserer Gesellschaft! Das sollte uns eigentlich in unserer Position stärken!

Aber tut es das auch wirklich?

Viele Tausende von Jahren hatten wir Frauen die Aufgabe, Heim und Kinder sauber und gesund zu erhalten, Nahrung zu sammeln und uns um die Ernährung und das Aufziehen der Kinder (und zeitweise auch der Haustiere) zu kümmern. Die Männer gingen auf die Jagd und sollten die Familie beschützen, sie führten Kriege und zerstörten oftmals auch die Umwelt.

Noch im 19. Jahrhundert galt beispielsweise die Ansicht, dass Frauen, die ihr Gehirn zum Denken gebrauchen, in ihrer Funktion als Gebärende gefährdet seien, da übermäßiges Denken das Gehirn zum extremen Wachstum anregen könnte, was im Gegensatz dazu die Fortpflanzungsorgane zum Schrumpfen bewegen würde. (Ups!)

Das erklärt vieles! Nämlich auch, warum Frauen erst sehr spät der Zugang zur Bildung gewährt wurde. In unseren Breiten war der Zutritt zu den Universitäten für Frauen erst 1908 möglich ... Bis dahin wurden Frauen in eigenen Instituten bestenfalls zu Erzieherinnen und Lehrerinnen ausgebildet.

Damals galt auch in allen europäischen Ländern noch das Recht, dass alleine der Mann juristisch als handlungsfähig angesehen wurde, eine Frau benötigte also einen Ehemann. Und war sie unverheiratet, so musste es einen Vormund geben.

In Österreich war es bis vor wenigen Jahren sogar so, dass eine erwachsene Frau – die bereits wählen gehen *durfte* – nur nach einem Spießrutenlauf durch die Behörden-Maschinerie selbst Vormund ihres neugeborenen Kindes werden konnte, während ein junger Vater – egal welchen Alters – die Vormundschaft sofort übertragen bekam!

Aber auch heute noch werden Männer und Frauen nicht wirklich gleich behandelt: Durch die unterschiedliche Arbeitsverteilung beispielsweise, und natürlich auch durch die unterschiedliche Bezahlung.

Dennoch: Frauen sind – zum Glück – keine Männer. Und wir vergessen in unserem Streben nach Gleichberechtigung oftmals darauf, dass wir anders sind, anders denken, anders fühlen! Und wir *dürfen Frau sein*! Dazu gehört auch, dass wir uns unserer Weiblichkeit bewusst sind und auch unsere Schwächen und unsere Sensitivität zugeben und leben dürfen und sollen.

In den letzten Jahren hat die Medizin herausgefunden, dass nicht jedes Medikament, nicht jede Behandlung bei Frauen die gleichen Reaktionen hervorruft wie bei Männern. Daraus hat sich seit einiger Zeit eine *Gender-Medizin* entwickelt, die eine bessere Versorgung der Geschlechter ermöglichen soll.

Die Unterschiede finden wir in verschiedenen Bereichen, wie z. B. in der Vorsorgemedizin, bei Diagnosen, Behandlungskonzepten, aber auch bei der Dosierung von Medikamenten.

Warum sind Frauen anders?

Diese Frage stellt man sich unwillkürlich – Männer denken anders als wir Frauen, sie agieren anders, sie unterscheiden sich auch körperlich von uns Frauen (zum Glück, möchte ich sagen!)

Letztlich hängt das alles mit unseren Chromosomen zusammen: Frauen besitzen einen Chromosomensatz mit 2 x-Chromosomen. Männer hingegen werden durch ein x- und ein y-Chromosom geprägt. Das y-Chromosom bestimmt dabei, dass es sich um ein männliches Wesen handelt. Das ist quasi die Grundlage des späteren Unterschieds.

Aber Frauen und Männer unterscheiden sich natürlich auch durch ihre primären und sekundären Geschlechtsmerkmale.

Unter den *primären Geschlechtsmerkmalen der Frau* versteht man den Uterus (die Gebärmutter), die Ovarien (die Eierstöcke), die Vagina (verbindet die äußeren sichtbaren Geschlechtsorgane mit dem Muttermund) und die Vulva (die Gesamtheit der äußeren sichtbaren Geschlechtsorgane, d. h. Venushügel, Schamlippen und Klitoris).

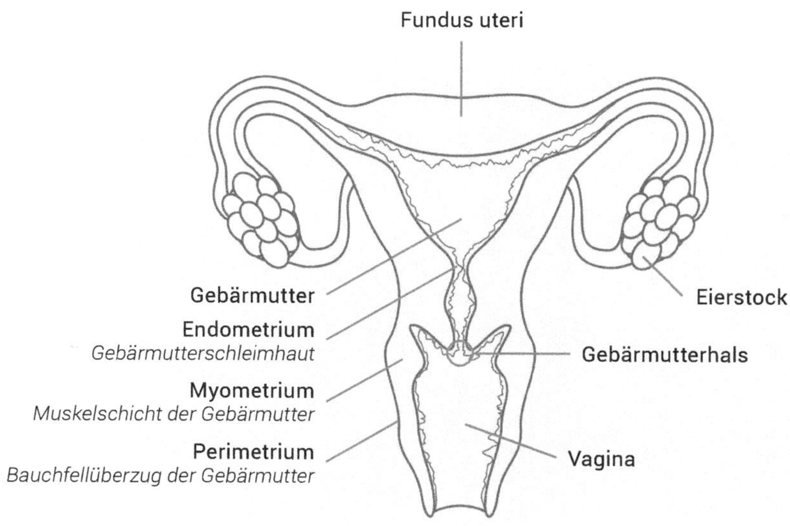

Beim Mann bestehen die primären Geschlechtsmerkmale aus den Hoden, der Prostata, den Samenwegen und dem Penis.

Unter den *sekundären Geschlechtsmerkmalen einer Frau* versteht man die Brüste, die entsprechende Behaarung (Scham, Achselhaare) sowie die für Frauen charakteristische Fettverteilung.

Beim Mann sind das Bart, männliche Behaarung und – nach dem Stimmbruch – die Stimme.

Wenn wir uns nun unserem eigentlichen Thema, der Frauengesundheit, zuwenden, erscheint es mir wichtig, dass wir uns zuallererst einen Überblick über die Welt der Hormone verschaffen. Denn Hormone sind vielfach – nicht alleine, aber oft – die Ursache für unsere körperlichen und psychischen Probleme.

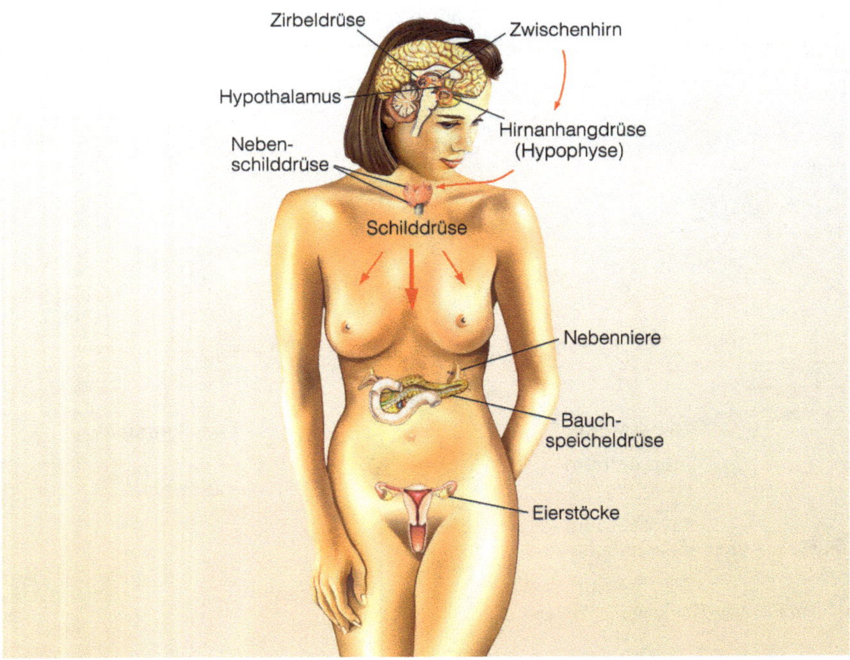

WAS ALSO SIND HORMONE?

Hormone[×] steuern in unserem Körper ganz unterschiedliche Vorgänge. Sie gehören zu unseren körpereigenen In-formationsübermittlern, ebenso wie die Neurotransmitter. Hormone werden in den Drüsenzellen der unterschiedlichsten Organsysteme gebildet und ins Blut abgegeben. So gelangen sie zu jenen Zellen, die einen jeweils spezifischen Rezeptor (Andockstelle) besitzen, der die jeweilige Nachricht des Hormons lesen kann.

Hormone sind nicht so schnell wie Neurotransmitter und Nervenleitungen. Sie benötigen für den Transport ihrer Information nicht Sekundenbruchteile, sondern oftmals sogar einige Stunden.

Neurotransmitter hingegen sind in unserem Körper meist sehr rasch unterwegs. Sie steuern unsere Gefühlswelt und – damit untrennbar verbunden – vielfach unsere Reaktionen. Es handelt sich dabei ebenfalls um Botenstoffe, die Signale von einer Nervenzelle zur nächsten weiterleiten. Sie sind untrennbar verbunden mit unserem vegetativen Nervensystem und damit verantwortlich für die Steuerung unserer körperlichen Funktionen.

Hormone können unterschiedliche chemische Strukturen aufweisen: Einige bestehen in erster Linie aus Eiweiß (das sind die Peptidhormone), andere wiederum setzen sich vorwiegend aus Fetten zusammen (diese nennt man Steroidhormone).

- **Steroidhormone** sind jedenfalls jene, zu denen vor allem unsere Geschlechts- und Nebennierenrindenhormone gehören, aber auch das Pheromon (von dem werden wir in Kürze mehr erfahren).
- **Peptidhormone**: Dazu gehören das Insulin, das Glukagon und die Hormone der Hypophyse und des Zwischenhirns.

× Der Begriff Hormon stammt aus dem Altgriechischen und bedeutet antreiben, erregen. Er wurde im Jahr 1905 durch zwei Wissenschaftler namens Ernest Starling und William Maddock Bayliss erstmals benutzt.

Einige Hormone und Neurotransmitter werden in der **Bauchspeicheldrüse** gebildet, andere wieder in der **Schilddrüse**. Es gibt Hormone und Neurotransmitter des Gehirns, aber auch jene der **Nieren** und der **Nebennieren**. In den **Eierstöcken** (und in den Hoden) werden ebenfalls Hormone erzeugt.

Die Grenze zwischen Neurotransmittern und Hormonen ist oftmals im Sprachgebrauch ein wenig verwischt.

Im Körper der Frau wird der Hormonzyklus vor allem durch das Zusammenspiel mehrerer Hormone geprägt: Das Gonadotropin Releasing Hormon (GnRH) wird im **Hypothalamus** gebildet und veranlasst die **Hypophyse** zur Produktion der Gonadotropine.

Dazu muss man wissen, dass der Hypothalamus das wichtigste Steuerzentrum des vegetativen Nervensystems ist. Dieses ist für unsere Körperfunktionen zuständig. Und der Hypothalamus ist jene Hirnregion, die für die Aufrechterhaltung und die Anpassung an die unterschiedlichsten Belastungen unseres Organismus verantwortlich zeichnet.

Ich stelle mir dieses System immer wie eine Firma vor:

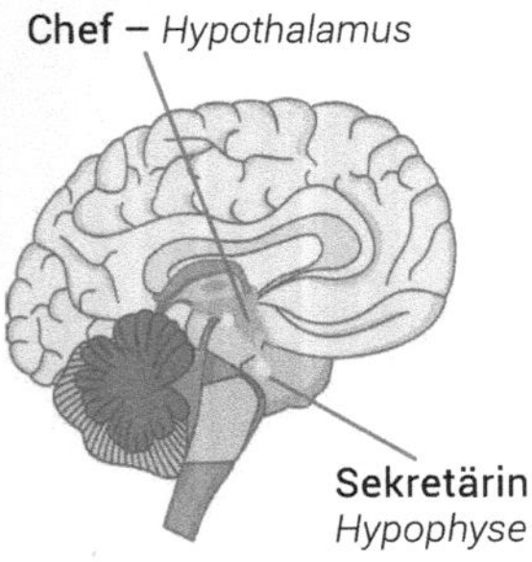

Der **Hypothalamus** ist der Chef.

Die **Hypophyse** – quasi die Sekretärin des Hypothalamus – ist die sogenannte Hirnanhangdrüse.

Sie gibt die Anordnungen ihres Chefs (des Hypothalamus) weiter an die untergeordneten Angestellten, an die unterschiedlichen Organe des Körpers.

Aber zurück zu den Gonadotropinen: Sie haben auch Namen, nämlich **FSH** (Follikel-stimulierendes Hormon) und **LH** (Luteinisierendes Hormon).

1. Zyklushälfte (1.–12. Tag) – *Follikelphase*

Das Follikel-stimulierende[×] Hormon (also das FSH) regt die Eibläschenreifung in den Eierstöcken an. Bei ihrer Reifung erzeugen die Eibläschen Östrogen.

Wenn genügend Östrogen im Blut vorhanden ist, dann nimmt diese FSH-Produktion ab. Das Östrogen hat nun die Aufgabe, die Gebärmutterschleimhaut aufzubauen.

Zyklusmitte (13.–14. Tag) – *Eisprung*

Wenn die Östrogenproduktion des heranreifenden Follikels ihr Maximum erreicht hat und es zur Befruchtung bereit ist, dann wird LH (das Luteinisierende Hormon) in großen Mengen ausgeschüttet. Dieses Hormon bewirkt den Eisprung, das Ei wird vom Eierstock abgegeben und wandert in Richtung Gebärmutter.

Damit aber nicht genug: Es findet sich auch noch das Humane Chorione Gonadotropin (auch HCG genannt) im Körper. Es wird in den Zellen der Plazenta und in geringen Teilen in der Hirnanhangdrüse gebildet. Dieses Hormon dient der Schwangerschaftserhaltung, wenn die Eizelle befruchtet worden sein sollte. Die Steroidhormone, von denen ich zuvor geschrieben habe, werden in den Eierstöcken gebildet.

2. Zyklushälfte (15.–28. Tag) – *Lutealphase*

Die Östrogene werden aus dem Follikel gebildet, die Gestagene entstehen unter dem Einfluss des Luteinisierenden Hormons (LH) aus dem geplatzten Follikel und erzeugen den sogenannten Gelbkörper. Dieser Gelbkörper produziert ab diesem Zeitpunkt das Progesteron, das Gelbkörperhormon. Progesteron bereitet die Gebärmutter auf die Einbettung der befruchteten Eizelle vor. Dabei werden nun die Drüsen der Gebärmutterschleimhaut zahlreicher und größer.

Mit der 2. Zyklushälfte beginnt bei manchen Frauen nun das Prämenstruelle Syndrom (PMS) sein Unwesen zu treiben. Spannungsgefühl in der Brust, Antriebslosigkeit, Blähungen, Reizbarkeit – wir werden sehen, was da alles an Unpässlichkeiten auftreten kann.

Findet keine Befruchtung statt, so löst sich der Gelbkörper auf, es wird kein Progesteron mehr produziert. Und nach weiteren 14 Tagen kommt es zur Abstoßung der Gebärmutterschleimhaut – wir haben unsere Menstruation[××]. Und der Kreislauf mit dem ersten Tag der Menstruation startet von Neuem.

Ausgenommen wir sind schwanger geworden.

× Der Follikel ist die Hülle des heranreifenden Eibläschens im Eierstock.
× × Menstruation vom lat. Begriff *menstruus* = allmonatlich.

Eine kurze Anmerkung zu Androgenen

Androgene (das bekannteste ist Testosteron) sind ja eigentlich Anzeiger für Männlichkeit, könnte man glauben. Aber auch wir Frauen haben einen Anteil an diesen hormonellen Stoffen in unserem Körper, ebenso wie Männer einen gewissen Anteil an Östrogenen besitzen. Und diese Androgene haben einen Einfluss auf Östrogene, denn Testosteron wird im weiblichen Körper hauptsächlich zu Östrogen weiterverarbeitet.

Würden also die Androgene fehlen, so käme es zu einem Östrogenmangel.

Neben den vorher genannten Hormonen hat unser Körper auch noch eine Reihe anderer Hormone und Neurotransmitter (Botenstoffe), die für uns alle – egal ob Männlein oder Weiblein – ebenfalls eine Rolle spielen. Eine Liste finden Sie im Anhang (siehe Seite 261)!

Entwicklung der Hormone im Körper der Frau

Was passiert nun wann in unserem Körper? Wie verändern Hormone unser Leben?

Das sieht man recht gut, wenn man die folgende **Zeitschiene** einmal näher betrachtet:

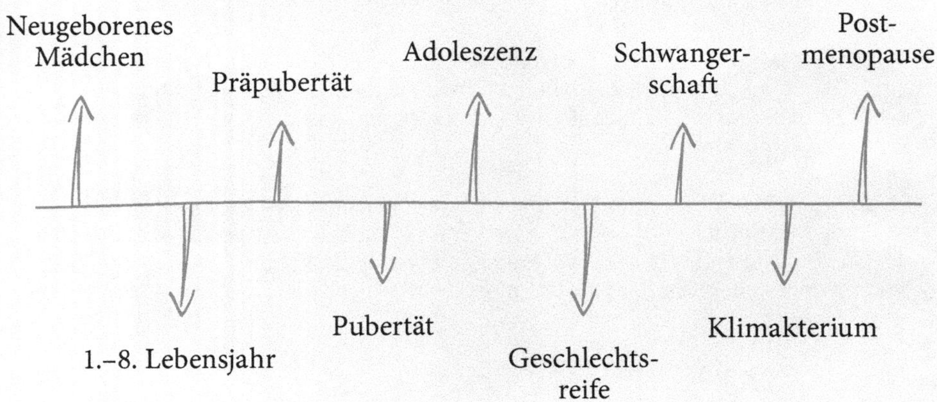

NEUGEBORENES MÄDCHEN	Hier ist der Hormonstatus nahezu ident mit jenem seiner Mutter. Dieser Status wird in der Schwangerschaft übertragen.
1. BIS 8. LEBENSJAHR	Ruhepause – die Sexualhormone halten still.
PRÄPUBERTÄT *zwischen dem 8. und dem 12. Lebensjahr*	Nun beginnt das übergeordnete Hormonsystem bereits, antreibende – sogenannte Releasing-Hormone – auszusenden. Die Eierstöcke und die Brüste reagieren darauf.
PUBERTÄT *zwischen dem 12. und dem 15. Lebensjahr*	Der Östrogenspiegel und auch der Androgenspiegel steigen an. Die primären und sekundären Geschlechtsmerkmale bilden sich aus und die erste Menstruationsblutung setzt ein. (Ab nun könnte das Mädchen schwanger werden.)
ADOLESZENZ *zwischen dem 15. und dem 18. Lebensjahr*	Das Wachstum wird abgeschlossen, allmählich wird die volle Fruchtbarkeit erreicht. Der Zyklus stabilisiert sich.
GESCHLECHTSREIFE	Von Fachärzten wird diese in der Zeit zwischen dem 18. und dem 45. Lebensjahr angesetzt. Ab dem 30. Lebensjahr allerdings sinkt die Fruchtbarkeit bereits wieder.
SCHWANGERSCHAFT	Hier spielen die Hormone ihr eigenes Spiel, wie wir später erfahren werden.
KLIMAKTERIUM	Meist zwischen dem 50. und 55. Lebensjahr. Wir werden hören, dass die Menopause in drei Phasen verläuft.
POSTMENOPAUSE	Wenn die Wechseljahre ab ca. dem 65. Lebensjahr abgeschlossen sind. Immer noch produzieren die Eierstöcke kleine Mengen an Östrogen. Allerdings werden vermehrt DHEA (Dehydroepiandrosteron)[x] und Testosteron produziert. Diese werden zu Östron umgewandelt, einer Form von Östrogen aus dem Fettgewebe.

× DHEA hält Kortison in Schach und hilft damit, im Körper Stress zu vermeiden. Es wirkt gegen den Alterungsprozess des Körpers ein.

DER WEIBLICHE KÖRPER

Ach ja, ich weiß schon: Nobody is perfect! Aber dennoch: Jede Frau ist auf ihre Weise schön!

Auch wenn uns die Werbung immer ein gewisses Schönheitsideal vorgaukelt – der Geschmack ändert sich nahezu von Jahr zu Jahr. Denken wir nur an die Idealmaße einer Brigitte Bardot, an das ehemalige Ideal einer Twiggy oder an die Schönheit einer Jeanne Moreau, dann sehen wir, dass körperliche Schönheit eigentlich nichts mit Ausstrahlung und damit auch wahrer Schönheit zu tun hat!

Körperliche Schönheit ist also immer Trendsache. Und man sollte nicht jeden Trend mitmachen, finde ich. Was gestern noch als Schönheitsideal galt, ist heute ein Schönheitsmanko. Schönheit ist also immer Auslegungssache – und die Zeiten ändern sich ebenso wie wir Menschen.

Kennen Sie Ihren Körper?

Wenn wir uns mit unserem Körper auseinandersetzen wollen, dann nicht im Hinblick auf Schönheit, sondern in Bezug auf sein Innenleben und seine Funktionen – **ein spannendes und interessantes Feld**!

Wir besitzen einige Organe, die für uns Frauen besonders wichtig sind. Ja, ja, ich weiß, Sie kennen Ihren Körper. **Kennen Sie ihn wirklich?**

Zumeist beschränkt sich unser Wissen ja vor allem auf die Menstruation, die Schwangerschaft und ihre Verhütung, meist gerade soso lala. Nicht wirklich viel, wenn man's denn genau nimmt.

Heute wird man anders aufgeklärt als noch zu meiner Jugendzeit, da wird in der Schule im Biologie-Unterricht doch einiges erklärt. Ich bin in den 50er- und 60er-Jahren aufgewachsen. Und da war die Welt noch anders: Meine Mutter war – trotz all ihrer Liebe zu meinen Schwestern und mir – prüde. Und sie konnte (oder wollte?) uns nicht wirklich die Abläufe im weiblichen Körper erklären. Mir wurde ein Buch in die Hand gedrückt, als ich meine erste Regel bekam, und da stand kaum etwas drin, was mir weitergeholfen hätte.

Ich denke an die Angst, die ein Mädchen bei seiner ersten Regel überfällt, wenn da plötzlich Blut aus einem Körperteil austritt, den man nicht mal richtig zu benennen weiß!

Die Gebärmutter

Also auf geht's!

Eines der wichtigsten weiblichen Organe ist der Uterus, die Gebärmutter. In ihrer Form ähnelt sie einer auf den Kopf gestellten Birne.

Das Bild (siehe Seite 13) zeigt uns, dass sie an ihrem oberen Ende, dem Fundus, in die Eileiter übergeht. Die Eileiter hängen quasi wie Flügel daran.

Der *Isthmus*[×] wiederum ragt in den Gebärmutterhals (*Cervix*) hinein, der seinerseits dann in die Vagina mündet.

Die Gebärmutter ist etwa 5 cm breit und 7–8 cm lang und wiegt zwischen 30 g und 120 g. Sie ist mit einer Schleimhaut ausgekleidet, dem *Endometrium*. Hinter der Schleimhaut liegt eine Muskelschicht und dahinter ist ein Teil mit einem Bauchfellüberzug versehen.

Die normale Lage der Gebärmutter ist eine leicht nach vorne geneigte. Diese Neigung ist abhängig davon, ob und wie die Harnblase und der Mastdarm gefüllt sind.

Bei manchen Frauen ist die Neigung nach hinten. Das kann zu verstärkten Menstruationsbeschwerden und zu Kreuzschmerzen führen.

Zwischen Gebärmutterkörper und Gebärmutterhals befindet sich ein kleiner Knick.

Die Aufgabe des Gebärmutterhalses ist es, den Spermien einen Tunnel zu bieten (sie könnten sonst vielleicht den Weg zum Ei nicht finden), andererseits versiegelt der Gebärmutterhals auch die Gebärmutter, wenn sich ein Ei eingenistet hat, damit dieses nicht vorzeitig das Weite sucht. Und gleichzeitig dient der Gebärmutterhals gemeinsam mit dem Muttermund auch dazu, die Gebärmutter selbst vor Krankheitserregern zu schützen.

× Isthmus = Enge

Die Gebärmutter wird von mehreren Bändern an ihrem Platz gehalten. Der Raum seitlich der Gebärmutter besteht aus Bindegewebe, in dem auch die Harnleiter verlaufen und natürlich auch die Blutgefäße, die den Uterus versorgen.

Das vegetative Nervensystem füttert sie mit den entsprechenden Informationen.

Die Schleimhaut (*Endometrium*) ist je nach der Zyklusphase zwischen 2 mm und 8 mm dick. In diesem Schleimhautbindegewebe liegen zahlreiche Drüsen. Alle ihre Ausführungsgänge münden in die Uterushöhle.

Die Eierstöcke

Sie werden sachgemäß Ovarien genannt und sind primäre weibliche Geschlechtsmerkmale. Die Eierstöcke sind paarig angelegt (wir besitzen also zwei davon) und liegen im kleinen Becken. Sie sind bei einer erwachsenen Frau etwa so groß wie Pflaumen.

Der rechte Eierstock hat als Nachbarn den *Appendix* – das ist gut zu wissen, wenn es um Bauchschmerzen geht, die etwas unklar sind.

Beide Eierstöcke sind nahe bei den Harnleitern gelegen und auch beim *Nervus obturatorius*, das ist jener Nerv, der die Lendengegend in Form eines Geflechts durchzieht. (Der ist dann oft dafür zuständig, dass wir beim Eisprung Schmerzen in den Oberschenkeln haben können.)

Die Eierstöcke sind mittels elastischen Bändern zwischen Gebärmutter und Beckenwand befestigt. Ihre Aufgabe ist einerseits die Reifung der Eizellen und das *Loslassen* (also der Eisprung) und andererseits die Produktion von Hormonen, vor allem von Östrogen.

In der Eierstockrinde finden wir die Follikel mit den Eizellen. Bei unserer eigenen Geburt ist die Anzahl der Eizellen bereits vorgegeben: **Es sind bis zu zwei Millionen!**

In der Pubertät sind sie bereits weniger, nur mehr maximal 500.000 ... Im Laufe unseres Lebens gelangen pro Eisprung ca. 500 dieser Eizellen in den Eileiter. Allerdings machen nur 1–2 Eibläschen das Rennen in die Gebärmutter und platzen.

Der Beckenboden

Der Beckenboden besteht aus Bindegewebe und Muskeln und er bildet den Boden des Beckens nach unten und seitlich. Er reicht vom Schambein bis zum Sitzbein.

Seine Aufgaben sind nicht nur das Anspannen und Entspannen, sondern er muss z. B. einem Druck des Bauchraums entgegenhalten können. Er kontrolliert unsere Ausscheidungen. Und er ist für unser Sexualleben ungemein wichtig, **denn**: Ist der Beckenboden gut durchblutet, so sind unsere Empfindungen intensiver und damit auch unsere Orgasmusfähigkeit.

Abgesehen davon ist er auch am aufrechten Gang beteiligt und trägt zu einem positiven Erscheinungsbild bei. Eine Schwächung dieses Muskels hat unangenehme Nebenerscheinungen, wie beispielsweise eine Blasensenkung, eine Gebärmuttersenkung, Hämorrhoiden oder auch Rückenschmerzen.

Beckenbodentraining ist besonders nach einer Geburt und in den Wechseljahren ein Thema. Man kommt kaum daran vorbei, in den Drogeriemärkten auf *Trainingsgeräte* hingewiesen zu werden.

Äußere Geschlechtsmerkmale

Die Schamlippen

Schon die Bezeichnung an sich ist eigenartig! Warum sollten wir uns dafür *schämen*? Neuerdings findet man im Sprachgebrauch auch die Bezeichnung *Vaginallippen* dafür.

Im Genitalbereich gibt es also die großen und kleinen Vaginallippen. Sie sind mit Fettgewebe gepolstert und enthalten Drüsen, Schwellkörper, Nerven und Blutgefäße. Die großen Vaginallippen liegen außen und normalerweise beginnen sie sich in der Pubertät zu verändern, sie wachsen und färben sich bräunlich. Und dann fangen dort – ebenfalls in der

Pubertät – die Schamhaare zu wachsen an. Ebenso sind Schweiß- und Talgdrüsen in den großen Vaginallippen eingelagert. Auch die Harnröhre wird von den Vaginallippen geschützt.

Die Bartholin'schen Drüsen

Diese beiden kleinen Drüsen sind praktisch nicht sichtbar, außer man hat in diesem Bereich eine Entzündung. Sie liegen am hinteren Rand des sogenannten Vorhofschwellkörpers des Scheidenvorhofs. Ihre Mündungen liegen an der Innenseite der kleinen Vaginallippen. Sie sondern ein schleimiges Sekret ab, das den Bereich der Vagina bei starker Reibung (also genau genommen vor allem auch beim Geschlechtsverkehr) befeuchtet und schützen soll.

Die Klitoris,

auch *Kitzler* genannt, liegt am vorderen Ende der kleinen Vaginallippen. Sie enthält Schwellkörpergewebe und außerdem eine Menge Nervenenden. Das ist auch der Grund, dass dieser Bereich besonders *reizbar* und dementsprechend berührungsempfindlich reagiert!

Die Vaginallippen und die Klitoris werden auch als *Vulva* bezeichnet, also hier haben wir sie, die *Scham*.

Die Vagina

Die Vagina (*Scheide*) verbindet die äußeren mit den inneren Geschlechtsorganen, also mit der Gebärmutter. Die Scheide ist ein muskelförmiger Schlauch und kann sich gut dehnen.

Das ist nötig beim Geschlechtsverkehr, damit der Penis eindringen kann. Andererseits ist diese Dehnung auch ganz wichtig im Geburtsvorgang. Die Scheidewand ist mit kräftigen Muskelgeflechten ausgestattet, die Kontraktionen ausüben können.

Ausgekleidet ist die Scheide auf der Innenseite mit Schleimhaut. Der von der Schleimhaut abgesonderte Schleim ist sauer. Wir werden später sehen, dass das ein wichtiger Punkt bei der Pflege ist. Für diesen sauren Schleim sind Milchsäurebakterien verantwortlich, man nennt sie auch Döderlein'sche Bakterien.

Diese Bakterien sind abhängig vom Gehalt an Östrogenen im Körper. Die Scheidenflora unterliegt daher unseren hormonellen Schwankungen und ändert sich im Laufe des Zyklus, aber vor allem auch später, wenn wir im Wechsel sind. (Ein niedriger Östrogenspiegel reduziert die Zellschicht der Vaginalschleimhaut.) Das saure Milieu in dieser Köperzone ist ein wichtiger Schutz gegen Krankheitskeime!

In südamerikanischen Ländern heißt die Scheide *Yoni*. Mir gefällt es sehr gut, sie so zu nennen. Es ist irgendwie sanfter und liebevoller.

Die weibliche Brust

Die Brüste bestehen hauptsächlich aus Fett- und Bindegewebe sowie aus Drüsengewebe.

Die Brustdrüsen produzieren ein Sekret und – nach der Geburt – auch Muttermilch. Die Milchgänge transportieren dann die Muttermilch zu den Brustwarzen. Durch feine Ausführungsgänge werden Muttermilch und Sekrete in den Warzenhof abgesondert.

Interessant ist, dass sich in der embryonalen Entwicklungsphase Brustanlagen sowohl bei Mädchen als auch bei Knaben finden. Erst in der Pubertät wächst die weibliche Brust dann, bedingt durch die hormonellen Veränderungen, und lässt letztlich auch milchbildende Drüsen entstehen.

In den Brüsten finden wir keine Muskeln – ihre Form und Stabilität ist daher stark vom Fett- und Bindegewebe beeinflusst, ebenso wie ihre Größe.

In Zitaten heißt es *„Die perfekte Form der Brust entspricht am ehesten einer Halbkugel“* oder *„Eine perfekte Brust sollte in die Hand eines Gentlemans passen“*.

Nun, ich denke, was perfekt ist und was nicht, sollten wir noch immer selbst entscheiden: Jede Brust, mit der ich mich persönlich wohlfühle und identifizieren kann, ist für mich perfekt!

Unser Körper ist also alleine schon von seinen Merkmalen her etwas Besonderes! Aber wie werden wir nun zur Frau?

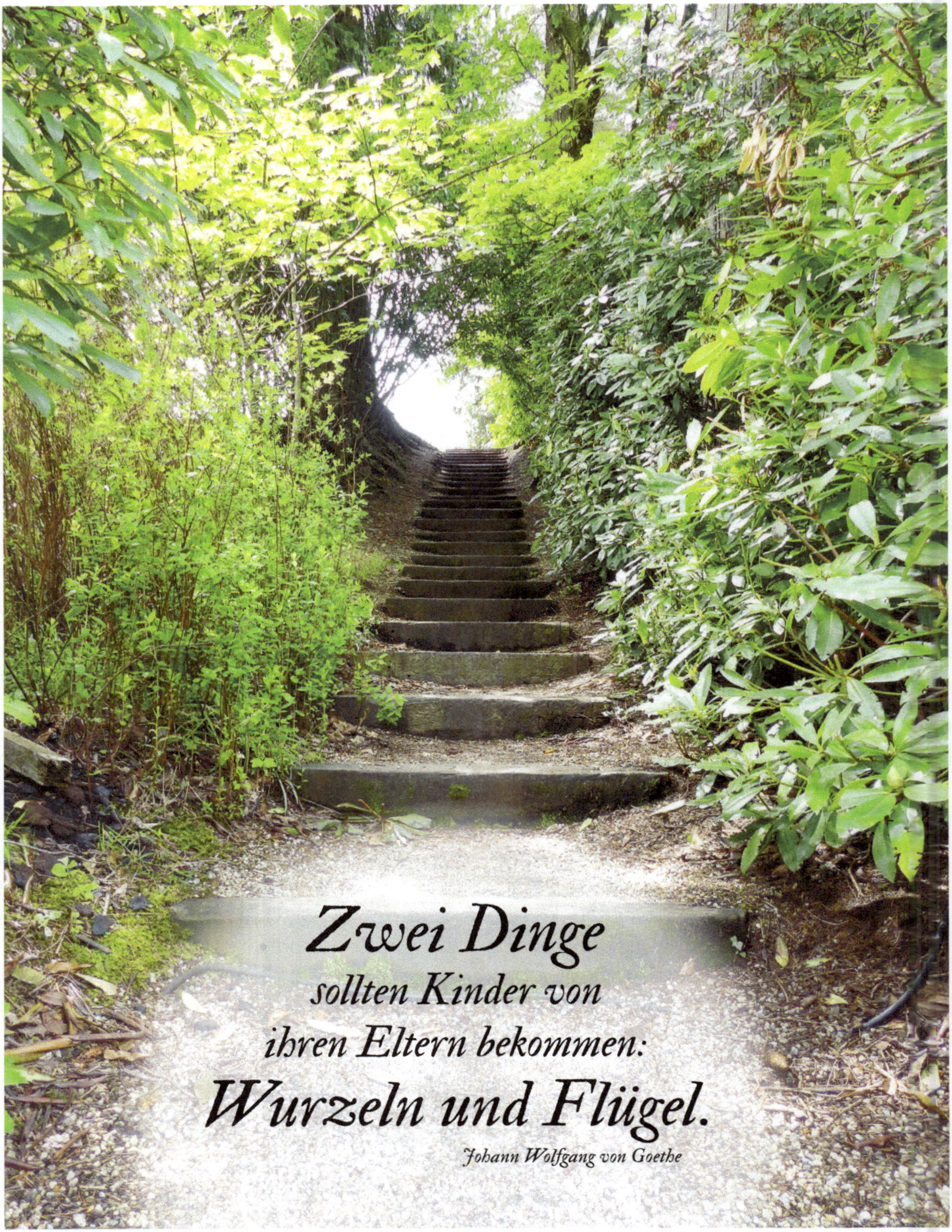
Zwei Dinge
sollten Kinder von
ihren Eltern bekommen:
Wurzeln und Flügel.
Johann Wolfgang von Goethe

PRÄPUBERTÄT, PUBERTÄT UND ADOLESZENZ

Die Zeit zwischen dem 8. und 12. Lebensjahr eines Mädchens wird Präpubertät genannt. Danach setzt die Pubertät so richtig ein und sie begleitet uns bis ungefähr zu unserem 15. Lebensjahr. Eine lange Zeit, wenn man es genau betrachtet: **Sieben Jahre sind wirklich eine lange Zeit!**

Letztlich setzt diese Phase der Pubertät bei Mädchen bereits um etwa 1–2 Jahre früher ein als bei Knaben. Und danach sollten wir langsam wirklich erwachsen werden – man nennt diese Phase von 15–18 Jahren Adoleszenz.[×]

Denken wir doch mal zurück:
Was war das für eine aufregende Zeit! Möglicherweise ist der erste Kuss in diesen Zeitraum gefallen (oder das, was wir für einen Kuss gehalten haben), schüchternes Händchenhalten mit dem Schulfreund, ein zaghaftes Lächeln für die Jungs auf dem Schulhof ...

Und das große Bangen:
Mein Körper ist nicht mehr so, wie er einmal war! Bin ich jetzt krank? Oder werde ich JETZT zur Frau? Ach herrje! Und ich möchte doch so gerne ein unbeschwertes Kind bleiben ... oder besser doch schon mal eine FRAU sein? *Einfach ist diese Zeit nun wirklich nicht!*

Aber wie es eben so ist – das Kind ändert sich:
Schule und Hausaufgaben sind plötzlich nicht mehr so wichtig, Mithelfen im Haushalt ist so gar nicht mein Ding und das Zimmer aufräumen *„geht dich gar nichts an, Mama, das ist meine Sache, ob ich aufräume oder nicht!“*.

Plötzlich will die kleine Prinzessin nicht mehr behütet werden – *„Ich mach das allein!“*. Und sie mutiert von der Prinzessin beispielsweise zum gemeinen Biest oder zur (eingebildeten) Femme fatale.

× Adoleszenz kommt von dem lateinischen Begriff *adolescere* = heranwachsen und bezeichnet den gesamten Zeitraum von der späten Kindheit bis zum völligen Erwachsensein. Es ist die Zeit, in der man erstmals biologisch zeugungsfähig bzw. empfängnisbereit ist. Dieser Begriff wird vor allem in der Psychologie verwendet.

In diesem Zeitfenster erlebt der Körper eine massive Umbauphase. Und diese Veränderung braucht viel Kraft!

Kinder in diesem Alter müssen jetzt lernen, neu mit ihrer Umwelt zurande zu kommen. Und auch was die Eltern wollen, muss erst wieder neu verstanden werden. Eltern und Kind trennt ein tatsächliches *Nicht-verstehen-Können.*

Keine Sorge, diese Phase geht früher oder später wieder vorbei!

Aber nun haben das erste Mal vor allem die Hormone so richtig das Sagen. Oxytocin und Testosteron steigen an. Man nennt sie Neuromodulatoren. Und sie können direkt dafür verantwortlich gemacht werden, dass sich das Sozialverhalten in dieser Lebensphase grundlegend verändert. Beziehungen mit Gleichaltrigen werden wichtiger als zuvor. Eltern sind lästig und unbequem, man glaubt, sie nicht mehr zu benötigen.

Zu Beginn der Pubertät sucht das Kind nach seiner eigenen Identität, es möchte seine gleichaltrigen Schulkolleginnen verstehen und von ihnen verstanden werden – es möchte Teil der Clique sein.

Und was geschieht jetzt in unserem Körper?

Die Veränderungen sind nicht wirklich zu übersehen!
Die Figur wird weiblicher, die Hüften beginnen sich zu runden, die Brust wächst und das Becken wird etwas breiter. Im Inneren des Körpers wächst nun die Gebärmutter, die Scheidenwand wird dicker und die erste Menstruation steht ins Haus.

Weitere Veränderungen betreffen die Nervenverbindungen im Gehirn! Wir haben es gerade gelesen: Sie verlieren die Fähigkeit, die Gefühle anderer Menschen richtig einzuschätzen (und es ist ihnen oftmals auch leidlich egal), soziale Szenarien werden oft missinterpretiert und:

Teenager werden zeitweise tatsächlich vergesslicher!

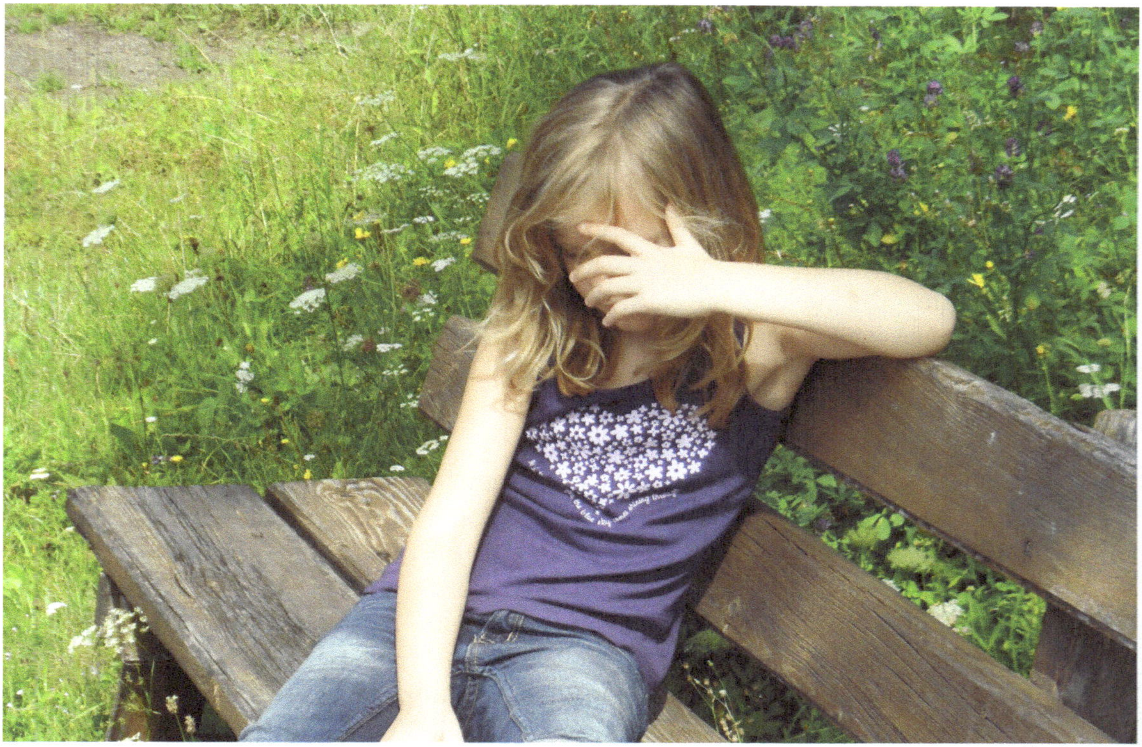

Die ersten Menstruationen

Ich blute. Aus einem Körperteil, der zu jenen gehört, über die man nicht spricht! Was mach ich bloß? Wem kann ich mich anvertrauen?

Ich erinnere mich noch gut an meine Unsicherheit. Damals war ich gerade mal 12 Jahre alt und es war mir unheimlich, was mit meinem Körper gerade geschah ...

Schließlich und endlich entdeckte meine Mutter natürlich die blutige Unterwäsche und sprach mich darauf an. Sie erklärte mir allerdings nur kurz, dass ich damit nun jeden Monat zu rechnen hätte, und gab mir die damals üblichen Stoffbinden mit einem sonderbar anmutenden Strumpfbandgürtel, an den ich diese Dinger zu befestigen hätte.

Mein Bauch tat mir unendlich weh – er krampfte und krampfte. Endlich trat meine Großmutter auf den Plan und – auch sie erklärte mir nicht, was es mit dem Blut auf sich hatte. Aber sie hatte zumindest ein Mittel gegen die Krämpfe: Ich musste auf der Stelle eine Tasse Schafgarbentee trinken und mich mit einem Thermophor aufs Bett legen. Das half wenigstens, meine Krämpfe rasch zu lindern. Aber die große Frage in mir blieb nach wie vor unbeantwortet.

Meine Freundinnen erzählten hinter vorgehaltener Hand ebenfalls von *den Tagen*, die sie nun hätten. Wir alle waren unsicher und – leider nicht aufgeklärt.

Erst der Vater einer meiner Schulkolleginnen – er war Arzt – nahm sich unser an, erklärte uns anhand einer Schautafel die Zusammenhänge und versuchte, uns unsere Ängste ein wenig zu nehmen.

Heute, so sollte man meinen, sind die Mädchen bereits aufgeklärter, als wir es damals vor fast 60 Jahren waren. Dennoch ist es immer wieder noch so, dass ich von einzelnen Mädchen höre, dass sie eigentlich kaum eine Ahnung davon haben, was sich in ihrem Körper abspielt.

Schicken wir also unser pubertierendes Mädchen jetzt mal zurück zur Seite der Hormone (siehe Seite 15).

Um unseren Körper besser zu verstehen, stellen wir uns einfach mal vor, in unsere Gehirnregionen einzutauchen.

Da gibt es – wie schon erwähnt – den **Hypothalamus**. Der ist eigentlich so was von klein, dass es komisch anmutet, dass gerade er im Gehirn solche Macht über unseren Körper besitzt! Hat er aber. **Und sogar mehr, als wir denken!**

Der Hypothalamus ist für uns lebenswichtig. Er ist der *Chef* unserer Körperfunktionen, denn er ist verantwortlich für unser vegetatives Nervensystem und für alle endokrinen Vorgänge[×] in unserem Körper. Er steuert unter anderem die Atmung, den Kreislauf, die Körpertemperatur, unser Sexualverhalten, aber auch unsere Flüssigkeits- und Nahrungsaufnahme. **Er beeinflusst also unser ganzes Leben!**

× hormonelle Vorgänge

Und er bildet sogenannte **Steuerhormone** wie die bereits genannten Releasing-Hormone und die Inhibiting-Hormone. Diese Hormone schickt er an die **Hypophyse**, die Hirnanhangsdrüse. Sie ist irgendwie gleichzusetzen mit einer *Chefsekretärin*. Und diese gibt nun die Befehle des *Chefs* weiter an die verschiedenen Nervenzentren und Organe, z. B. die Nebenniere, wie wir schon zuvor gehört haben.

Jetzt wollen wir natürlich wissen, was diese Hormone mit uns so machen!

Was bewirken Hormone im Körper?

Wir haben gehört, dass die Hirnanhangsdrüse (Hypophyse), die übrigens selbst viele Nervenzentren enthält, eng mit der Nebenniere zusammenarbeitet. Und diese stimuliert die Nervenzentren und erteilt den Befehl zur Produktion von Sexualhormonen.

Und jetzt beginnt der Körper sich langsam zu verändern.

Zuallererst steigt der Östrogen-Spiegel im Blut an. Die Östrogene haben einen großen Einfluss auf das Wachstum. Außerdem gehören zum Wachsen noch das Hormon Somatostatin und das Schilddrüsenhormon Thyroxin. Die beiden sorgen vor allem dafür, dass man größer wird. **Diese Wachstumsschübe können ziemlich drastisch ausfallen, bis zu 15 cm kann ein Mädchen innerhalb eines Jahres größer werden.**

Aber wir wachsen in dieser Zeit nicht nur in die Höhe, sondern es verändert sich – durch das Östrogen – auch die Figur. Denn im Unterhautfettgewebe sorgt das Östrogen dafür, dass die Fettzellen nun langsam unsere Hüften runden, unser Becken wird breiter und nach und nach wird der Körper weiblicher.

Die Gebärmutter und die Scheide verändern sich – das sieht man äußerlich ja nicht und man spürt es eigentlich auch nicht wirklich. Aber es passiert! Während beim kindlichen Mädchen die Gebärmutter aus einem langen Gebärmutterhals und einem kleinen Gebärmutterkörper besteht, ändert sich nun dieses Größenverhältnis: Nun wird der Gebärmutterkörper bis zu drei Mal so groß wie der Gebärmutterhals. Und gleichzeitig verdoppelt sich die Scheidenlänge und die Scheidenwand wird ein wenig stärker. Die Vaginallippen beginnen zu wachsen und verändern ihre Farbe. Langsam wird also der Körper des Mädchens auf eine spätere mögliche Schwangerschaft vorbereitet.

Die Brust beginnt sich etwa 1 bis 1 ½ Jahre vor der ersten Regel zu entwickeln. Auch dabei spielen die Hormone eine große Rolle. Fettgewebe sammelt sich an, die Brust wächst. Das kann bei einigen Mädchen auch erst einmal einseitig sein – das ist ganz normal und kein Grund zur Besorgnis! Erst mit dem Alter von ca. 17 Jahren ist das Wachstum der Brust ziemlich abgeschlossen.

So wie sich die Brust zu entwickeln beginnt, fangen auch die **Schamhaare und die Achselhaare zu sprießen an**. Schuld daran hat ausnahmsweise nicht das Östrogen, sondern die Androgene. Androgene sind männlich wirkende Sexualhormone.

Gleichzeitig mit dem Fortschritt der Behaarung verändert sich durch den Einfluss der Geschlechtshormone auch der **Körpergeruch**.

Die erste Regelblutung nennt man Menarche. Wir wissen, dass zu diesem Zeitpunkt das Hormonsystem ziemlich instabil ist. Daher treten die Blutungen zumeist nicht regelmäßig auf. Durch die neue Hormonsituation können verstärkte Menstruationsbeschwerden, wie z. B. Krämpfe, ein Unwohlsein des gesamten Körpers und der Psyche auftreten. Und an diese neue Situation muss man sich wirklich erst gewöhnen!

Empfehlenswert ist es sicherlich, nach dem Eintritt der ersten Regel auch einen ersten Besuch beim Frauenarzt oder bei der Frauenärztin Ihres Vertrauens zu machen. Begleiten Sie Ihre Tochter bitte beim ersten Mal – ein solcher Besuch fällt nicht wirklich leicht!

In der Pubertät kommt es oftmals auch zu einem verstärkten Gefühl der Scham: Andere Menschen nackt zu sehen kann sehr unangenehm sein, ebenso aber auch, selbst nackt gesehen zu werden. Die Intimsphäre wird nun besonders wichtig und sollte von dem Rest der Familie auch zugestanden werden.

Das Selbstwertgefühl kann in dieser Zeit einen ziemlichen Dämpfer erleiden, denn das vertraute Spiegelbild gibt es nun nicht mehr ... man sieht täglich anders aus.

Dennoch, dieser Übergang vom Kind zum Erwachsenen ist eine aufregende Zeit!

Man sieht nicht nur sich selbst mit anderen Augen, sondern auch die Umwelt. **Und dann kommt auch noch die Frage auf uns zu:** Wie wollen wir unser Leben in Zukunft gestalten? Oft fällt ja die Zeit der ersten Regel auch mit einem Schulwechsel zusammen – bei vielen gibt es jetzt bereits die berufliche Grund-Orientierung.

Und noch etwas passiert: Die Schule interessiert nun oft gar nicht wirklich, man hört lieber Musik oder findet Jungs viel interessanter als zu lernen. Und die Leistungen in der Schule sacken sogar bei sehr guten Schülerinnen zwischen 12 und 14 Jahren oftmals ziemlich ab.

Die erste Regel sollte bis zum 16. Lebensjahr eingetroffen sein. Wenn das nicht der Fall ist, empfiehlt sich eine Abklärung durch die Frauenärztin/den Frauenarzt Ihres Vertrauens.

Jetzt haben wir also einen Überblick über die Situation in der Vorpubertät und Pubertät von Mädchen gewonnen.

Schauen wir uns einmal an, wie wir dieses *Erwachsenwerden* unterstützen können!

Also zurück zu den Problemen, die in der Pubertät Thema sein können ...

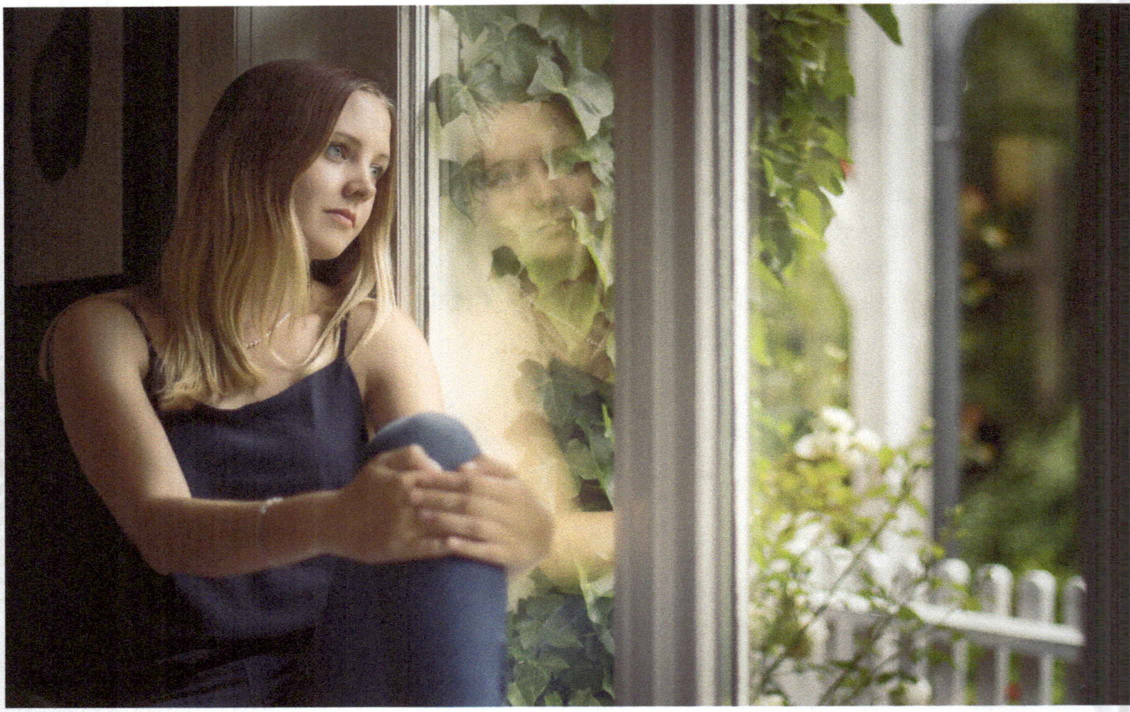

Regelbeschwerden

Regelbeschwerden können unterschiedlich sein. Menstruations-Migräne und Krämpfe sind dabei keine Seltenheit.

Zu allem Überfluss bekommt man neben einer völlig ungewohnten Situation mit den ersten Blutungen auch gleich einmal Bauchkrämpfe mitgeliefert. Da helfen alle krampflösenden Kräuter und ätherischen Öle. Ausgelöst werden die Schmerzen und Krämpfe durch die in der Gebärmutterschleimhaut (dem *Endometrium*) gebildeten Prostaglandine[×]. Diese werden zum Menstruationszeitpunkt freigesetzt. Und gerade bei den ersten Menstruationen, wo ja die Hormonbalance zwischen Östrogen und Progesteron noch nicht ausgewogen ist, treten dann besonders häufig die lästigen Regelbeschwerden ein.

Dazu kommt noch die psychische Belastung, die ja auch erst einmal verarbeitet werden muss.

× Prostaglandine = Gewebshormone. Sie kommen in nahezu jedem Gewebe des Körpers vor und nehmen Einfluss auf Schmerzen und Entzündungen, wie auch auf das schmerzhafte Zusammenziehen des Uterus in den ersten Stunden der Menstruation.

HILFE BEI REGELKRÄMPFEN

Kräutertee gegen Regelschmerzen

Mir selbst hat immer Schafgarbentee geholfen. Dieser Tipp stammt noch von unserer Großmutter. Der Tee ist zwar ziemlich bitter, wirkt aber rasch.

Wie geht's?

Wir brauchen dazu **Schafgarbe** (*Achillea millefolium*). Ich pflücke immer die offenen Blütenköpfchen und auch die obersten kleinen zarten Blättchen der Schafgarbe und trockne sie. Sie bekommen den Tee natürlich auch in der Apotheke!

Die getrockneten und zerkleinerten Pflanzen werden nicht gekocht, sondern überbrüht.

Für eine Tasse Schafgarbentee

1 gehäuften TL Schafgarbenblüten (*Achillea millefolium flos.*ˣ) mit ¼ l kochend heißem Wasser übergießen und ca. 5–8 Minuten ziehen lassen.

- *Danach abseihen und noch warm trinken.*

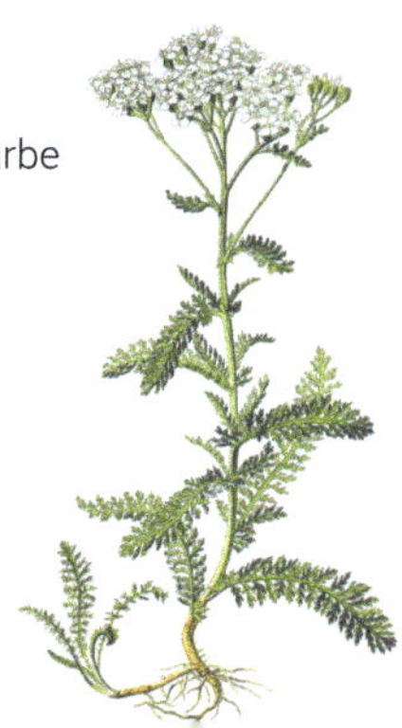

Schafgarbe

ˣ flos. = flores = Blüten

MENSTRUATIONS-MIGRÄNE

Interessanterweise hilft hier zuallererst die richtige Ernährung. Wichtige Helfer gegen Migräne sind Nüsse (Mandeln, Haselnüsse oder auch Cashew-Nüsse), aber auch Hülsenfrüchte, Kürbiskerne, Sonnenblumenkerne – sie alle enthalten Magnesium, und das kann Migräne-Anfälle durchaus erleichtern.

Unser Schafgarbentee hilft aber auch gegen Kopfschmerzen! Nützt das alles nichts, so kann man mit dem Duft von Zitronenöl über die Duftlampe die Schmerzen lindern.

Ätherische Öle

Empfehlenswert ist es, für alle Fälle eine Kopfschmerzmischung in einem Roll-on vorbereitet zu haben.

Kopfschmerzmischung

- 5 ml Jojobaöl (*Buxus chinensis*)
- 2 Tropfen Zitrone (*Citrus limon*)
- 1 Tropfen Rosmarin cineol (*Rosmarinus officinalis ct. 1,8-cineol*)

- *Bei Bedarf trägt man diese Mischung am besten im Nacken auf. Ein kleiner Roller über den Puls in der Armbeuge oder am Handgelenk kann auch guttun – einfach immer wieder daran schnuppern!*

Ernährungstipp:
Hilfreich sind in dieser Zeit auch Fisch, Avocados, Karotten, Grünkohl, Kürbis und Süßkartoffeln. Sie enthalten Vitamin A, und das wiederum hilft der Leber bei der Verarbeitung der Hormone. Das Gemüse sollte nur gegart sein – keine gebundene Gemüsebrühe und wenig Salz.

Gesunde Fette, also jene Öle, die besonders viele ungesättigte Fettsäuren enthalten, sind ebenfalls empfehlenswert.

Ein weiterer schmackhafter Kräutertee, der auch gut helfen kann, besteht aus dieser Mischung:

Kräutertee

- 1 Teil Kamille röm. (*Chamamaelum flos.*)
- 2 Teile Schafgarbenblüten (*Achillea millefolium flos.*)
- 2 Teile Frauenmantelkraut (*Alchemilla herb.*×)
- 1 Teil Fenchelfrüchte (*Foeniculum dulcis* – die müssen zuvor etwas angestoßen werden)
- 1 Teil Lavendelblüten (*Lavandula angustifolia flos.*)

1 gehäuften Teelöffel mit ¼ l kochend heißem Wasser übergießen und ca. 5–8 Minuten ziehen lassen.

× herb. = herba = Kraut

- *Von dieser Mischung können bis zu 4 Tassen täglich getrunken werden.*

Die Wirkung der Teekräuter ist sowohl für den geplagten Bauch hilfreich, dient aber auch gleichzeitig zur Nervenberuhigung.

Aber nicht nur Tees helfen in dieser Situation. **Vielfach wird auch Wärme als angenehm empfunden.** Da kann eine feuchtwarme Kompresse auf dem Unterbauch, zusammen mit einem gut temperierten Thermophor, große Hilfe leisten.

Oder auch bloß ein angewärmtes Kirschkernkissen oder Hirsepolsterl, sogar ein einfaches Schafwollpolsterl ist meistens schon hilfreich.

Aus unserer Aroma-Schatzkiste können wir ein beruhigendes Ölgemisch herstellen, (ähnlich, wie wir es auch für Babys mit Blähungen mischen):

„Es geht mir gleich wieder besser"-Öl

- 20 ml Mandelöl (*Prunus dulcis*)
- 2 Tropfen Fenchel süß (*Foeniculum dulcis*)
- 2 Tropfen Anis (*Pimpinellum anisum*)
- 2 Tropfen Kümmel (*Carum carvi*)
- 3 Tropfen Orange süß (*Citrus aurantium*)

Die Zutaten werden in einer dunklen Flasche gemischt.

- ***Mit warmen Händen und im Uhrzeigersinn** sanft auf dem Bauch aufgetragen. Die Beine dazu leicht aufstellen, dann ist die Bauchdecke entspannt.*

  Danach ein gewärmtes Kirschkernkissen oder Ähnliches auflegen und für eine halbe Stunde am Sofa ruhen.

Hilft unter Garantie!

Wenn gleichzeitig mit den Regelschmerzen auch noch eine **Verstopfung** (Obstipation) auftritt, dann könnte dieser Tee hilfreich sein.

Tee gegen Verstopfung

› 2 Teile Kamillenblüten
› 1 Teil Melissenblätter
› 1 Teil Fenchelfrüchte (angestoßen)
› 1 Teil Pfefferminzblätter
› 2 Teile Sennesblätter

(In der Apotheke mischen lassen.)

Für eine Tasse 2 Teelöffel der Mischung verwenden. 10 Minuten ziehen lassen.

- *Täglich 2–3 Tassen dieses Tees trinken.*

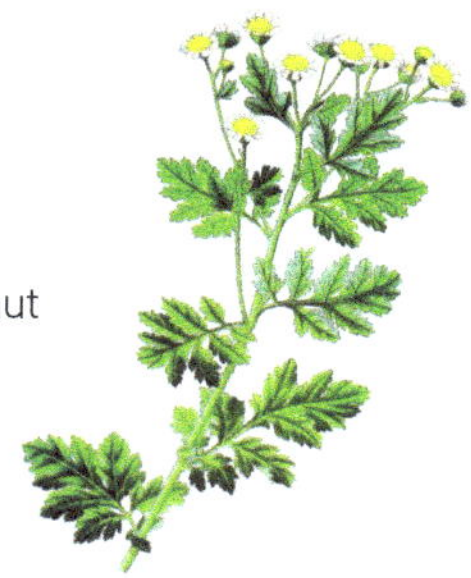

Mutterkraut

Was bei Regelschmerzen noch helfen kann, ist ein Extrakt der **Traubensilberkerze** (*Cimicifuga racemosa*), der nach Vorschrift eingenommen wird – er ist in den Apotheken erhältlich.

Und – wenn man **Mutterkraut** (*Tanacetum parthenium*) im Garten hat – hilft eine

Mutterkraut-Tinktur

Dazu wird eine Handvoll Blüten in ein sauberes Marmeladenglas geschichtet. Darüber gießt man Wodka, so dass die Blüten gut bedeckt sind.

Der Tinkturansatz sollte möglichst täglich sanft geschüttelt werden und nun für ca. 3–4 Wochen bei Zimmertemperatur ausziehen.

Danach wird abgeseiht.

- *Bei Bedarf kann nun die Tinktur eingesetzt werden. Man nimmt jeweils 5–10 Tropfen in einem kleinen Glas Wasser.*

Mutterkrauttinktur hilft vor allem gegen die Kopfschmerzen bzw. Migräne, die im Zuge der Menstruationsbeschwerden auftreten können.

Die gerade aufgezählten Hilfsmittel können wir aber nicht nur in der Pubertät einsetzen – sie können unser ganzes Frauenleben erleichtern! Und das gilt auch für alle nachfolgenden Rezepturen in diesem Buch!

Körperpflege

Wichtig ist (nicht nur) bei Teenagern auch die Körperpflege. Und die sollte am besten mit natürlichen Rohstoffen gemacht werden.

Ich habe Ihnen hier einige wirklich bewährte Produkte zusammengestellt, die einerseits die komplette Körperpflege abdecken, andererseits aber auch leicht selbst hergestellt werden können.

Gerade Mädchen in diesem Alter üben sich sehr gerne im Herstellen ihrer eigenen Produkte – Selbstgemachtes ist einfach besser, weil man es wirklich auf die persönlichen Bedürfnisse abstimmen kann – sei es mit entsprechenden Lieblingsdüften, sei es mit den Rohstoffen, welche die Teenager-Haut nun am besten verträgt.

BADE- UND REINIGUNGS-PRODUKTE

Die Pubertät bringt leider oft auch Hautprobleme mit sich. Und da ist die richtige Gesichtsreinigung wohl ganz wichtig. Empfehlenswert ist eine sanfte Reinigungsmilch, echt bio und hautschonend. Ja richtig, ich meine **Mandelmilch.**

Mandelmilch

Mandelmilch lässt sich einfach selbst herstellen. Wir benötigen dazu:

- 2 EL fein geriebene Mandeln
- ca. 50 ml Rosenhydrolat (wird oft auch als *Rosenwasser* verkauft und sollte bitte unbedingt ohne Konservierungsstoffe und Alkohol sein)

Die Mandeln werden mit dem Rosenhydrolat übergossen und bleiben nun für 2–3 Stunden stehen. Danach drückt man die Masse durch ein Passiertuch (ein Leinentuch tut es auch).

Jetzt haben wir zwei praktische Produkte: einerseits die Mandelmilch, die wir in einem Gefäß aufgefangen haben, und andererseits eine duftende Mandelmasse, die wir wunderbar weiterverarbeiten (oder auch ins Müsli geben) können.

- *Die Mandelmilch hält sich im Kühlschrank lediglich maximal 2 Tage!*

Mandelmilch dient uns als Reinigungsmilch für's Gesicht. Wenn wir daraus eine Pflege- und Reinigungslotion machen wollen, dann geht das so:

Pflege- und Reinigungslotion

- › 20 ml Mandelöl
- › 5 Tropfen Rose in Jojobaöl
- › 5 Tropfen Grapefruit oder Blutorange oder Ähnliches
- › 30 ml Mandelmilch

Das Mandelöl in eine 50-ml-Sprayflasche geben. Je 5 Tropfen Rose in Jojobaöl und 5 Tropfen Grapefruit (oder Blutorange) hineintropfen. Wird mit 30 ml Mandelmilch aufgegossen.

- *Vor jeder Anwendung bitte gut schütteln, dann bildet sich in unserer Flasche eine pflegende Emulsion, die sich wunderbar auftragen lässt.*
- *Diese Emulsion hält sich bei Zimmertemperatur etwa 2–3 Tage.*

Möchte man gerne länger etwas davon haben, muss man sie leider konservieren. Dazu eignen sich die Konservierungsstoffe C-Kons oder Dermosoft OMP.[×]

Mandelmilch eignet sich auch als Basis für eine sanfte Intimpflege.

Intimpflegelotion

- › 100 ml Mandelmilch
- › 1 Msp. Xanthan
- › 30 ml Mandelöl
- › 10 ml Jojobaöl
- › 5 Tropfen D-Panthenol
- › 10 Tropfen Aloe-Vera-10fach-Konzentrat
- › evtl. 2 Tropfen Manuka-Öl (*Leptospermum scoparium*)

Dafür nehmen wir die Mandelmilch und das Xanthan und verrühren diese Zutaten (geht wunderbar mit einem kleinen Milchaufschäumer, dann entstehen keine Bröckerl).

Danach mischen wir das Mandelöl und Jojobaöl sowie das D-Panthenol (das ist ein Vitamin-B5-Komplex) und die Aloe-Vera dazu.

Wer mag, gibt noch Rosenöl und eventuell das Manuka-Öl (wirkt vor allem gegen Infektionen vorbeugend) hinein.

Gut verrühren und in eine Sprühflasche füllen, etikettieren nicht vergessen!

× Beide erhältlich im guten Fachhandel. INCI siehe auch Heike Käser, www.olionatura.de.

Auch hier könnte man wenige Tropfen eines biologischen Konservierungsmittels dazugeben. Allerdings sollte gewährleistet sein, dass es die Scheidenflora nicht stört.

WASCHUNGEN UND GESICHTSDAMPFBÄDER

Waschungen, ebenso wie Gesichtsdampfbäder, können natürlich auch mit Kräutertees gemacht werden. Das ist besonders empfehlenswert, wenn man unreine Haut hat. Dazu eignen sich viele unterschiedliche Teemischungen.

Hier ist z. B. die Kamille nahezu unschlagbar.

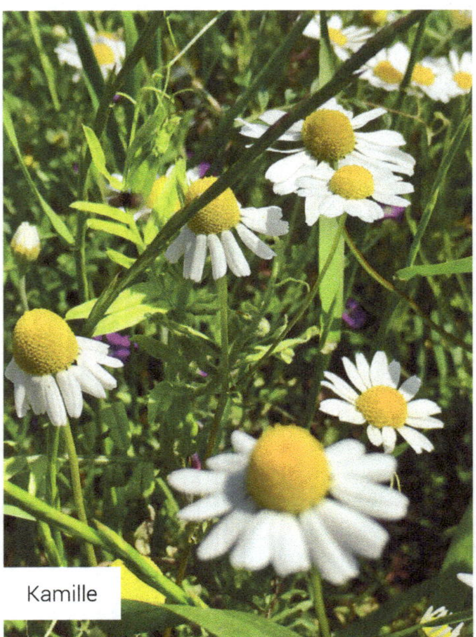

Kamille

Kamillendampfbad

Der heiße Absud wird in einen möglichst großflächigen Topf gegeben.

Man setzt sich so, dass das Gesicht vom heißen Dampf gut erreicht wird. **Vorsicht: Verbrennungsgefahr!**

Wer das dafür obligate Handtuch über dem Kopf so gar nicht mag, kann gerne auch mal einen Regenschirm aufspannen und sich den über den Kopf halten ...

Auch ein eigenes Deo kann man einfach herstellen – je nachdem, ob man nun ein Deo-Roll-on bevorzugt oder eine Deo-Creme oder vielleicht lieber ein Deo-Spray benutzt: **Gut riechen sollte es allemal.**

Ich habe für Sie hier ein einfaches Deo-Rezept herausgesucht, das ohne großen Aufwand selbst hergestellt werden kann:

Deo-Roll-on

- 1 Deo-Roll-on für 50 ml Inhalt (am besten aus Glas)
- 50 ml destilliertes Wasser oder Hydrolat nach Wahl
- 1 Msp. Xanthan transparent
- 1 Msp. Speisenatron
- einige Tropfen Zitronensäure
- max. 10 Tropfen ätherisches Öl

Auch hier ist es möglich, einen biologischen Konservierer dazuzugeben.

Wasser, Xanthan und Speisenatron zu einem glatten Gel verrührt. Das geht am besten mit einem Stabmixer.

Einige Tropfen Zitronensäure dazugeben, dann kommen noch maximal 10 Tropfen ätherisches Öl in die Masse. Gut verrühren und in das Roll-on einfüllen.

Die Konsistenz soll nicht zu cremig, aber auch nicht zu flüssig sein. Falls sie zu fest ist, mit ein wenig Hydrolat oder Wasser verdünnen.

Weitere Deo-Rezepte finden Sie im Anhang (siehe Seite 222)!

FETTIGE HAUT

Bei fettiger Haut empfiehlt sich eine

Gesichtslotion mit Frauenmantel-Absud

- 5 g Frauenmantelkraut (getrocknet)
- 100 ml Wasser

Das Frauenmantelkraut mit kochendem Wasser übergießen und 30 Minuten ziehen lassen, dann abseihen.

Für unsere Pflegelotion benötigen wir nun von diesem Absud 30 ml.

- 100 ml Mandelöl
- 25 g Lanolin anhydrid (*Lanolin ohne Wasser*)
- 3 TL Weizenkeimöl
- 30 ml Frauenmantel-Absud
- evtl. 10 Tropfen ätherisches Öl

Das Mandelöl wird im Wasserbad erwärmt, darin wird das Lanolin anhydrid aufgeschmolzen. Wenn wir das Öl von der Feuerstelle genommen haben, geben wir das Weizenkeimöl dazu.

Der Frauenmantel-Absud kommt anschließend auch noch in unsere Masse hinein – **gut rühren**!

Natürlich dürfen ätherische Öle nicht fehlen – allerdings sollten es solche sein, die auch im Gesicht gut verträglich sind. Insgesamt dürfen 10 Tropfen von unserer Mischung ätherischer Öle in die Lotion gegeben werden.

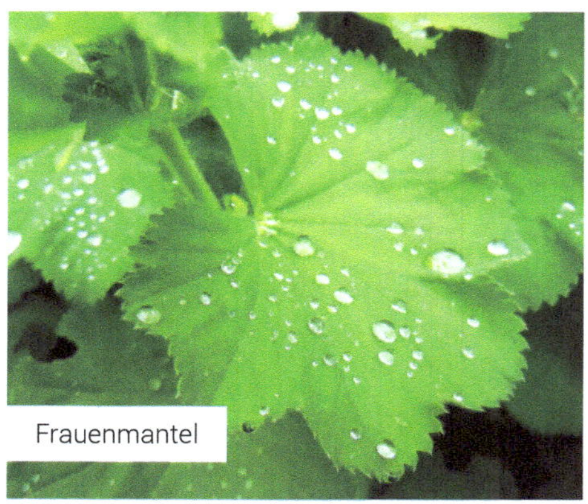

Frauenmantel

GEEIGNETE ÄTHERISCHE ÖLE

Grapefruit, Zitrone (wenn man nicht gleich danach in die Sonne geht), **Rose, Neroli, Myrte, Lavendel fein, Rosenholz, Ho-Blatt, Linaloe, Sandelholz und ein Hauch von Jasmin.**

Möglich sind aber auch Mimose, Osmanthus oder ähnliche orientalisch angehauchten Düfte.

Bedenken Sie dabei aber immer:

Weniger ist mehr!

Am Rande:

Auch wenn wir wissen, dass ätherische Öle keimtötend sind, empfiehlt es sich bei wässrigen Zubereitungen, einen Bio-Konservierungsstoff dazuzugeben.

Gesichtsmaske

Welcher Teenager möchte nicht ein strahlend schönes Gesicht im Spiegel sehen? Ich erinnere mich daran, was ich damals mit 15 Jahren alles ausprobiert habe!

Eine der Masken, die ich mir damals ins Gesicht malte, war eine Heilerde-Maske.

Das Erfreuliche an einer solchen ist, dass sie tatsächlich gegen Hautunreinheiten hilft. Es gibt unterschiedliche Heilerden, die man heute im Handel erhält. Ich hatte in meiner Jugend lediglich die Wahl zwischen einer weißen oder braunen Variante.

Alle Erden, die wir für die Kosmetik verwenden, werden seit langer Zeit zur Pflege und Gesunderhaltung eingesetzt. Schon im alten Ägypten wurde in Schlamm gebadet. Hippokrates empfahl Tonerde zur Einnahme, Pfarrer Kneipp wendete Kuren mit Mineralerde an.

Die verschiedenen Tonerden sind in der letzten Eiszeit entstanden. Damals haben die Gletscher Felsen und Gestein ganz fein zu Staub zermahlen. Diese Erden befinden sich meist in Tiefen zwischen 10 und 30 m und sind reich an Mineralstoffen und Spurenelementen. Eisen, Kalzium, Kieselsäure, Kupfer, Lithium, Magnesium, Mangan, Zink und Selen finden sich darin.[×]

Die Farbe der Tonerde hat – so wie das gewählte Hydrolat – ebenfalls eine Auswirkung auf Ihre Haut:

Grüne Tonerde (*Illite*) hat eine antibakterielle Wirkung und ist besonders gut gegen Pickel.

× Weitere interessante Informationen zu Tonerde finden Sie im Buch „Naturkosmetische Rohstoffe“ von Heike Käser, erschienen im Freya-Verlag 2010.

Rosa Tonerde ist besonders gut für empfindliche Haut. Sie wirkt entgiftend.

Rote Tonerde (sie wird auch *Rhassoul* genannt) ist eigentlich schwarzbraun und kommt aus Marokko. Sie ist für jeden Hauttyp geeignet.

Gelbe Tonerde enthält Eisenoxid und wird für kosmetische Pflegeprodukte verwendet.

Multani Mitti (*Fuller-Ton*) ist eine braune Tonerde aus Indien und Pakistan und wirkt entgiftend. Sie besitzt außerdem eine gewisse Peelingwirkung.

Weiße Tonerde (*Kaolin*) ist eisenfrei und die reinste natürlich vorkommende Mineralerde. Sie ist eigentlich der Grundstoff für Körperpuder, eignet sich aber bei empfindlicher und reifer Haut sehr gut für eine Gesichtsmaske.

Eine solche Maske zu machen, ist wirklich ganz einfach!

Heilerde-Maske

- 2–3 EL Heilerde nach Wahl
- 2–3 EL abgekochtes oder destilliertes Wasser oder Hydrolat

Je nachdem, was wir für ein Hautproblem lösen wollen, wählen wir aus dem Angebot an Heilerden jene aus, die uns dafür richtig erscheint.

In einer Glasschüssel werden also 2–3 Esslöffel Tonerde gemeinsam mit ungefähr der gleichen Menge Hydrolat (oder Tee oder Wasser, siehe oben) verrührt.

- *Es entsteht eine schöne Paste, die man auf das Gesicht aufträgt und einige Zeit einwirken lässt.* ***Bitte nicht ganz austrocknen lassen!***
- *Nach etwa einer halben Stunde wäscht man die Maske mit lauwarmem Wasser vorsichtig ab.*
- *Gesicht abtrocknen und anschließend mit dem Hydrolat der Wahl nachreinigen.* ***Dann sorgfältig eincremen.***

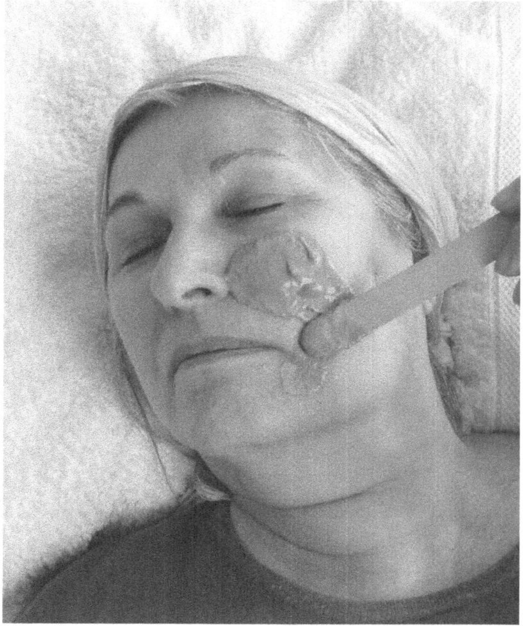

AKNE

Eine der Hauterkrankungen, die in der Pubertät oftmals auftritt, ist die Akne (*Acne vulgaris*), die sich vor allem dann entwickelt, wenn die Androgene (also die *männlichen* Hormone wie Testosteron) die Talgdrüsen der Haut stimulieren. Hornmaterial und Talg werden durch das Akne-Bakterium (*Propionibacterium acnes*) begünstigt – die Bakterien zersetzen den Talg und bilden freie Fettsäuren, die dann im umliegenden Gewebe Entzündungen hervorrufen. Es entstehen Papeln, Pusteln und sogar Knoten.

Diese Aknepusteln erschweren das Abfließen des Talgs aus den Talgdrüsen der Haut. Sie entstehen durch den aufgestauten Talg im Zusammenhang mit verhornten Hautzellen und bilden so einen Pfropf. Diese *Mitesser* stellen einen idealen Nährboden für Bakterien dar. So lange bis die vom Talg gestaute Drüse platzt.

Akne ist eine chronische Erkrankung. Und das, was wir vor allem dagegen tun können, ist: reinigen und pflegen!

Das Auftreten von Akne ist oftmals auch abhängig vom Menstruationszyklus. In diesem Fall ist zumeist das Hautbild nicht ganz so schwer beeinträchtigt wie bei der chronisch auftretenden Akne. Allerdings stehen dabei die Aknepusteln mit dem sinkenden Östrogenspiegel in Verbindung und nicht mit einem gestiegenen Testosteronspiegel. Nach der Blutung steigt der Östrogenspiegel wieder an und dann normalisiert sich das Hautbild wieder und die Mitesser schwinden.

Wenn man sich nicht ganz sicher ist, ob die auftretenden Mitesser die Anzeichen für eine chronische oder eine menstruationsbezogene Akne sind: Die Mitesser erscheinen zumeist etwa 4–5 Tage vor der Regelblutung. Danach – siehe oben – verschwinden sie wieder. **Bei der chronischen Akne bleiben sie.**

Bei Akne sollte man jedenfalls alle austrocknenden Maßnahmen vermeiden!

Alkoholische Lösungen mit über 50 % Alkoholanteil sollten keinesfalls verwendet werden, da sonst die Sekretion von Talg noch mehr angeregt wird. Ein alkoholischer Anteil in der Reinigung ist bis max. 30 % empfehlenswert!

Eine Reinigung mit pH-neutralen Produkten ist in diesem Fall anzuraten.

NATURAPOTHEKE

Eine Hilfe aus der Naturapotheke ist eine Auflage bzw. Gesichtsmaske mit Magertopfen (20 %ig F.i.T.).

Eine weitere Möglichkeit ist eine Heilerde-Kompresse, die mit Ringelblumentee angerührt wird, oder eine Gesichtsmaske, wie im vorangegangenen Kapitel beschrieben.

Heilerde-Kompresse mit Ringelblumentee

› paar EL Heilerde (*Bolus alba*)
› ½ Tasse Ringelblumentee

Die Heilerde gemeinsam mit dem noch warmen Tee gut anrühren, so dass eine cremeartige Paste entsteht.

- *Diese wird dann auf die mit Akne befallenen Stellen aufgetragen.*
- *Nach etwa einer halben Stunde mit lauwarmem Ringelblumentee wieder abwaschen.*

Kräutertee

Auch ein Kräutertee aus Salbei, Kamille und Ringelblume (kombiniert 1:1:1) kann für die Reinigung verwendet werden.

- *Am besten körperwarm oder etwas wärmer anwenden.*

Stiefmütterchen-Waschung

Ebenso kann ein Tee aus Stiefmütterchen für Waschungen verwendet werden.

Gesichtspackung

Eine Gesichtspackung aus Hafermehl, mit weißer Heilerde gemischt, ist ebenfalls denkbar. Angerührt wird auch diese Mischung mit einem adstringierenden Kräutertee. In einer solchen Gesichtspackung kann man übrigens auch ätherisches Thymianöl verwenden.

Dafür eignet sich besonders *Thymian ct. linalool*, ein ätherisches Öl, das sehr gut verträglich ist, gerade wenn es um junge Haut geht.

Verwenden Sie bitte für eine Gesichtspackung niemals mehr als 5 Tropfen des ätherischen Öls als Zugabe in die Masse.

Eine Gesichtspackung hilft dabei, Mitesser zu öffnen und danach leichter zu entfernen.

Man macht Gesichtspackungen aber nicht öfter als max. 2 Mal pro Woche, um die Haut nicht zusätzlich zu strapazieren.

- *Nach einer Gesichtspackung ist es sehr angenehm, die Haut mit **Rosenhydrolat** zu beruhigen. Alternativ dazu wäre auch **Lavendelhydrolat** sehr gut einsetzbar.*

Nach der gründlichen Reinigung empfiehlt sich bei Akne-Problemen eine entsprechende Pflege. Geeignet ist beispielsweise die nachstehende Creme mit Hamamelis oder auch ein Aloe-Vera-Gel.

Hamamelis-Creme

- 30 ml Mandelöl (*Prunus dulcis*)
- 10 g Lamecreme
- 5 g Kakaobutter
- 80 ml Hamamelishydrolat/-wasser (*Hamamelis virginiana*)
- ca. 10 Tropfen ätherische Öle nach Geschmack
- evtl. Konservierungsstoff

Mandelöl, Lamecreme und Kakaobutter vorsichtig aufschmelzen (Achtung auf die Temperatur, sie sollte 65 °C nicht übersteigen), parallel dazu das Hamamelishydrolat auf die gleiche Temperatur bringen.

Ölmischung vom Feuer nehmen und die Sheabutter einrühren. Danach das erwärmte Hydrolat dazugeben. Anschließend die ätherischen Öle einrühren und die Creme in Tiegel füllen.

- *Hält ca. 3–4 Monate. Wer mag, kann mit einem biologischen Konservierungsmittel die Stabilität erhöhen. Empfehlenswert ist dafür beispielsweise Dermosoft OMP.*

Mit ätherischen Ölen sollte man bei Akne ein wenig vorsichtig umgehen – geschädigte Haut benötigt besondere Pflege.

Welche ätherischen Öle eignen sich bei Akne?

Ätherische Öle, die man – je nach Bedarf und immer gering dosiert – in eine Salbe, Creme oder ein anderes Pflegeprodukt einrühren kann, sind gerade bei Akne oftmals sehr hilfreich:

Akne-Mischung

Eine mögliche Mischung ist diese:

- 5 ml Karottensamenöl (*Daucus carota*, fettes Öl)
- 15 ml Sonnenblumenöl (*Heliantus annuus L.*)
- 2 Tropfen Cistrose (*Cistus ladaniferus*)
- 1 Tropfen Manuka (*Leptospermum scoparium*) oder Kanuka (*Kunzea ericoides*)
- 1 Tropfen Lavendel fein (*Lavandula angustifolia*)
- 4 Tropfen Grapefruit (*Citrus paradisi*) oder Bitterorange (*Citrus aurantium*)

Stress

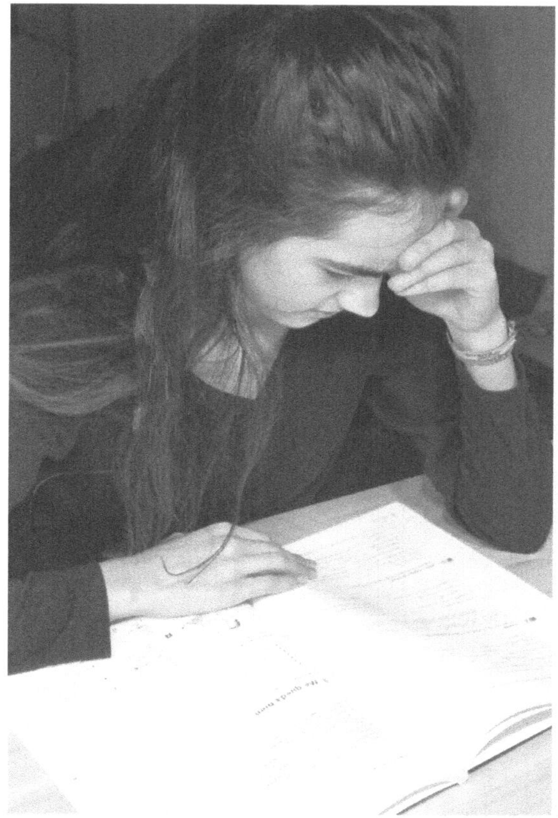

Meist handelt es sich in der Pubertät um Schulstress. Aber es kann durchaus auch eine familiäre Situation sein, die Stress erzeugt. Oder frisches Verliebtsein. Es gibt für Stress viele Ursachen.

Schulstress

Schularbeiten, Tests, Hausaufgaben – oft wird das in dieser Zeitspanne einfach zu viel. Und erzeugt Stress.

Was bedeutet *Stress* eigentlich? Der Begriff stammt ursprünglich aus dem Sprachgebrauch der Geologen und bezeichnet tektonischen Druck.

Das ist also – einfach erklärt – beispielsweise der Druck, den die sogenannte *Afrikanische Platte* auf die *Europäische Platte*, also auf das europäische Festland, ausübt. Und dadurch kommt es vor allem in den Mittelmeerländern immer wieder zu Erdbeben.

Nun: Die Schule erzeugt keine Erdbeben. Aber Druck allemal. Und dieser Druck kann sich ganz massiv auf die Psyche unseres pubertierenden Mädchens niederschlagen.

Hilfe bei Schulstress kann ganz unterschiedlich geartet sein:
Wir können als Erste Hilfe einen einfachen Roll-on herstellen, dessen Inhalt dann bei Bedarf auf den Pulsbereich am Handgelenk oder am Hals aufgetragen werden kann.

Roll-on gegen Schulstress

- 10 ml Jojobaöl
- 1 Tropfen Lavendel (*Lavandula angustifolia*)
- 1 Tropfen Lavandin (*Lavandula intermedia*)
- 3 Tropfen Grapefruit (*Citrus paradisi*)

Die Zutaten in einen 10-ml-Roll-on füllen.

- *Bei Bedarf auf den Pulsbereich am Handgelenk oder am Hals auftragen.*

Alternativ

- 10 ml Jojobaöl
- 1 Tropfen Rosmarin cineol (*Rosmarinus officinalis ct. 1,8-cineol*)
- 1 Tropfen Atlaszeder (*Cedrus atlantica*)
- 3 Tropfen Blutorange (*Citrus aurantium ssp. Mori*)

- *Mit der Hilfe aus dem Roll-on ist zumindest die Situation ein wenig entspannter ...*

Damit unser Teenager trotz stressiger Situationen den Tag gut hinter sich bringen kann, könnte auch ein entsprechendes morgendliches Duschbad eingesetzt werden (vorausgesetzt, es ist dafür auch Zeit genug).

Anti-Stress-Duschbad für morgens

Dieses Duschgel ist gleichzeitig hautpflegend und kann – mit den entsprechenden Änderungen – natürlich auch abends verwendet werden. Hier also die Morgen-Variante:

- 100 ml destilliertes Wasser
- 50 ml Facetensid (Kokostensid)
- 1 TL Sheabutter
- 1 TL Jojobaöl
- 1 EL Glycerol 85 %ig (natürliches Glycerin, das schon ein wenig verdünnt wurde)
- 10 Tropfen Grapefruit (*Citrus paradisi*)
- 3 Tropfen Rosmarin cineol (*Rosmarinus officinalis ct. 1,8-cineol*)
- 2 Tropfen Atlaszeder (*Cedrus atlantica*)
- 3 Tropfen Linaloeholz (*Bursera delpechiana*)

Das destillierte Wasser zusammen mit dem Facetensid (Kokostensid) sanft anwärmen. Darin lösen wir einen Teelöffel Sheabutter auf. Danach gibt man einen Teelöffel Jojobaöl dazu, einen Esslöffel Glycerol 85 %ig und die ätherischen Öle.

Gut verrühren und ausnahmsweise besser in eine Kunststoff-Flasche füllen – Glasflaschen in der Dusche sind nicht so empfehlenswert!

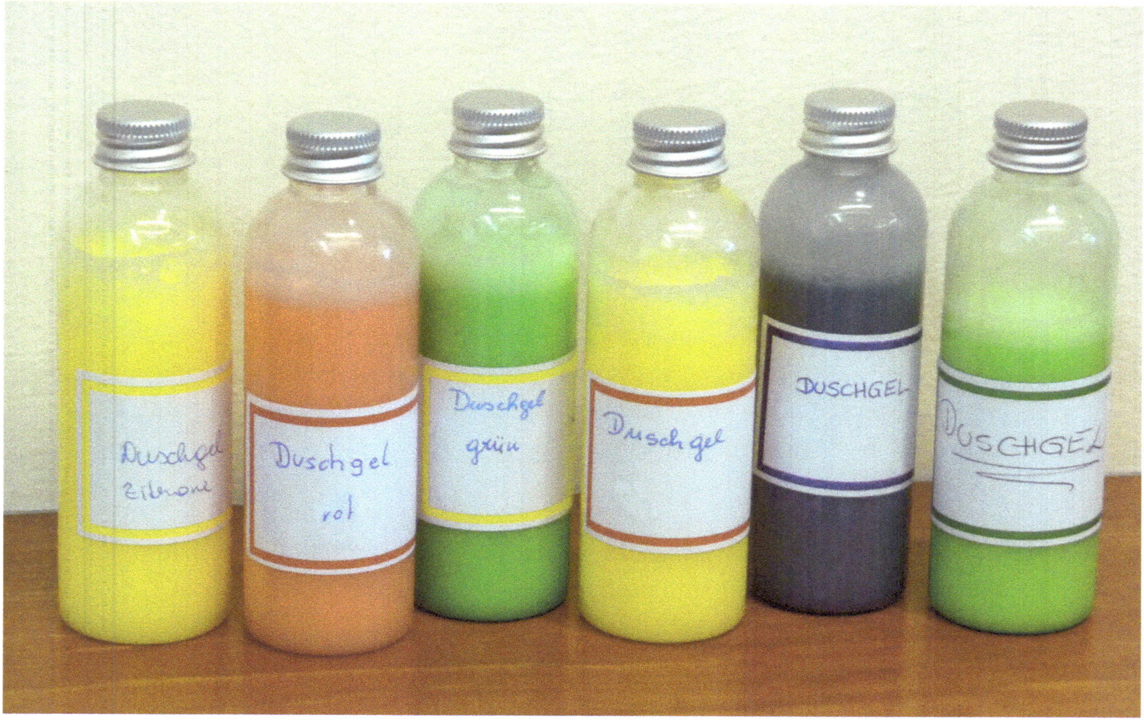

Wer sein Duschgel gerne farbig mag:
Mit ein paar Tropfen Lebensmittel-Farbe kann man seinem Duschbad einen netten Farbtupfer aufsetzen, von gelb über rot bis hin zu grün und violett ist letztlich alles möglich! Und auch hier dürfen Sie gerne – wenn Sie das wollen – ein Biokonservierungsmittel nach Vorschrift dazugeben.

Anti-Stress-Duschbad für abends

Dafür werden lediglich die ätherischen Öle ausgetauscht!

- 10 Tropfen Blutorange
- 1 Tropfen Ylang-Ylang
- 1 Tropfen Rose
- 2 Tropfen Atlaszeder
- 3 Tropfen Sandelholz

Anstelle von Grapefruit verwenden wir Blutorange, statt der 3 Tropfen Rosmarin cineol nehmen wir besser je 1 Tropfen Ylang-Ylang und Rose, die Atlaszeder darf bleiben und das Linaloeholz kann – wenn man mag – durch Sandelholz ersetzt werden.

Wir sind die Heldinnen unserer eigenen Geschichte.
Mary McCarthy

PRÄMENSTRUELLES SYNDROM

Nach den aktuellen Statistiken leiden bis zu 60 % der Frauen unter Prämenstruellem Syndrom (PMS). Vor allem 30- bis 40-Jährige sind davon am stärksten betroffen. Es kommt regelmäßig vor dem Eintreffen der Regelblutung zu immer gleichen oder ähnlichen psychischen und physischen Beschwerden. Zumeist tritt das Syndrom zwischen dem Eisprung und der Menstruation ein. Und gleich nachdem die Regel begonnen hat, sind diese Beschwerden – schwupps! – wieder weg ...

Die Erscheinungsbilder des Prämenstruellen Syndroms finden wir in einer langen Liste – hier sind nachstehend nur einige davon angeführt:

- Aggression
- Akne
- Angst
- Bedürfnis nach Salz
- Bedürfnis nach Süßem
- Depression
- Ekelgefühle
- Geschwollene und schmerzhafte Brüste
- Hämorrhoiden
- Herpes
- Herzklopfen
- Kopfschmerzen
- Migräne
- Müdigkeit
- Ödeme
- Rückenschmerzen
- Bauchschmerzen
- Schlaflosigkeit
- Unterleibskrämpfe
- Veränderungen der Libido
- und viele andere mehr ...

Woher kommt es, dass unser Körper oft so heftig auf unser Frausein reagiert?

Das Prämenstruelle Syndrom beruht hauptsächlich darauf, dass wir Störungen der hormonellen Steuerung in unserem Körper auf zellulärer Ebene erleben. Etwa 5–10 % der betroffenen Frauen leiden unter einer ausgesprochen starken Ausprägung. Diese Beschwerden behindern nicht nur einen selbst, sie belasten auch das private (und letztlich oftmals auch das berufliche) Umfeld.

Wir wissen ja, dass sich in der zweiten Zyklushälfte die hormonelle Situation im Körper umstellt auf eine besondere Zunahme von Progesteron und eine Abnahme der Östrogenausschüttung.

Die Wissenschaft hat herausgefunden, dass der Körper in der Zeit vor der Regel einen niedrigeren Gehalt an Kalzium aufweist, aber auch Chrom, Kupfer und Mangan fehlen teilweise im Blut. Vitaminmangel und möglicherweise auch Schilddrüsenfehlfunktionen kommen auch noch dazu, ebenso wie Bewegungsmangel und psychische Belastungen wie beispielsweise vermehrter beruflicher Stress.

Man hat auch herausgefunden, dass in dieser Zeit der Serotoninspiegel niedriger ist. Serotonin ist ein *Botenstoff* unseres Gehirns (er wird im Gehirn im *Raphus nucleus* erzeugt, außerdem entsteht ein großes Maß an Serotonin auch im Bauch). Ein weiterer Botenstoff ist die Gamma-Aminobuttersäure (GABA), die ebenfalls wesentlich an unserem Wohlbefinden in dieser Zeit beteiligt ist.

Das Prämenstruelle Syndrom wird als eine *psychoendokrine Dysfunktion* bezeichnet. Es handelt sich also um eine Fehlfunktion unserer Psyche in Kombination mit Nervensystem und Hormonhaushalt.

Danke, Körperchen! DAS brauchen wir nun wirklich nicht! Aber wir können uns diesen Körper nicht aussuchen, wir haben ihn.

Was kann man also tun, um sich wieder besser zu fühlen?

› **Das Wichtigste:** Nehmen Sie sich Zeit für sich selbst! Einer meiner Lieblingssprüche von Sebastian Kneipp ist der folgende:

„Wer keine Zeit für seine Gesundheit hat, wird später viel Zeit für seine Krankheiten brauchen."

› **Horchen Sie gelegentlich wirklich darauf, was Ihnen Ihr Körper sagt!** Wir sind es leider nicht mehr gewöhnt, uns auf unseren Instinkt zu verlassen!

› **Sport muss man nicht übertreiben, ihn ganz auszulassen, wäre aber falsch!** Das bedeutet: Mit Maß und Ziel ist Sport gesund. Über dieses Maß hinaus kann er sich sehr schädlich auf unsere Gesundheit auswirken. Was das Maß für Sie ist, müssen Sie schon selbst bestimmen!

Sicher ist jedenfalls, dass Bewegung für unsere Körpersysteme unglaublich wichtig ist!

› **Ernähren Sie sich saisonbedingt und so weit wie möglich gesund!** Ich selbst bin quasi ein *Allesfresser*, ich esse sehr gerne und sooft es geht Gemüse und Obst (je nach Saison!), aber ich verzehre gerne auch mal ein gutes Steak (nein, ich bin weder ausgesprochene Vegetarierin noch vegan) und frischen Fisch möchte ich auch nicht missen. Dennoch ist Gemüse wohl der wichtigste Posten auf meinem Speisezettel!

› **Essen Sie nicht unmäßig** – danach geht es uns meist nicht wirklich gut, denn der Körper benötigt viel Energie, um zu üppiges Essen wieder verarbeiten zu können ...

- **Rauchen sollte man eigentlich auch vermeiden** – ja ich weiß, das Zigaretterl nach dem Essen oder zum Kaffee ..., aber zumindest sollte man den Konsum von Nikotin ziemlich reduzieren. Zu viel Nikotin macht übrigens eine gestresste Haut, vor allem im Gesicht sieht man das dann, wenn Sie älter werden ...

- **Ach ja, der Kaffee, der Tee und der Alkohol:** Mäßig genossen, schadet weder das eine noch das andere einem gesunden Körper. Allerdings gibt es auch da Grenzen – denken Sie mal darüber nach.

- **Alles das, was wir unserem Körper antun, spiegelt er uns wider!** Und gerade dann, wenn wir unter PMS (Prämenstruellem Syndrom) leiden, bekommen wir das doppelt zu spüren ...

Viele der kleinen Helferlein, die wir bereits unter dem Thema *Pubertät* beschrieben haben, können nun wieder zum Einsatz kommen: krampflösende Tees, sanfte Bauchstreichungen, ätherisches Zitronenöl gegen Kopfschmerzen, also alles, was uns guttut.

Empfehlenswert sind in diesem Fall auch einige fette Öle, die als Nahrungsergänzung hilfreiche Dienste leisten: Wichtig sind vor allem das Nachtkerzenöl (*Oenothera biennis*) und das Borretschsamenöl (*Borago officinalis*).

Beide Öle enthalten Linolsäure und alpha- und gamma-Linolensäure. **Diese Ölsäuren haben eine besondere Wirkung auf den Körper:** Vor allem die gamma-Linolensäure stellt eine Vorstufe für hormonähnliche Substanzen dar, die Prostaglandine. Diese wirken genau dort, wo wir sie benötigen. Sie helfen besonders bei PMS und Wechselbeschwerden, aber natürlich auch bei vielen anderen Problemen, etwa bei Hauterkrankungen wie Neurodermitis und Psoriasis.

Wie wir später noch hören werden, ist die gamma-Linolensäure auch ein wichtiger Ergänzungsstoff in der Schwangerschaft. Man kann also ruhig sagen, dass diese beiden fetten Öle nicht nur Problemkiller sind, sondern auch die Haut positiv beeinflussen können.

Gerade beim Prämenstruellen Syndrom ist meist die Stimmung im Keller: Sie fühlen sich krank, unattraktiv, mieselsüchtig und leiden schreckliche Qualen! **Der einzige Trost:** Sie sind dabei nicht alleine! **Auch hier kann die richtige Nahrung die Stimmung heben:** Essen Sie Vitamin-B-haltige Nahrungsmittel, sie unterstützen die Botenstoffe Serotonin und Dopamin. Und nehmen Sie Kalzium zu sich – eine Studie der Universität von Massachusetts hat herausgefunden, dass es ebenfalls gegen PMS hilft.

Aber gerade gegen Stimmungstiefs und -schwankungen können auch ätherische Öle in Form einer sanften Streichung oder als Raumduft gute Dienste leisten:

Wenn Sie gerne ein Vollbad nehmen, dann eignet sich dazu besonders gut diese Mischung:

Vollbad

- 1 EL Honig
- 3 Tropfen Neroli
  (*Citrus aurantium flos.*)

- *Emulgieren Sie den duftenden Badezusatz in das ca. 38 °C warme Wasser, und das bitte abends.*
  Danach macht man es sich gemütlich – vielleicht mit einer Tasse Kräutertee?

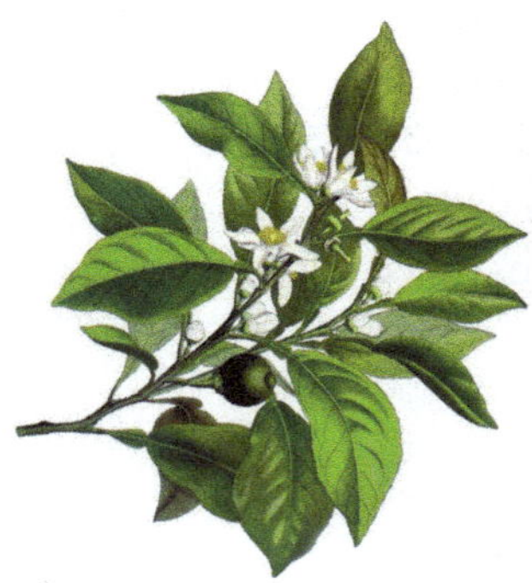

Neroli

PMS-Massageöl

- 40 ml Mandelöl (*Prunus dulcis*)
- 10 ml Nachtkerzenöl (*Oenothera biennis*)
- 1 Tropfen Ylang-Ylang (*Cananga odorata*)
- 2 Tropfen Muskatellersalbei (*Salvia sclarea*)
- 2 Tropfen Rose persisch (*Rosa damascena*), destilliert
- 3 Tropfen Sandelholz (*Santalum album*)
- 3–4 Tropfen Blutorange (*Citrus aurantium ssp. Mori*)

Mischen Sie die Zutaten in einem 50-ml-Fläschchen.

- *Massieren Sie sich bei Bedarf mit ein paar Tropfen der Mischung sanft den Bauch im Uhrzeigersinn und reiben Sie ein wenig davon auch im Kreuzbeinbereich ein. Wenn Sie wollen, können Sie natürlich auch Ihre Brust damit verwöhnen, besonders dann, wenn Sie unter Spannungen in der Brust leiden.*
- *Beginnen Sie damit einige Tage vor Beginn der Blutung. Oft hilft es, etwas Öl in ein Roll-on zu füllen und untertags gelegentlich ein wenig davon auf den Puls aufzutragen.*
- *Nach dem Auftragen des Öls bitte für eine halbe Stunde auf's Sofa, eventuell ein angewärmtes Kirschkernpolsterl auf den Bauch legen, gut zudecken und gemütlich ruhen.*
- *Das Öl sollte etwa 3–4 Monate halten, aber bitte bewahren Sie es NICHT im Kühlschrank auf. Kühl gelagert bedeutet eine Temperatur zwischen + 16 und –20 °C.*

Bitte beachten Sie:
Wenn die Blutung für normal sehr stark ist, dann sollte man vor dem Einsetzen der Regel auf jeden Fall den Muskatellersalbei NICHT dazugeben!

Entspannender Kräutertee

(nicht nur bei PMS)

- 1 Teil Passionsblume (*Passiflora*)
- 1 Teil Melisse (*Melissa officinalis*)
- 1 Teil Orangenblüten (*Citrus aurantium flos.*)
- ½ Teil Fenchelsamen (*Foeniculum dulce*), angestoßen
- getrocknete Bio-Orangenschale

Von dieser Mischung wird ein Esslöffel voll mit heißem Wasser übergossen. Ca. 5–8 Minuten ziehen lassen, abseihen und wenn nötig mit braunem Zucker oder etwas Honig süßen.

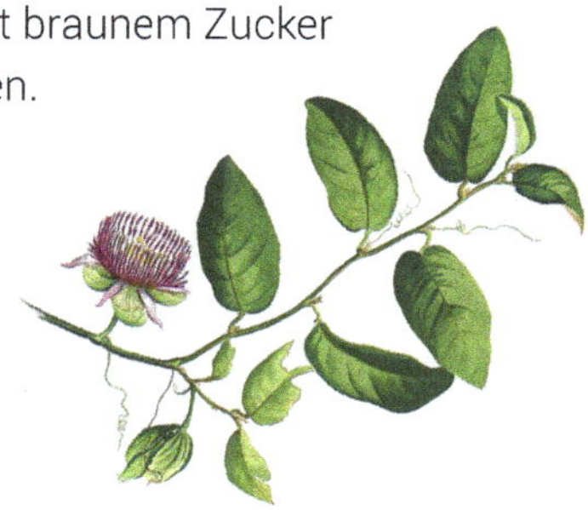

Passionsblume

Mastodynie – wenn die Brust schmerzt und die Hormone sind daran schuld

Unangenehme Spannungsgefühle in der Brust können unterschiedliche Ursachen haben. Eine davon ist Mastodynie – eine Wassereinlagerung im Brustgewebe, die durch Östrogen hervorgerufen werden kann.

Durch eine sanfte Massage des Brustgewebes kann man diese schmerzhaften Spannungsgefühle lindern. Dazu mischen wir uns ein spezielles Brustpflegeöl, das uns auch gleich in eine bessere Stimmung versetzt:

Brustpflegeöl

- 20 ml Mandelöl (*Prunus dulcis*)
- 10 ml Nachtkerzenöl (*Oenothera biennis*)
- 3 Tropfen Muskatellersalbei (*Salvia sclarea*)
- 3 Tropfen Neroli (*Citrus aurantium flos.*)
- 2 Tropfen Rose persisch, (*Rosa damascena*), destilliert
- 3 Tropfen Zypresse (*Cupressus sempervirens*)
- 5 Tropfen Grapefruit (*Citrus paradisi*)

Auch ein kühlender Brustwickel mit Topfen oder mit Weißkohl kann die schmerzende Brust beruhigen!

Im Übrigen ist es sinnvoll, auch bei Spannungsgefühlen in der Brust, Magnesium, Kalzium, Vitamin B6 und Vitamin E zu sich zu nehmen.

Vitamin B6 beispielsweise fördert die Verbesserung der PMS-Symptome allgemein, Vitamin E kann die Spannungsgefühle lindern, Magnesium fördert die Entspannung der Muskulatur und Kalzium kann die Ansammlung von Wasser im Gewebe, aber auch Heißhunger auf Süßes und Schmerzen reduzieren. **Fragen Sie in diesem Zusammenhang in Ihrer Apotheke nach!**

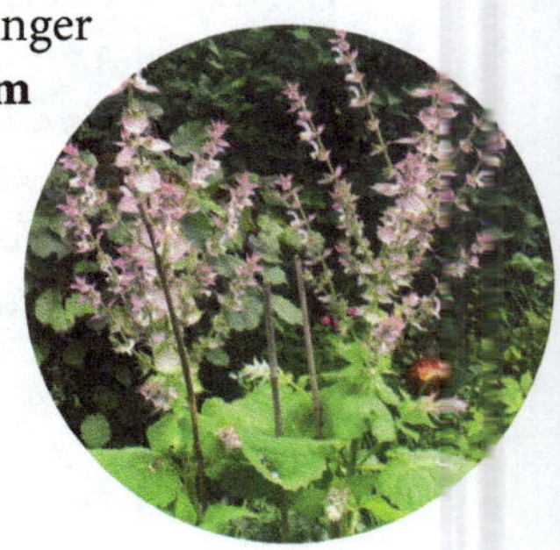

Tee zum Hormonausgleich?

Oje, höre ich Sie schon sagen: Nicht schon wieder Schafgarbentee! Doch, weil er der Beste ist! Aber natürlich können wir auch noch andere Teedrogen zu Hilfe nehmen.

Allerdings sollten wir einige Regeln befolgen. Wenn wir die Menstruationsblutung regulieren wollen, so sollten wir etwa in der Zyklusmitte 2–3 Tassen des gewünschten Frauentees täglich trinken, bis die Blutung einsetzt:

› Ist die Regel üblicherweise zu stark und zu lang, dann benötigt man vor allem eher gerbstoffhaltige Teekräuter. Zu diesen gehört einmal mehr der Frauenmantel. Meine Urgroßmutter hat in ihren Aufzeichnungen eine Mischung aus **Frauenmantel**, **Brennnessel**, **Schafgarbe** und **Hirtentäschel** angegeben. Mischen wir diese Kräuter in gleicher Menge und nehmen davon für eine große Tasse einen Esslöffel voll. Wir übergießen die Kräuter mit etwa ½ Liter heißem Wasser und lassen das Gebräu ca. 10 Minuten lang ziehen (nicht länger, sonst wird der Tee zu bitter) und seihen ab.

- *In kleinen Schlucken zwei Mal täglich eine Tasse davon trinken.*

› Ist die Regel normalerweise eher schwach, dann empfiehlt meine Urgroßmutter in ihren Aufzeichnungen die **weiße Taubnessel** in Kombination mit **Schafgarbe**.

- *Auch davon werden täglich zwei Tassen (morgens und abends) getrunken.*

Hier meine bevorzugte

Zyklus-Ausgleichsmischung

› 20 ml Mandelöl (*Prunus dulcis*)
› 6 Tropfen Blutorange (*Citrus sinensis ssp. Mori*)
› 2 Tropfen Rosenholz (*Aniba roseaodora*)
› 2 Tropfen Muskatellersalbei (*Salvia sclarea*)

Mischen Sie die Öle in ein kleines Fläschchen.

- *Massieren Sie Ihren Bauch täglich mehrmals sanft im Uhrzeigersinn mit dem Endprodukt. Eventuell können Sie auch ein klein wenig davon in ein Roll-on füllen und auf den Puls am Handgelenk auftragen, immer dann, wenn Sie das Gefühl haben, das Öl zu benötigen.*

Der Muskatellersalbei macht, dass sich die Regel wieder normalisiert.

Körpergefühl

Oft ist vor dem Eintreffen der Menstruation ein Gefühl von Aufgequollenheit da – man hat *bamstige* Finger und Zehen, das Gesicht fühlt sich aufgedunsen an. Man kommt sich so unattraktiv wie nur möglich vor.

Dagegen können wir einiges tun!

Für's Gesicht

Eine Kompresse mit **Rosenhydrolat** kann helfen, sich wieder besser zu fühlen. Ich empfehle auch gerne **Holunderblütenhydrolat** dafür.

Beide Pflanzenwässer klären die Gesichtshaut und nehmen die Spannung, die durch das Anschwellen entsteht.

- *Dafür verwenden wir am besten ein Gästehandtuch, das wir mit dem Hydrolat anfeuchten. Es muss nicht triefend nass sein! Zusätzlich unterstützt der Duft des Hydrolats unser psychisches Wohlbefinden.*

Für Finger und Zehen

Dafür können wir ein Hand- und/oder Fußbad mit folgenden Zutaten herstellen:

Hand- und/oder Fußbad

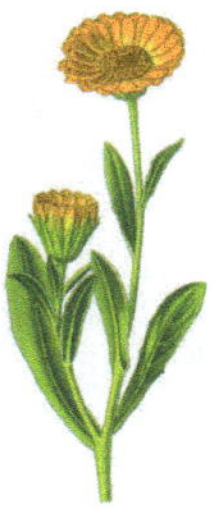

› 2 EL Ringelblumenöl (*Calendula officinalis*), das sind etwa 15 ml
› 1 Kapsel Nachtkerzenöl (*Oenothera biennis*) oder Borretschsamenöl (*Borago officinalis*)
› 2 Tropfen Wacholderbeere (*Juniperus communis*) – wirkt abschwellend
› 1 Tropfen Muskatellersalbei (*Salvia sclarea*) – ausgleichend
› 2 Tropfen Grapefruit (*Citrus paradisi*) – für die Psyche

Mischen Sie das Ringelblumenöl mit dem Inhalt einer Kapsel Nachtkerzen- oder Borretschsamenöl. Dazu kommen die ätherischen Öle.

- *Diese Mischung geben wir in eine Schüssel mit gut handwarmem Wasser (ca. 30 °C) und baden unsere Hände bzw. wenn nötig auch die Füße darin. Das Gefühl des Geschwollenseins sollte rasch verklingen.*

Bad bei PMS

Falls Sie eine Badewanne zur Verfügung haben, bietet sich natürlich auch ein entspannendes Vollbad an. Die Badewanne mit warmem Wasser anfüllen – die Temperatur sollte nicht zu heiß sein, aber Sie sollten sich darin wohlfühlen.

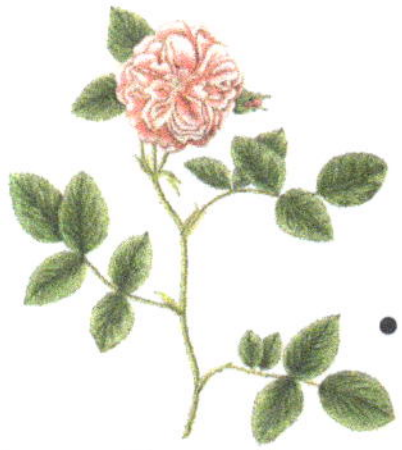

Badezusatz

- 50 g Totes Meersalz
- 5 Tropfen ätherisches Rosenöl (*Rosa damascena*)
- 2 Tropfen Muskatellersalbei (*Salvia sclarea*) oder Geranium (*Pelargonium graveolens*)

Diese Zutaten gut vermischen und dann im Badewasser auflösen.

- *Genießen Sie Ihr Bad bei schöner Musik und gedämpftem Licht –* ***Entspannung ist garantiert!***

Mögen Sie's orientalisch?

Dafür haben wir natürlich auch noch ätherische Öle in unserer Zauberlade gegen Prämenstruelles Syndrom!

Besonders gut geeignet ist beispielsweise die folgende Mischung, die Sie entweder als Duschzusatz oder – in Mischung mit fettem Pflanzenöl – auch als Massage- bzw. Körperpflegeöl einsetzen können:

Grundmischung

- 2 Tropfen Tonka-Bohne (*Dipteryx odorata*)
- 3 Tropfen Sandelholz (*Santalum album*)
- 5 Tropfen Grapefruit (*Citrus paradisi*)

- *Wollen Sie diese Mischung als* ***Körperöl*** *einsetzen, so mischen Sie sie bitte mit 50 ml Mandel-, Macadamianuss- oder Aprikosenkernöl (je nach Geschmack).*

- *Wollen Sie die Mischung in Form eines* ***Duschgels*** *verwenden, so sollten Sie sie in 50 ml Neutral-Duschgel einrühren (das gibt es fertig zu kaufen) oder Sie stellen sich nach meinem Basis-Rezept (siehe Seite 218) selbst eines her.*

Ernährungstipp:

Wenn man sich in der zweiten Zyklushälfte für eine ballaststoffreiche Ernährung entscheidet, kann das dazu beitragen, dass man in dieser Zeit nicht zunimmt bzw. werden die Wassereinlagerungen im Gewebe reduziert. Man sollte sich also mit viel frischem Gemüse und Obst versorgen und dafür ein Zuviel an Kaffee, Alkohol und Süßem vermeiden.

Auch ein Teelöffel Leinöl (*Linum usitatissimum*), täglich in diesem Zeitraum eingenommen, kann die Probleme, die durch PMS entstehen, lindern. Leinöl enthält mehrfach ungesättigte Fettsäuren (Alpha-Linolensäure, Linolsäure) und ist daher, wie bspw. auch das Nachtkerzenöl oder das Borretschsamenöl, eine gute Hilfe gegen Schmerzzustände und Unwohlsein.

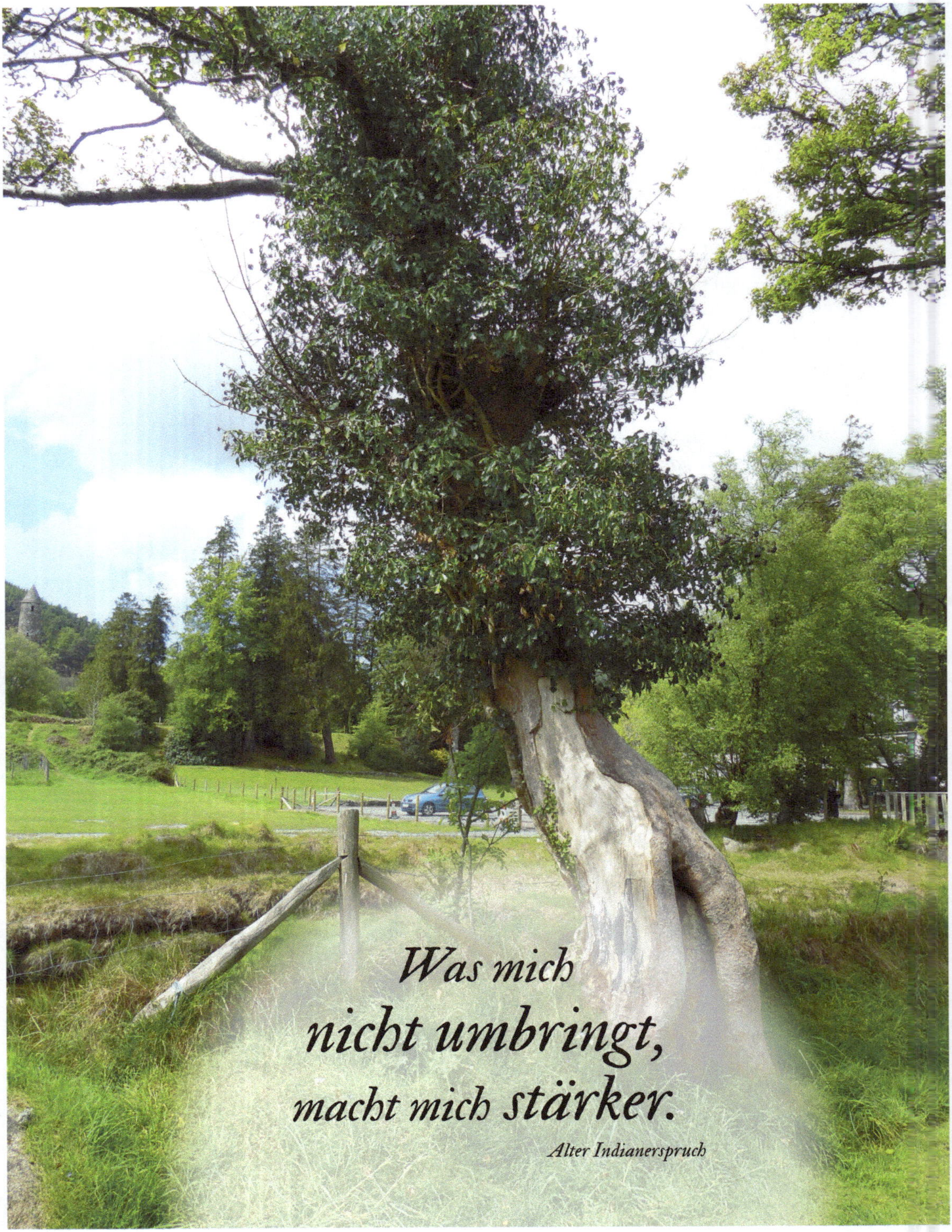
Was mich
nicht umbringt,
macht mich stärker.
Alter Indianerspruch

UNTERSCHIEDLICHE ZYKLUS-STÖRUNGEN

Als wäre es nicht genug: Nicht nur das Prämenstruelle Syndrom kann uns aus der Bahn werfen, auch die unterschiedlichsten Zyklusstörungen können uns schwer zu schaffen machen! Zyklusstörungen können einerseits Einfluss auf die Blutungsstärke bedeuten, andererseits aber auch die Blutungshäufigkeit betreffen.

Wenn wir versuchen, uns im Dschungel der Zyklusstörungen zurechtzufinden, stoßen wir auf unterschiedliche Begriffe, die nicht alle geläufig sind. Vorausschicken muss ich, dass ich keine Ärztin oder Heilpraktikerin bin und diese Begriffe nach meinem eigenen Verständnis zu erklären versuche.

Blutungsstärke

Eine Reihe der Zyklusstörungen hängt mit der Blutungsstärke und möglichen Schmerzen bzw. Krampfzuständen zusammen. Die wollen wir uns nun zuerst zu Gemüte führen und auch gleich ansehen, was unsere Natur für uns dafür bzw. dagegen bereithält. Bei einer üblichen Blutung gehen etwa 40–50 ml Blut ab.

Dysmenorrhoe

Im Gespräch mit meinen Freundinnen hörte ich viele Jahre lang immer wieder die Klage, dass sie **extreme krampfartige Schmerzen** bei der Menstruation hatten. (Heute sind wir alle bereits im Wechsel oder haben den sogar schon hinter sich. Deshalb spreche ich in der Vergangenheitsform.)

Die krampfartigen Schmerzen haben manche von ihnen von der ersten Regel an begleitet. Man nennt diese Beschwerden **Dysmenorrhoe**.

Und ich bin sicher, dass auch heute noch viele Frauen darunter leiden. Oftmals gehen die Krämpfe des Prämenstruellen Syndroms gleich nahtlos in dieser Form weiter!

Dagegen kennen wir bereits ein Mittelchen! (Werfen Sie doch bitte einmal einen Blick zurück in den Abschnitt Pubertät (siehe Seite 35) Ja, Sie haben richtig geraten: **Schafgarbentee**. Den werden wir scheinbar noch lange nicht los!

Natürlich gibt es auch ein Massageöl dagegen.

Massageöl gegen krampfartige Schmerzen

- 30 ml Mandelöl (*Prunus dulcis*)
- 1 Tropfen Neroli (*Citrus aurantium flos.*) oder 1 Tropfen Rose (*Rosa damascena*), destilliert
- 2 Tropfen Muskatellersalbei (*Salvia sclarea*)
- 1 Tropfen Ylang-Ylang (*Cananga odorata*)
- 4 Tropfen Blutorange (*Citrus sinensis ssp. Mori*)

- *Damit massieren Sie sanft im Uhrzeigersinn Ihren geplagten Bauch – bitte vergessen Sie nicht darauf, die Beine im Liegen ein wenig aufzustellen, damit die Bauchdecke entspannt ist.*

Eine weitere alternative Mischung finden Sie im Anhang siehe Seite 233!

Hypermenorrhoe

Auch eine verstärkte Periodenblutung kann das Leben massiv erschweren! Davon spricht man, wenn mehr als 6 Vorlagen oder Tampons pro Tag benötigt werden und wenn man etwa 80 ml Blut täglich verliert. Nach der Meinung der Frauenärzte ist wohl jede fünfte Frau im gebärfähigen Alter davon betroffen. Die verstärkte Periodenblutung kann eine funktionelle Störung sein und es muss keine organische Erkrankung die Ursache davon sein.

Dennoch ist es in diesem Fall unbedingt wichtig, sich mit der Frauenärztin/dem Frauenarzt Ihres Vertrauens darüber zu unterhalten.

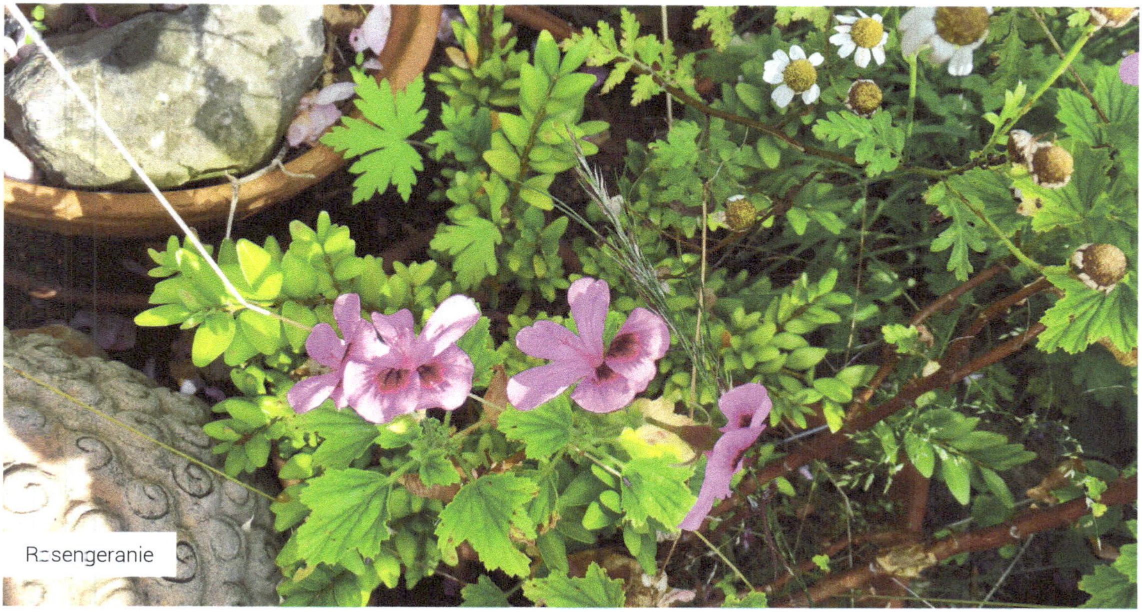

Rosengeranie

Sollten sich noch weitere Symptome dazugesellen, wie beispielsweise Zwischenblutungen oder Blutungen nach dem Geschlechtsverkehr, dann könnte eventuell eine Entzündung der Gebärmutterschleimhaut (Endometritis) die Ursache sein. Aber auch ein Myom (gutartige Wucherung der Gebärmuttermuskelschicht) oder Polypen wären möglich, wie auch noch einige andere Ursachen. Und natürlich kann diese verstärkte Periodenblutung auch auf eine hormonelle Störung zurückzuführen sein.

Ein Massageöl kann manchmal Hilfe bringen.

Massageöl

- 20 ml Mandelöl (*Prunus dulcis*)
- 1 Tropfen Rosengeranie (*Pelargonium graveolens*)
- 1 Tropfen Lavendel fein (*Lavandula angustifolia*)
- 2 Tropfen Weihrauch arabisch (*Boswellia sacra*)
- 4 Tropfen Grapefruit (*Citrus paradisi*)

• *Bauch und unteren Rücken mit dem Öl sanft einreiben – Sie brauchen dazu nur ganz wenig des Massageöls.*

Und wenn möglich ein wenig ruhen.

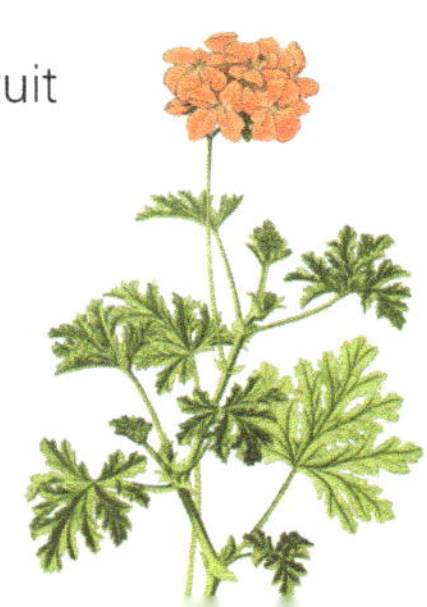

Hypomenorrhoe

So wird eine verminderte Periodenblutung genannt. Wenn Ihre Regelblutung also sehr leicht ist, auch nur von kurzer Dauer, dann ist das oft schon ein Zeichen für den beginnenden Wechsel. Meist ist bereits die Östrogenproduktion der Eierstöcke reduziert. Dadurch wird die Gebärmutterschleimhaut, die ja verantwortlich zeichnet für unsere Blutung, nicht mehr so stark aufgebaut. Und dadurch ist die Blutung vermindert. Wir verlieren insgesamt nur mehr etwa 10 ml Blut.

Die Hypomenorrhoe selbst bereitet uns also wohl kaum Beschwerden körperlicher Natur, allerdings war ich beim ersten Mal, als sie mich traf, schon ein wenig verunsichert. Die Frage nach einer späten Schwangerschaft machte sich in meinem Kopf breit (immerhin war ich da schon über 50!). Aber in diesem Fall stellte sich das glücklicherweise als ganz normale hormonelle Veränderung heraus.

Blutungsdauer

Auch nach der Blutungsdauer können Zyklusbeschwerden benannt werden. Diese Form ist wohl die unangenehmste:

Monorrhagie

Bei einer Periodenblutung, die über 6 Tage lang dauert, spricht man von Monorrhagie. Nach Auskunft meiner Frauenärztin wird das zumeist durch eine Kupferspirale hervorgerufen, die man sich zur Verhütung einsetzen lässt.

In seltenen Fällen kann eine zu lange andauernde Blutung aber auch die Folge einer Gerinnungsstörung des Blutes sein (bedingt u. a. durch gerinnungshemmende Medikamente) oder auch durch einen Tumor.

Bitte konsultieren Sie in diesem Fall unbedingt eine Ärztin/einen Arzt Ihres Vertrauens!

Blutungsfrequenz – die Zyklusdauer

Die Blutungsfrequenz, also die Zyklusdauer, wird ebenfalls mit verschiedenen Bezeichnungen versehen. Was ist *normal*? Ein Zyklus dauert im Durchschnitt zwischen 25 und 35 Tage. Das ist sozusagen der normale Zeitraum. Man berechnet ihn vom ersten Tag einer Regelblutung an bis zum letzten Tag vor der nächsten. Hat man nicht immer den gleichen Abstand von einer Regel zur nächsten, so ist das normalerweise kein Grund zur Panik! Aufgrund von Hormonschwankungen, Reisetätigkeit, aber auch Erkrankungen kann sich die Menstruation durchaus um ein paar Tage verschieben.

Wie wir im Abschnitt *Pubertät* gehört haben, ist das natürlich auch ganz zu Beginn unseres Frau-Seins der Fall. So ist es auch vor den Wechseljahren – zu dieser Zeit reduzieren ja die Eierstöcke ihre Tätigkeit und das wirkt sich auch auf unsere Periode aus.

Aber man freut sich, wenn die Abstände möglichst gleich sind, und vor allem auch wenn die Blutungsstärke im *normalen* Bereich liegt.

Wenn sich allerdings die Intervalle verändern, so wird das wiederum unterschiedlich bezeichnet.

Polymenorrhoe

Bei unregelmäßig (oder auch regelmäßig) verkürzten Zyklen spricht man von Polymenorrhoe. Dabei bewegt sich der Zyklus unter 25 Tagen. Das kann den Körper schon belasten! Der Grund liegt fast immer in einer Funktionsstörung der Eierstöcke. Meist tritt sie bei jungen Mädchen auf oder dann, wenn man die Grenze zum Wechsel erreicht hat.

Dennoch können auch andere körperliche Ursachen wie Endometriose[×], Myome, Entzündungen oder Polypen vorliegen.

× Schmerzhafte und oftmals chronische Erkrankung, bei der Gebärmutterschleimhaut auch außerhalb der Gebärmutter wächst und dadurch Probleme macht.

Oligomenorrhoe

Diese liegt vor, wenn der Zyklus stark verlängert ist und mehr als 35 Tage dauert. Die seltene Regelblutung ist meistens auch ziemlich schwach (siehe auch Hypomenorrhoe) und fast ausschließlich hormonell bedingt.

Meist hängt sie zusammen mit den Wechseljahren, aber sie kommt auch vor, wenn zu viel Prolaktin im Körper produziert wird. Auch Schilddrüsenerkrankungen können daran beteiligt sein, ebenso wie starker Stress oder Stoffwechselerkrankungen.

Amenorrhoe×

Hat man bis zu drei Monate keine Regelblutung, so nennt man das Amenorrhoe. Wenn bis zum 16. Lebensjahr noch keine Regelblutung eingesetzt hat, wird das **Primäre Amenorrhoe** genannt. Sie kann hormonell bedingt sein, aber auch mit körperlichen Anomalien einhergehen.

Hatten Sie bereits Blutungen und bleibt die Regel länger als drei Monate ohne natürliche Ursache, wie beispielsweise eine Schwangerschaft, dann nennt man das **Sekundäre Amenorrhoe.**

Das Hormonsystem kann auch auf Gewichtsschwankungen reagieren, beispielsweise bei starker Abnahme. Auch extremer Leistungssport kann dabei eine Rolle spielen.

Bleibt die Blutung komplett aus, kann das auch eine Folge von extremem Stress sein. Ist eine Schwangerschaft auszuschließen, können Anwendungen mit ätherischen Ölen eingesetzt werden.

Bleibt Ihre Blutung für längere Monate aus, so muss unbedingt eine medizinische Abklärung erfolgen! Es gibt einige Arten der Amenorrhoe. Informationen dazu erhalten Sie am besten von der Ärztin/dem Arzt Ihres Vertrauens!

× Amenorrhoe ist ein zusammengesetztes Wort aus dem Griechischen: *a* = ohne, *menos* = Monat, *rhoe* = Fluss.

Als Teemischung empfiehlt sich folgende Rezeptur:

Teemischung

- 1 Teil Kamillenblüten (*Matricaria chamomilla*)
- 2 Teile Fenchelsamen (*Foeniculum dulce*)
- 1 Teil Rosmarinkraut (*Rosmarinus officinalis*)
- 3 Teile Melissenblätter (*Melissa officinalis*)

1 Teelöffel pro Tasse mit kochendem Wasser übergießen und 10 Minuten ziehen lassen.

- *2 Tassen täglich vor dem Eintritt der Regel.*

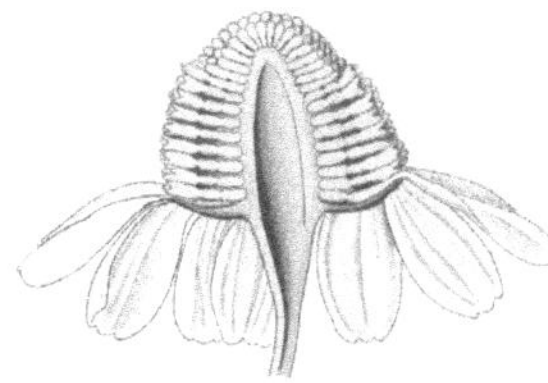

Kamillenblüte

Metrorrhagie

Damit werden Zwischenblutungen bezeichnet. Es sind dies allerdings Blutungen, die meist durch Hormonstörungen hervorgerufen werden und einen regelmäßigen Zyklus immer wieder extrem stören.

Sie können durch Zyklusstörungen, aber auch durch die Einnahme der Antibabypille bzw. durch den Eintritt der Menopause bedingt sein.

Hier ist der **Mönchspfeffer** (*Vitex agnus castus*) in Form eines wässrig-alkoholischen Extrakts aus der Apotheke hilfreich. Tinkturen, die man auch selbst ansetzen kann, wären beispielsweise **Schafgarbenkraut** und **Frauenmantel**. Beide Tinkturen können auch als Mischung benutzt werden. • *Man nimmt davon drei Mal täglich 25 Tropfen ein.*

Um Zyklusstörungen ein wenig zu verbessern, empfiehlt sich als Tee diese Mischung aus der Apotheke.

Teemischung

- Zu gleichen Teilen Frauenmantel, Besenginster, Schafgarbe, Hirtentäschel und Vogelknöterich

1 Teelöffel pro Tasse mit kochendem Wasser übergießen und 10 Minuten ziehen lassen.

- *2 Tassen täglich vor dem Eintritt der Regel (etwa 4 Tage vor dem vorgesehenen 1. Blutungstag)*

Frauenmantel

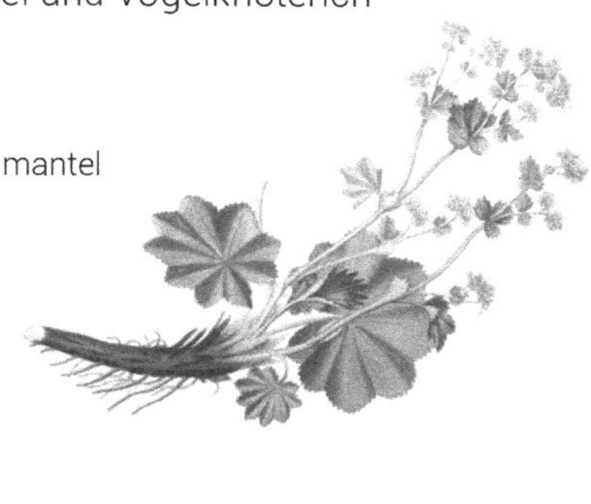

Gibt es die Möglichkeit zum Ausgleich der Menstruation auf natürlichem Weg?

Es erhebt sich für mich also die Frage: Kann man gegen diese Form der Regelstörungen – ich meine damit die Blutungsfrequenz – etwas mit Phytotherapie oder mit Aromatherapie tun? Und wenn ja, welche ätherischen Öle und Kräuter können wir hilfreich einsetzen?

Dazu müssen wir uns entscheiden, wann wir mit dem Einsatz ätherischer Öle starten und in welcher Form.

› **In der ersten Zyklushälfte** können wir – in jedem dieser Fälle von Unregelmäßigkeit – mit Muskatellersalbei (*Salvia sclarea*), Majoran (*Origanum majorana*), Fenchel (*Foeniculum dulcis*), Salbei (*Salvia officinalis*) und Jasmin (*Jasminum sambac*) arbeiten. Nicht mit allen auf einmal, aber in einer ausgewogenen Mischung.

Möglich wäre beispielsweise folgendes Massageöl:

Massageöl

› 20 ml Macadamianussöl (*Macadamia integrifolia*)
› 1 Tropfen Muskatellersalbei (*Salvia sclarea*)
› 1 Tropfen Ylang-Ylang (*Cananga odorata*)
› 4 Tropfen Grapefruit (*Citrus paradisi*)

• *Verteilen Sie mehrmals täglich diese Mischung auf dem Unterbauch und wenn möglich auch im Bereich des Kreuzbeins.*

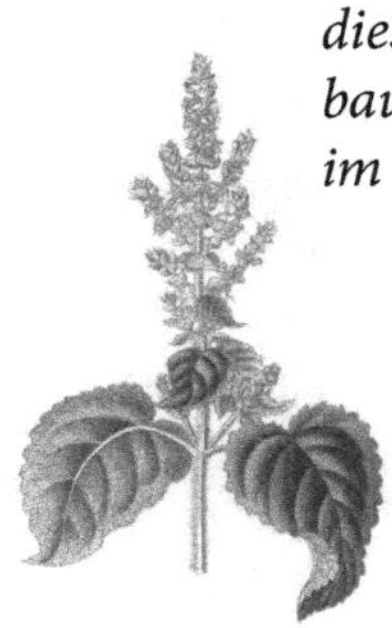
Muskatellersalbei

› **In der zweiten Zyklushälfte** setzt man dann *Rosmarin ct. cineol*, Zitrone (*Citrus lemon*), Bergamotte (*Citrus bergamiae*), Geranie (*Pelargonium graveolens*), Wacholder (*Juniperus communis*) und Pfeffer (*Piper nigrum*) für Massagemischungen ein.

Dafür habe ich dieses Massageöl für Sie zusammengestellt:

Massageöl

- 20 ml Mandelöl (*Prunus dulcis*)
- 1 Tropfen Geranie (*Pelargonium graveolens*)
- 1 Tropfen Rosmarin ct. Cineol (*Rosmarinus officinalis ct. 1,8-cineol*)
- 3 Tropfen Zitrone (*Citrus lemon*)

• *Dieses Öl sollten Sie morgens bzw. vormittags benutzen, denn es macht auch munter und hilft, mögliche prämenstruelle Beschwerden zu lindern.*

› **Für abends (in der zweiten Zyklushälfte)** empfiehlt sich dann eine pflegende und regulierende **Schüttellotion**.

Schüttellotion

- 100-ml-Lotionflasche
- 50 ml Mandelöl
- 4 Tropfen Rose persisch (*Rosa damascena*), destilliert
- 1 Tropfen Lavendel fein (*Lavandula angustifolia*)
- 1 Tropfen Geranie (*Pelargonium graveolens*)
- 1 Tropfen Melisse (*Melissa officinalis*)
- 5 Tropfen Grapefruit (*Citrus paradisi*) oder Blutorange (*Citrus sinensis ssp. Mori*)
- 2 Tropfen Sandelholz (*Santalum album*)

Befüllen Sie die Flasche zuerst mit dem Mandelöl. Dann kommen die ätherischen Öle dazu. Gut verschütteln.

Danach füllen Sie die Flasche mit Rosen- oder Melissenhydrolat (ganz nach Geschmack) auf.

Vor jedem Gebrauch bitte gut schütteln, damit sich der ölige Teil mit dem wässrigen Teil vermischt.

• *So eine Schüttellotion hält bei richtiger Lagerung einige Tage, ohne zu verkeimen. Wenn Sie nicht sicher sind, geben Sie bitte ein paar Tropfen Biokonservierungsmittel dazu.*

Diese Schüttellotion können Sie für Ihren ganzen Körper verwenden. Sie ist nicht nur pflegend, sondern wirkt auch ausgesprochen ausgleichend auf Hormonhaushalt und Seele.

Zur Normalisierung der Regelblutung wurde früher volksmedizinisch **Mönchspfeffer** (*Vitex agnus castus*) eingesetzt.

Die Früchte des Mönchspfeffers gibt es heute als Extrakt in der Apotheke zur Einnahme. Auch dem **Rosmarinkraut** wird diese Wirkung zugesprochen, es gilt als besonders gut durchblutungsfördernd im Beckenbereich.

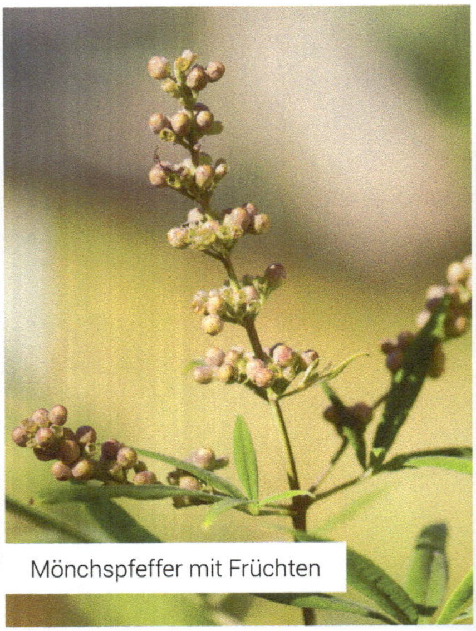

Mönchspfeffer mit Früchten

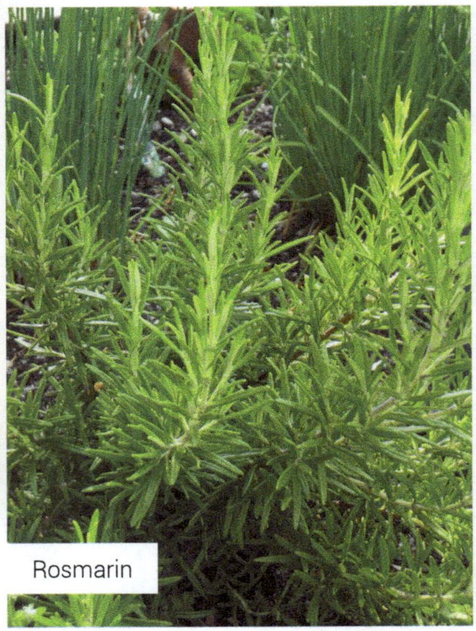

Rosmarin

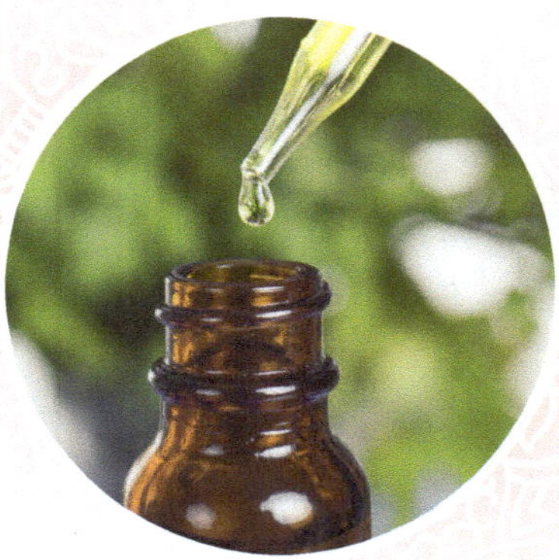

Die Geschichte endet nicht mit uns.

Sokrates

GESCHICHTLICHES ZUR FRAUENHYGIENE

In unseren Eierstöcken warten etwa 400.000 Eier darauf, reifen zu dürfen. Sie sind von einem Follikel umhüllt und geschützt. Nur etwa 500 davon werden zur Reifung kommen und den Absprung in die Gebärmutter schaffen.

Wir menstruieren also etwa 500 Mal in der Zeit unseres Frau-Seins bis zum Wechsel. Das sind etwa 500 Wochen unseres Lebens (rechnen wir für eine Menstruation etwa 6 Tage, so kommen wir auf mindestens 3000 Tage!). Und in dieser Zeit benötigen wir Binden und Tampons in einer unglaublichen Menge. Weltweit landen jährlich etwa 45–50 Milliarden dieser Hilfsmittel im Müll – und sie benötigen die unvorstellbare Zeit von etwa 500 Jahren, um komplett zu verrotten! Das – nur am Rande – sollte uns wohl auch ein wenig zu denken geben! Binden und Tampons zu vermeiden ist schwer möglich. **Auf Umweltfreundlichkeit bei der Auswahl der Produkte zu achten – das ist heute aber kein wirkliches Problem!**

Beschäftigt man sich mit der Menstruation und den damit zusammenhängenden nötigen Utensilien, so kommt man nicht um die Geschichte der Frauenhygiene herum.

Produkte, um das Blut aufzufangen, waren schon zu Anbeginn unserer Menschheitsgeschichte ein Thema. In allen Kulturen wurden hygienische Hilfsmittel erfunden, die das Menstrualblut aufsaugen sollten. Meist waren es Produkte aus Pflanzenfasern, aber auch Moos und Gras wurden verwendet.

Im China der Kaiserzeit beispielsweise gab es handgefertigte Binden, die mit Bändern an einem Hüftgürtel befestigt wurden. Diese Binden wurden mit Baumwolle oder auch mit Strohpapier oder Altkleiderteilen gefüllt.

Das antike Ägypten kannte bereits Tampons, die aus Gras bzw. Papyrus gefertigt waren und um kleine Holzstäbchen gewickelt wurden.

Damenbinden

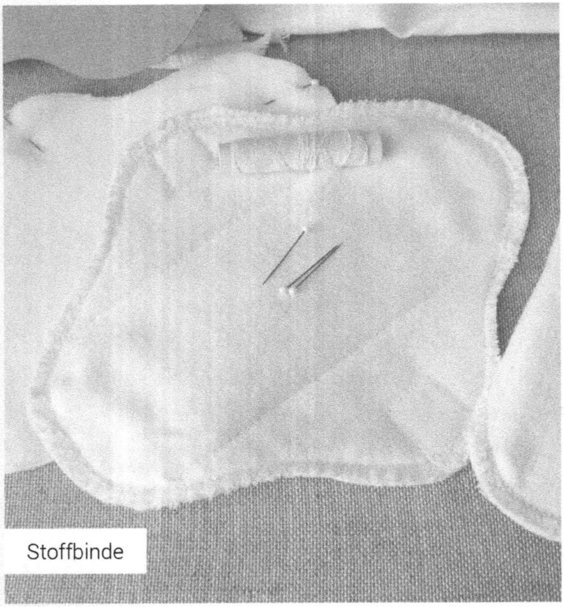
Stoffbinde

In Europa verwendete man zum Teil Wolle, um das Blut aufzufangen, aber auch Binden aus Stoff waren sogar bis in die 1950er-/1960er-Jahre noch durchaus üblich.

Unangenehm muss eigentlich das aus Holzwolle gefertigte Material für Damenbinden gewesen sein, das im Jahr 1883 modern wurde und in einen *Dianagürtel* eingelegt werden konnte. Es gab Binden aus Torfmoos, aus Frottierstoff und schließlich sogar – allerdings in den Vereinigten Staaten – Einmalbinden, in die Wattekissen eingeschlagen waren.

Eine öffentliche Vermarktung war allerdings ziemlich schwierig – man wollte ja die weiblichen Körperfunktionen nicht erwähnen, da das nicht schicklich war!

Um die Binden letztlich benutzen zu können, wurden sie an Strumpfbandgürtel-ähnlichen Gürteln befestigt, oftmals mit Sicherheitsnadeln oder Metallschnallen. Und das blieb so bis in die 1970er-Jahre. Ich hatte selbst so ein Unding – man fühlte sich absolut nie sicher, dass nicht dennoch *etwas danebenging.* **Ein Horrorszenario**: Man hat die Regel, die Binde verschiebt sich und der Rock, die Hose ist hinten voll mit Blutflecken!

In den 1960er-Jahren verbesserte sich die Qualität der Damenbinden rapide, hatte man früher Mull als saugfähige Einlage verwendet, so kamen nun Vlieseinschläge auf. Und endlich die revolutionäre Erfindung 1973: Die erste selbst haftende Binde, mittlerweile eine Selbstverständlichkeit!

Allerdings ist immer mehr auch die Stoffbinde wieder im Aufwind. Warum? Das hat mit zwei Gründen zu tun: Einerseits wächst das Umweltbewusstsein (man denkt vor allem auch an die Entsorgung) und andererseits trägt auch das Material zu einem besseren Körpergefühl bei – natürlich und saugfähig, waschbar und besser verträglich in diesem so sensiblen Bereich.

Tampons

Die Geschichte der Tampons – so wissen wir – begann bereits in der Antike. **Aber wie ging sie weiter?**

Bereits in den 1920er-Jahren wurde der Zellstofftampon in Amerika erfunden. Das Produkt fand aber in dieser Form zu wenig Käuferinnen. Etwa 10 Jahre später wurden Tampons mit Einführhilfe kreiert. Dieser Applikator war ursprünglich aus Karton. Ab dem Jahr 1950 waren einfache Tampons dann auch in Europa gebräuchlich.

Auch Tampons aus Naturschwamm wurden verwendet, die ohne Rückholfaden in die Vagina gesteckt wurden.

1978 wurde ein Tampon kreiert, das aus stärker absorbierendem Material hergestellt wurde. Dieses Material wird immer wieder mit dem toxischen Schocksyndrom in Verbindung gebracht, das bei einigen Frauen zum Tod geführt hat.

Toxisches Schocksyndrom

Dieses Syndrom, auch TSS genannt, ist eine Infektion, die durch ein Staphylokokken-Bakterium hervorgerufen wird. Kommt dieses Bakterium über eine offene Wunde oder die Gebärmutter in den Blutkreislauf, dann entsteht dabei ein Gift, das einen Schock im Körper auslösen und für die Betroffene tödlich sein kann. Dabei hat auch die Tragedauer des im Körper befindlichen Tampons eine Auswirkung.

Wie kommt es dazu? Besonders gut saugfähige Tampons können Magnesium binden und verändern auf diese Weise auch die Scheidenflora. Im Zusammenspiel des Magnesiummangels mit den Staphylokokken kann nun ein Giftstoff entstehen, der über die Vaginalschleimhaut in den Blutkreislauf gelangen und so zu besagtem toxischen Schock führen kann.

Symptome für TSS sind Erbrechen, Durchfall, hohes Fieber und manchmal auch eine sonnenbrandähnliche Reaktion. Reduziert werden kann die Gefahr von TSS durch die Verwendung von Tampons aus Biobaumwolle.

Die tatsächliche Zahl der an TSS-Erkrankten ist nicht bekannt. Vermeidbar ist TSS jedenfalls, wenn man Tampons spätestens nach 4–5 Stunden wechselt, wenn man sich vor dem Entfernen des alten und dem Einführen eines neuen Tampons die Hände sorgfältig wäscht und vor allem auch die kleinste notwendige Tampongröße verwendet. Und nachts am besten auf Tampons verzichten und dafür eine Binde verwenden!

Und was ist eine Menstruationstasse?

Menstruationstasse

Menstruationstassen sehen aus wie ein kleiner Trichter und bestehen aus Gummi oder Silikon. Sie werden in die Vagina eingeführt und alle paar Stunden entleert. Erfunden wurde die Menstruationstasse bereits 1867 in den Vereinigten Staaten, sie konnte sich aber lange Jahre nicht wirklich durchsetzen. Erst seit etwa 2000 gibt es diese Tassen – vor allem aus Silikon – in verschiedenen Varianten zu kaufen und nach meinen Recherchen werden sie auch immer öfter und gerne von umweltbewussten Frauen angenommen.

Ähnlich funktionieren die *Softcups*, ein Einwegprodukt aus Polyethylen mit einem flexiblen Kunststoffring.

HAUTREIZUNGEN UND KLEINE VERLETZUNGEN IM VAGINALBEREICH

Und damit sind wir bereits in unserem nächsten Themenbereich gelandet! Hautreizungen können nämlich durch das für unseren Körper falsch gewählte Material entstehen – egal ob Binde oder Tampon.

Haben Sie schon einmal beim Gebrauch einer Slipeinlage oder Binde das Gefühl gehabt, im Vaginalbereich auszutrocknen? Oder hat sich gar Juckreiz dazugesellt?

Wenn Sie eine empfindliche Haut besitzen, dann kommt es durch die Kunststoff-Fasern in den verwendeten Produkten ganz leicht zu einer Hautreizung im Intimbereich.

Aber auch das Gegenteil kann vorkommen: nämlich Schwitzen im Vaginalbereich. Auch das wird durch Plastikmaterialien – vor allem in Binden – begünstigt und kann zu echten Problemen führen. Chemikalien, die eine Geruchsbildung vermindern, gehören ebenfalls zu den Bösewichten, aber leider auch synthetische ätherische Öle, die uns einen Frischeduft signalisieren.

Die Haut in dieser Intimzone unseres Körpers ist besonders anfällig für Substanzen, die wir mit der Binde oder mit dem Tampon auf und in letzterem Fall auch in unserem Körper tragen. Dabei sollten wir uns auch daran erinnern, dass die Vagina nicht nur mit vielen Blutgefäßen und Lymphgefäßen versorgt wird, sondern aufgrund ihrer Beschaffenheit auch Schadstoffe sehr leicht aufnehmen kann.

Und wenn die Scheidenflora einmal gestört ist, haben Infektionen und Pilze leichtes Spiel mit uns.

Aber nicht nur Binden und Tampons können solche Hautreizungen hervorrufen, sondern auch Slips und Höschen, die zu eng sind oder aus synthetischen Materialien bestehen. Also Augen auf beim Wäschekauf!

Eine weitere Möglichkeit für Scheideninfektionen ist natürlich auch der Geschlechtsverkehr. Den dürfen wir nicht vergessen. Dabei haben wir es allerdings mit anderen Hintergrundproblemen zu tun.

Die Scheidenflora

Die Scheide besitzt ein spezifisches Milieu, in dem Pilze und Bakterien in einem gewissen Gleichgewicht existieren. Im Scheidensekret finden sich neben den Schleimhautzellen auch ca. 100 Millionen Keime pro Milliliter! Die meisten dieser Bakterien sind Milchsäurebakterien. In der Scheide fühlen sich diese Milchsäurebakterien wohl.

Bei einer gesunden, geschlechtsreifen Frau bilden Milchsäurebakterien (sogenannte Lactobazillen) aus den Zuckerstoffen der Scheidenzellen Milchsäure (Laktat). Die Milchsäure ist verantwortlich für den sauren pH-Wert der Scheide. **Dieser pH-Wert liegt normalerweise bei 4,5.** Dieses saure Milieu ist für die Vermehrung von Keimen ungünstig und stellt daher auch einen guten Schutz gegen Pilze und Bakterien dar.

Allerdings ist das Scheidensekret von Frau zu Frau unterschiedlich zusammengesetzt.

Normalerweise verursachen die ebenfalls im Scheidensekret vorhandenen anderen Bakterien (Streptokokken, Staphylokokken, Enterobakterien) keine Krankheitssymptome.

Aber – wie bereits einleitend geschrieben – dieses Scheidenmilieu wird besonders von der hormonellen Situation beeinflusst. Es verändert sich innerhalb des Monatszyklus, ist aber auch unterschiedlich beschaffen je nachdem, wie alt man ist oder ob beispielsweise eine Schwangerschaft vorliegt.

Durch den Einfluss von Östrogenen kommt es etwa zu einer Erhöhung des Zuckergehalts in der Scheide. Die Lactobazillen ändern sich dann mit diesem veränderten Zuckergehalt. Das bedeutet auch, dass es in der ersten Zyklushälfte, die ja unter dem Zeichen Östrogen steht, zu einer Vermehrung dieser Milchsäurebakterien kommt.

Vor dem Einsetzen der Pubertät ist der pH-Wert der Scheidenflüssigkeit jenem der normalen Haut vergleichbar, der bei 5,5 liegt.

Während einer Schwangerschaft kann der pH-Wert ebenfalls erhöht sein, ebenso wie nach der Menopause.

Die Einnahme von Antibiotika kann Veränderungen der Scheidenflora bewirken, eine weitere Beeinträchtigung kann beispielsweise auch durch die Pille entstehen.

Das empfindliche Scheidenmilieu kann aber auch durch falsch verstandene Hygienemaßnahmen gestört werden. Intimsprays, aber auch scharfe Seifen können hier Schäden verursachen. Scheidenspülungen sollte man vermeiden. Und zur Reinigung nur reines Wasser oder zumindest pH-neutrale Produkte verwenden.

Den Scheidenbereich gut zu pflegen lohnt immer!

Ausfluss

Auch wenn man komplett gesund ist, scheidet der Körper im vaginalen Bereich Flüssigkeit aus. Dieser Ausfluss ist erforderlich für die Gesunderhaltung, denn er hat einige Aufgaben zu erledigen.

Zervixschleim[×]-Ausfluss

- › hält das Scheidenflora-Gleichgewicht aufrecht.
- › unterstützt die körpereigene Abwehr gegenüber Bakterien und Viren.
- › sorgt für den Transport der Spermien durch die Scheide.
- › ernährt die Spermien.
- › unterstützt unsere Fruchtbarkeit.
- › gibt Aufschluss über die aktuelle Zyklusphase.

Er hat also eine Menge zu tun und darf auch schon mal weiße schleimige Flecken im Höschen hinterlassen.

Je nach dem aktuellen Zyklus-Stadium variiert die Konsistenz, aber auch die Farbe und die Menge sind je nachdem unterschiedlich. Zwei Jahre vor Beginn der Pubertät tritt dieser Zervixschleim das erste Mal auf und bleibt uns jedenfalls bis zu den Wechseljahren erhalten.

Gebildet wird der Zervixschleim in den Zervixdrüsen (*Glandulae cervicis uteri*). Der Schleim besteht aus der Kapillarflüssigkeit der Scheide, aus Epithelzellen, Scheidenfloraanteilen, dem Drüsensekret aus den Zervixdrüsen und Stoffwechselprodukten. Insgesamt gesehen hat er einen pH-Wert im sauren Bereich von ca. 3,8 bis 4,4. Der Körper bildet täglich um die 5 Milliliter davon.

Wie erkennt man das Zyklus-Stadium am Zervixschleim?

An den unfruchtbaren Tagen ist der Zervixschleim zähflüssig, weißlich, milchig-trüb und fast klebrig, pappig. Er verschließt den Muttermund als natürliche Barriere. Da können weder Bakterien noch Spermien durch.

× Zervix = Gebärmutterhals

Um den Eisprung herum ist dieser Zervixschleim dünnflüssig. Er wird glasklar. Durch seine veränderte Konsistenz können nun die Spermien in die Gebärmutter eindringen. Und: Wir produzieren mehr davon als an anderen Tagen. Dadurch werden wir auch besonders fruchtbar.

Ein paar Tage vor der Menstruation ändern sich Farbe und Konsistenz wieder: Der Ausfluss wird bräunlich – es sind bereits einige Blutströpfchen darin. Das sind dann die sogenannten Schmierblutungen. Ein ganz normaler Vorgang!

Fluor vaginalis

Grundsätzlich ist Fluor vaginalis eine Form des Ausflusses aus der Vagina und nicht krankhaft. Jede Frau, die vaginalen Geschlechtsverkehr hat, hat mehr oder weniger Fluor. Er ist ganz normal und kann manchmal auch etwas vermehrt sein.

Die Flüssigkeit ist klar bis milchig, manchmal zäh und dicker, aber immer geruchlos. Fluor ist nicht zu verwechseln mit dem vorher genannten Zervixschleim.

Fluor vaginalis besteht zwar einerseits aus dem Zervixschleim, andererseits aus dem Sekret der Schleimhautzellen der Vagina. Auch Fluor ist sauer und hat somit eine wichtige Funktion zum Schutz vor dem Eindringen von Krankheitserregern (Bakterien, Pilzen, Chlamydien).

Wenn sich allerdings Farbe, Geruch oder Konsistenz verändern, dann kann es sich um eine Scheidenentzündung oder Gebärmutterentzündung handeln.

Aber auch chemische Waschsubstanzen, die Pille, ein Gleitgel etc., Fisteln zum Darm oder zur Harnblase können damit zu tun haben.

BITTE UNBEDINGT BEACHTEN:

Jeder unnatürliche Fluor vaginalis muss unbedingt ärztlich abgeklärt werden!

Pilzerkrankungen

Pilzerkrankungen der Scheide und der äußeren Genitalien sind die häufigsten Infektionen und meistens handelt es sich dabei um Candida albicans.

Viele Frauen sind zumindest ein Mal im Leben von einer Pilzinfektion der Scheide betroffen. Das hängt sehr oft mit einer hormonellen Schwankung zusammen, aber auch Stress und Medikamente können die Scheidenflora durcheinanderbringen. Kommt es zu einer derartigen Veränderung, dann können sich Pilze und Bakterien leicht vermehren und unangenehme Symptome verursachen.

***Candida albicans* ist ein Hefepilz.** Er kommt häufig im menschlichen Körper vor, und zwar vor allem auf den Schleimhäuten von Mund, Rachen, Verdauungstrakt, aber auch im Genitalbereich. Die Deutsche Gesellschaft für Ernährung hat festgehalten, dass er bei etwa 75 % aller gesunden Menschen nachgewiesen werden kann.

Weitere Verbreitungsflächen können zwischen Fingern und Zehen, aber auch auf Nägeln sein. Er löst nur dann eine Erkrankung aus, wenn das Immunsystem nicht mehr richtig arbeitet bzw. gestört ist.

Eine **Mykose** (Pilzerkrankung) ist weder eine bedrohliche Erkrankung noch eine Geschlechtskrankheit. Pilzsporen können wohl, müssen aber nicht durch Geschlechtsverkehr übertragen werden. Dennoch sollte der Partner mitbehandelt werden, auch wenn er nicht unter den typischen Symptomen leidet. Meist ist er lediglich der Überträger ...

Candida albicans

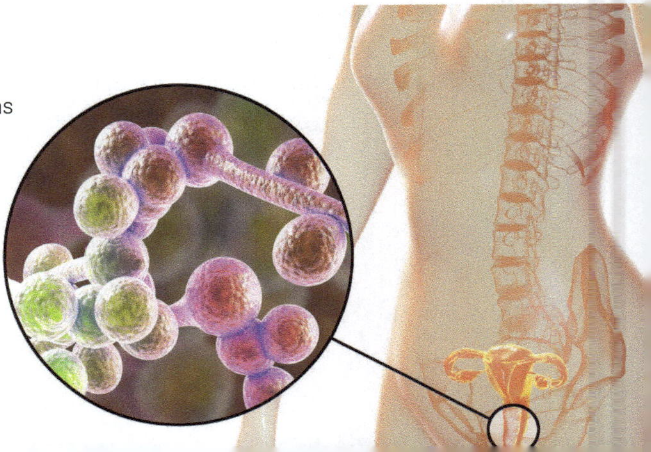

Wie äußert sich eine Scheidenpilzinfektion?

Wenn diese Symptome auftreten, sollte man wachsam sein:

- Brennen
- massiver Juckreiz
- Anschwellen und Rötung der äußeren Genitale, insbesondere der Schamlippen
- weiß-bröckeliger, cremiger Ausfluss

Wie schon beschrieben, können die dafür verantwortlichen Ursachen vielfältig sein:

- Antibiotika
- Diabetes mellitus
- Nahrung und Trinkwasser – wenn die Magensäure die Pilze nicht abtöten kann, gelangen sie in den Darm und von dort rasant weiter
- Übertragung durch den Partner
- öffentliche Toiletten
- hormonelle Veränderungen (Schwangerschaft, Pille)
- falsche Kleidung (synthetische Materialien, zu enge Höschen → Pilze lieben Wärme und Feuchtigkeit!)
- falsche (und übertriebene) Intimhygiene
- Zerstörung der Scheidenflora durch Chlor im Schwimmbad
- Stress, psychische Belastungen, Partnerschaftsprobleme

Was kann man selbst vorbeugend tun?

- Unterwäsche aus Baumwolle (sollte auskochbar sein)
- Slipeinlagen mit Kunststoffteilen vermeiden
- beim Besuch öffentlicher Bäder ein Baumwolltampon mit fettem Öl getränkt einführen
- auf geringen Zuckergehalt bei der Ernährung achten (Pilze lieben Zucker!)
- Intimhygiene mit pH-neutralen Produkten oder klarem Wasser
- Unbedingt – falls der Pilz schon da ist – auch den Partner mit behandeln, auch dessen Wäsche auskochen oder zumindest mit 60 °C waschen.

Sollten sich Pilzinfektionen häufen, so wird Ihre Ärztin/Ihr Arzt eine systemische Therapie andenken. **Das Behandeln einer solchen Infektion gehört unbedingt in ärztliche Hände!** Wir haben lediglich die Möglichkeit, mit komplementären Methoden unterstützend etwas Gutes für uns zu tun.

Waschungen

mit Hydrolaten können die gestresste Haut im Intimbereich beruhigen. Gut bewährt haben sich Lavendel-, Rosen-, Geranien- und Teebaumhydrolat.

Sitzbad

Aber auch Eichenrinde kann einem Sitzbad beigefügt werden und eine entsprechende Beruhigung hervorrufen.

Sitzbad mit Eichenrinde

- 100 g Eichenrinde
- 2 Liter Wasser

Dafür wird die Rinde der Stieleiche (*Quercus cortex*[×]) vorerst mit Wasser aufgekocht. Für ein Sitzbad benötigen Sie etwa 100 g Eichenrinde und 2 Liter Wasser. Kurz aufkochen und danach bis zu ca. 15 Minuten ziehen lassen. Abseihen und den Sud in eine große Waschschüssel oder Kinderbadewanne leeren und mit Wasser auf ca. 6 Liter verdünnen.

- *Die Sitzbad-Temperatur sollte 37 °C betragen. Bleiben Sie darin ca. 20 Minuten lang sitzen.*

× cortex = Rinde

Bevor Sie nun aber gleich mit einer Selbstmedikation beginnen, sollte zuerst abgeklärt sein, was Sache ist!

Viele Ärztinnen/Ärzte empfehlen, Döderlein Med (Milchsäurebakterien-Präparat) zu verwenden. Aber wir haben auch die Möglichkeit, uns selbst Erleichterung zu verschaffen.

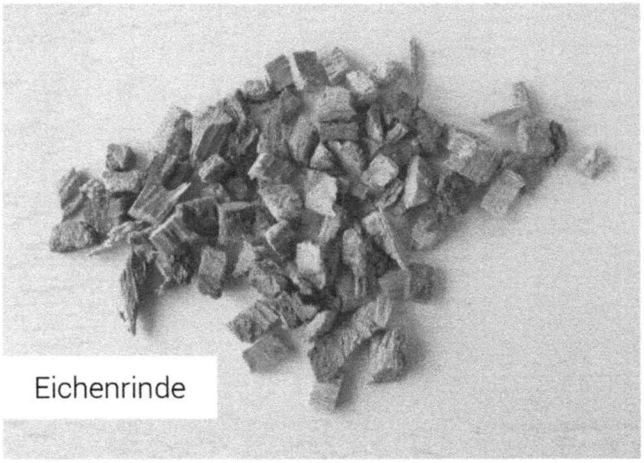

Eichenrinde

Sitzbad bei Pilzgefahr mit Kräutern

Vorbeugend, aber auch, wenn das Malheur bereits passiert ist, hilft ein Sitzbad mit dieser Teemischung:

- 2 Teile Ringelblumenblüten (*Calendula officinalis*)
- 1 Teil Schafgarbe *(Achillea millefolium)*
- 1 Teil Zinnkraut (*Equisetum arvense*)
- 1 Teil Spitzwegerichblätter (*Plantago lanceolata*)

Die Teekräuter in ein Leinensäckchen (oder eine Socke) einbinden und ins Badewasser hängen.

- *Die empfehlenswerte Wassertemperatur liegt bei ca. 38 °C. Bleiben Sie darin max. 20 Minuten lang sitzen.*

Rosmarin-Zäpfchen gegen Vaginalpilze

- 5 g Sheabutter
- 10 g Kakaobutter
- 3 Tropfen Rosmarin Verbenon (*Rosmarinus officinalis ct. Verbenon*)
- 6 Tropfen Palmarosa (*Cymbopogon martinii*)
- 3 Tropfen Manuka (*Leptospermum scoparium*)
- 3 Tropfen Rose persisch (*Rosa damascena*), destilliert

Shea- und Kakaobutter miteinander aufschmelzen. Die ätherischen Öle einrühren und in Zäpfchenformen gießen (erhältlich im Kosmetik-Zubehör-Handel oder in Apotheken).

Abkühlen und fest werden lassen. Die Zäpfchen einzeln verpacken und im Kühlschrank aufbewahren.

- *Haltbarkeit ca. 3 Monate*
- *Diese Zäpfchen mildern rasch den Juckreiz, sie brennen nicht und sind extrem hautfreundlich.*

Mischung bei akutem Pilzbefall

- 30 ml Mandelöl (*Prunus dulcis*)
- 20 ml Ringelblumenöl (*Calendula officinalis*)
- 4 Tropfen Bergamotte (*Citrus bergamiae*)
- 3 Tropfen Zitrone (*Citrus lemon*)
- 3 Tropfen Lavendel fein (*Lavandula angustifolia L.*)
- 4 Tropfen Thymian *(Thymian ct. Linalool)*
- 2 Tropfen Manuka (*Leptospermum scoparium*)
- 2 Tropfen Palmarosa (*Cymbopogon martinii*)

- *Diese Ölmischung trägt man tropfenweise im Vaginalbereich auf. Vorsichtig auch die Innenseite der Vagina damit einstreichen.*

Alternative Mischung

- 80 ml Johanniskrautöl
- 20 ml Aloe-Vera-Gel
- 5 Tropfen Manuka (*Leptospermum scoparium*)
- 3 Tropfen Palmarosa (*Cymbopogon martinii*)
- 1 Tropfen Rose (*Rosa damascena*), destilliert
- 10 Tropfen Bergamotte (*Citrus bergamiae*)

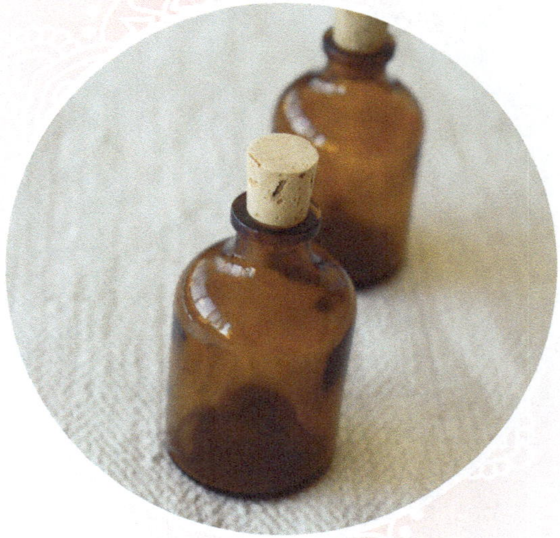

Die Zutaten miteinander vermengen.

- ***Davon gibt man jeweils ca. 3 Tropfen auf ein Tampon.***
- ***Bitte das Tampon unbedingt nach 4 Stunden wechseln.***

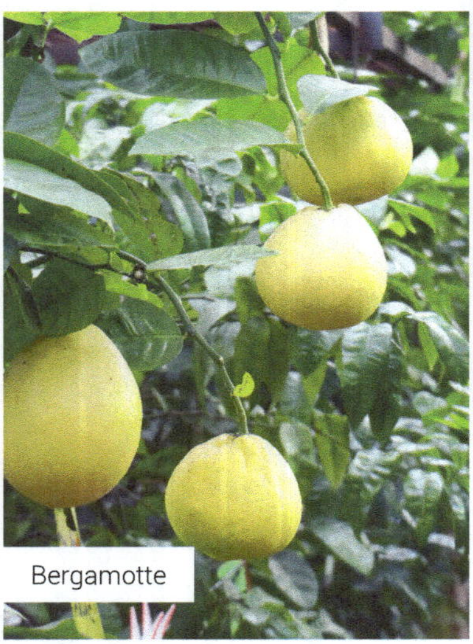

Bergamotte

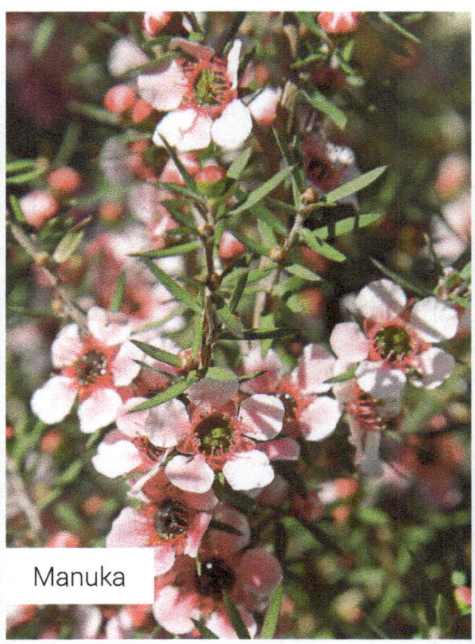

Manuka

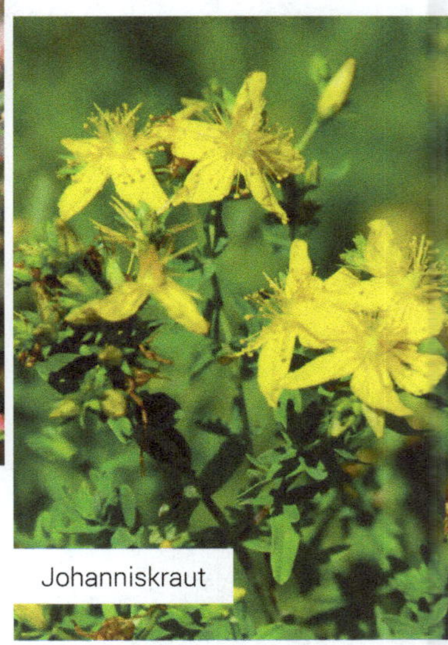

Johanniskraut

Weitere krankhafte Formen des Ausflusses

Diese können allerdings nicht nur durch eine Pilzinfektion entstehen. Meist handelt es sich um eine Infektion im Vaginalbereich, oft einen entzündlichen Prozess.

Die Symptome bei der *einfachen* Entzündung der Vagina sind ähnlich wie jene der Pilzinfektion:

- Brennen
- Jucken
- Schmerzen
- Anschwellen der Vulva
- Fluor vaginalis mit anderer Farbe als üblich (gelbgrün, gelblich, grau, eitrig, bräunlich, braun/blutig) und Geruch (übel riechend)
- Probleme beim Wasserlassen durch feinste Verletzungen der Schleimhaut

Die Ursachen dafür können vielfältig sein!

Hier nur eine kleine Auswahl:

- Medikamente (Cortison, Pille, Chemotherapie, Antibiotika ...)
- Hefepilze
- Bakterielle Infektion – z. B. eine Schmierinfektion durch Coli-Bakterien oder Gardnerellen
- Viren (Herpes und Warzen)
- Trichomonaden
- Fremdkörper in der Vagina (beispielsweise ein vergessener Tampon, der zu lange eingeführt war!)
- Hormonmangel
- reizende Substanzen wie Waschpulver, Intimlotionen, Gleitgel, Kondome u. a. m.
- Immunschwäche

Fluor albus (Weißfluss)

Der Weißfluss tritt meist nach mechanischen oder chemischen Reizungen auf, bei Infektionen durch Bakterien oder ein Scheidenkarzinom. Brennen und Jucken und zeitweise auch örtliche Schmerzen sind die Anzeiger.

Das Wichtigste ist, die Wiederherstellung des Scheidenmilieus zu unterstützen.

Waschungen mit Frauenmantelkraut oder weißer Taubnessel sind dafür bestens geeignet, aber auch ein Eichenrinde-Sitzbad wäre eine Option. Kamille, Salbei und Malve könnten ebenfalls eingesetzt werden. Vor allem die Malve, die durch die enthaltenen Schleimstoffe einen schützenden Film über die gereizte Genitalschleimhaut legen kann.

Eine Essigspülung wird von Phytotherapeuten ebenfalls empfohlen.

Essigspülung

- 2 TL Apfelessig
- ½ Liter Wasser

Der Apfelessig wird mit dem Wasser vermischt.

- *Man spült zwei Mal täglich.*

Und noch eine Möglichkeit habe ich bei meinen Recherchen gefunden: Man führt eine Zehe Knoblauch (bitte vorher schälen!) so tief wie möglich in die Scheide und belässt sie dort für etwa 12 Stunden. Günstig ist es dabei (ich hab das schon ausprobiert), die Knoblauchzehe mit einem Bindfaden zu versehen, damit man sie auch wieder aus der Scheide herausziehen kann.

- *Diese Kur sollte man etwa eine Woche lang durchführen.*

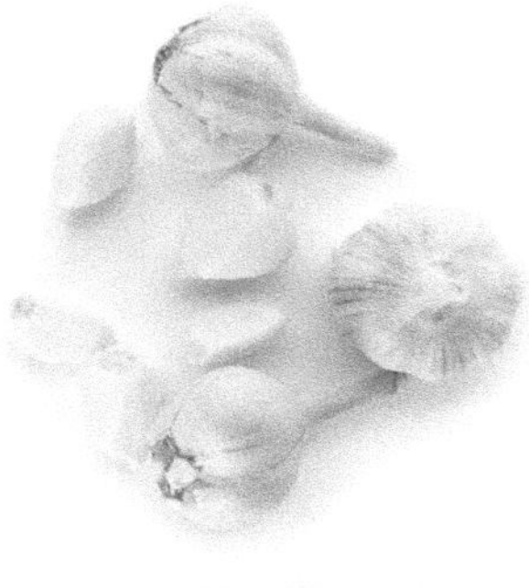

Bakterielle Infektion – Gardnerellen

Zwei wichtige Anzeichen lassen meist eine bakterielle Infektion erkennen: einerseits ein dicklicher, weißlicher bis grauer Ausfluss (oftmals wird er auch käsig bröckelig), andererseits der Fischgeruch!

Bei der ärztlichen Untersuchung wird ein Abstrich genommen und mikroskopiert. Sind andere Erkrankungen auszuschließen, dann wird eine Behandlung mit Döderlein med (das sind Vaginaltabletten, die Milchsäurebakterien enthalten und die normale Scheidenflora wieder aufzubauen helfen sollen) oder Vaginalzäpfchen mit pilz- und/oder bakterientötenden Substanzen verordnet. Und es wird eine Partnerbehandlung unbedingt empfohlen (da sollte unser Partner zum Hausarzt oder zum Urologen!).

Eine bakterielle Entzündung muss unbedingt behandelt und ausgeheilt werden, denn sonst könnte durch das Aufsteigen der Keime die Gebärmutter geschädigt werden. In der Schwangerschaft muss man besonders darauf achten, dass es dadurch zu keiner Frühgeburt kommt. Wenn die Entzündung chronisch wird, kann die Scheidenflora ihre Arbeit nicht erledigen.

Zusätzlich zur schulmedizinischen Therapie kann man – wie auch bei der Pilzinfektion – Sitzbäder oder Waschungen mit einer Teemischung durchführen:

Waschung Teemischung

› 1 Teil Ringelblumenblüten (*Calendula officinalis*)
› 1 Teil weiße Taubnessel (*Lamium album*)
› 1 Teil Labkraut (*Galium*)

Für eine Waschung nimmt man von dieser Teemischung 2 gehäufte Esslöffel und übergießt sie mit ½ Liter kochendheißem Wasser. 10 Minuten ziehen lassen, abseihen.

- ***Entweder verdünnt mit warmem Wasser als Sitzbad anwenden oder mit einem Waschhandschuh den Vaginalbereich vorsichtig waschen. Danach gut abtrocknen!***

Chlamydien-Infektion

Auch Chlamydien sind Bakterien, die sich in Zellen einnisten und dort rasch vermehren können. Solange sie in der Zelle leben, sind sie schulmedizinisch nur sehr schwer zu diagnostizieren. Sie befallen mit Vorliebe Schleimhäute und erzeugen dort Entzündungen.

Wird eine solche Infektion nicht behandelt, so kann beispielsweise Unfruchtbarkeit die Folge sein. Es gibt auch einige Fälle, bei denen Mütter ihre Babys bei der Geburt anstecken. Die Kleinen bekommen dann meist etwa drei Wochen nach der Geburt eine bakterielle Augenentzündung oder auch eine Lungenentzündung.

Auch diese Infektion kann gut mit Antibiotika behandelt werden.

Oftmals kommt es erst sehr spät – wenn überhaupt – zu erkennbaren Symptomen:

› Brennen beim Harnlassen
› schleimig-eitriger Ausfluss
› gelb-grünlicher Vaginalfluor
› unklare Unterbauchschmerzen (können auf eine Entzündung der Gebärmutterschleimhaut und der Eileiter hinweisen)
› vorzeitige Wehen in der Schwangerschaft

Auch bei dieser Infektion muss der Partner mitbehandelt werden!

Trichomonaden

Es gibt schon sehr unangenehme Infektionen, das muss einmal gesagt sein! Trichomonaden gehören da unbedingt dazu.

Symptome:

› Der Fluor vaginalis ist gelbgrün und schaumig, eitrig
› Starker Juckreiz
› Der Ausfluss ist extrem übelriechend
› Scheidenentzündung
› Brennen

Trichomonaden bekommt man vor allem durch Geschlechtsverkehr! Diesmal merkt das auch der Partner: Zumindest hat er ein starkes Brennen in der Harnröhre.

Die Folgeerscheinungen können schwere Entzündungen von Blase, Niere, Eileitern und Eierstöcken sein – also bitte hurtig zur ärztlichen Kontrolle und Beratung!

Neben der medikamentösen Behandlung durch die Gynäkologin/den Gynäkologen können wir unterstützend **Spülungen mit Ringelblumentee** durchführen.

Ein Tipp, den ich von meinem Homöopathen erhalten habe: Tigerlilie D2-Tabletten lokal anwenden, das hilft relativ rasch, das Schlimmste zu überstehen.

Eine Waschung mit ätherischen Ölen kann ebenfalls beruhigend auf die Scheide einwirken:

Waschung

- 6 Tropfen Geranie (*Pelargonium graveolens*)
- 6 Tropfen Kamille römisch (*Chamamaelum nobilis*) oder alternativ Schafgarbe (*Achillea millefolium*)
- 3 Tropfen Lavendel fein (*Lavandula angustifolia*)
- 10 Tropfen Majoran (*Origanum majorana*)

Die Zutaten in ein kleines Fläschchen mischen.

- *Von dieser Mischung emulgieren Sie bitte pro Anwendung 3–4 Tropfen in ein Schälchen mit Kaffeesahne und geben diese dann in eine Waschschüssel.*
- *Der Waschhandschuh muss danach unbedingt mit mindestens 70 °C in der Maschine gewaschen werden!*

Bevor wir selbst tätig werden, bedenken Sie bitte: Jede Veränderung muss vom Arzt anhand einer vaginalen Untersuchung und durch einen Abstrich abgeklärt werden!

Wenn der Fluor auffällig mehr wird, nachdem wir bestimmte Waschsubstanzen benutzt haben, oder nach der Verwendung von Kondomen, Gleitmitteln oder auch durch Tampons, dann wehrt sich unser Körper gegen die Verwendung dieser Produkte in unserem sensibelsten Bereich.

Beobachten Sie in diesem Fall bitte genau, wann und wodurch sich Veränderungen ergeben und nehmen Sie dann Abstand von diesen Produkten – es gibt heute bereits eine Menge guter Alternativen auf dem Markt!

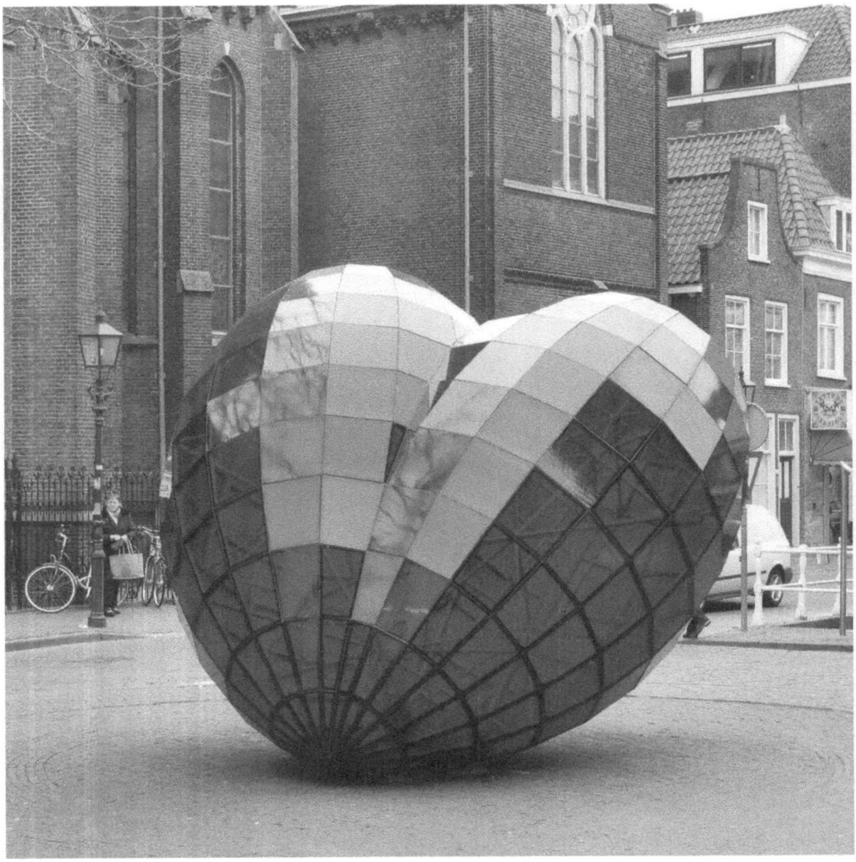

Beim Liebesspiel ist es wie beim Autofahren:
Frauen mögen die Umleitung, Männer die Abkürzung

Jeanne Moreau

SEX UND LIEBE

Über Sex zu sprechen ist grundsätzlich nichts Anrüchiges! Das, was manchmal daraus gemacht wird, kann dann allerdings für uns Frauen ziemlich beschämend werden. Na ja, wir wollen doch das Beste daraus machen, denke ich!

Liebe und Sex – da scheiden sich wieder die Ansichten der Geschlechter. Männer trennen das häufig sehr säuberlich, Frauen können das normalerweise kaum. Denn zu Sex gehört auch Gefühl. Und Gefühl – das hat dann meist schon wieder etwas mit Liebe zu tun, zumindest aber mit Zuneigung. Und damit wird's kompliziert.

Bei der Partnerwahl sind unsere Gefühle die treibende Kraft. Und diese Gefühle wirken bereits auf uns wie ein Aphrodisiakum (oder eben auch nicht, wenn das Gegenüber nicht *passt*). Viele Düfte sind in der Lage, unsere Verliebtheit zu beeinflussen. Jede Ursache auf der emotionalen Ebene hat aber wiederum eine Auswirkung auf der körperlichen Seite.

Ich habe einmal in einem Buch gelesen, dass es keine Jungfrauen aufgrund emotionaler Veranlagung geben kann und dass daher niemand vor sexuellen Problemen gefeit ist.

Durch Düfte, natürliche Körperdüfte oder Parfums, wird in unserer Fantasie etwas lebendig. Und manche dieser Düfte können unsere Anziehungskraft wirklich stark unterstreichen. Welcher für wen und vor allem auch wann er diese Anziehungskraft unterstützt, ist wirklich unterschiedlich, und da muss man ein wenig experimentierfreudig sein. Probieren Sie die unterschiedlichen Ölmischungen, die Sie im nächsten Kapitel finden, doch einmal aus!

Verliebtheit

Wie war das doch bei mir selbst ...
Die ersten Gefühle des Verliebtseins, die stellen sich schon in der Pubertät ein. Ich erinnere mich noch an meine Schulzeit – ich war damals so um die 12–13 Jahre alt. Und unsterblich verliebt in den Sohn eines Freundes meines Vaters. Er war etwa 2 Jahre älter als ich und ein wirklich süßer Junge. **Keine Sorge**: Es passierte nichts, außer dass wir zwei ganze Ferienmonate lang versuchten, jede nur erdenkliche Minute miteinander zu verbringen.

In den nächsten Ferien war die Sache gegessen und wir fanden uns gar nicht mehr interessant – obwohl: Ein bisschen Erinnerung an diesen Sommer blieb viele Jahre lang immer noch im Hinterkopf zurück. Und der Geruch von frisch gemähtem Gras, in dem wir unter den Obstbäumen träumten, der gehörte hier unbedingt dazu.

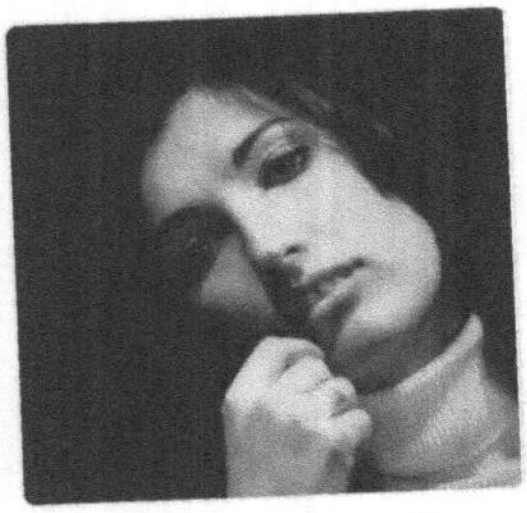
Ich mit 17 Jahren

Und dann, in der Handelsakademie, war ich verliebt in einen Jungen, der wiederum verliebt war in meine beste Freundin. Und sein bester Freund war verliebt in mich. Ach, wie verzwickt! Damals war ich grade mal 16 und unsicher, ich fühlte mich als *hässliches Entlein*: Ich versteckte mich hinter einer unkleidsamen Brille, hatte eine *unmögliche* Frisur und war obendrein noch ziemlich eckig.

Unsicherheit pur!

Dennoch war da jemand verliebt in mich! Ich war einerseits erstaunt, andererseits geschmeichelt. **Und**: Wer kann schon einem *Dauerwerben* widerstehen? Also erlaubte ich B., mich zu küssen. Mehr nicht, vorerst jedenfalls. **Und der erste Kuss ist wiederum mit einem Geruch verbunden.** Wissen Sie, wie die Luft riecht, wenn der erste Schnee erwartet wird? Ja? Genau das ist der Geruch, den ich mit meinem ersten Kuss verbinde. Auf einem Eislaufplatz mitten in der Stadt.

Erinnern Sie sich doch daran, wie es bei Ihnen war, dieses erste Verliebtsein, wenn man mit der *großen Liebe* händchenhaltend spazieren ging und die Schmetterlinge in der Magengrube aufgeregt flatterten ...

Wir alle brauchen Berührung. Körperliche Berührung und vor allem Zärtlichkeit. Aber Berührung allein bedeutet nicht unbedingt eine sexuelle Handlung, zum Glück!

Petting

Ich hatte damals – mit 16 – ziemliche Prinzipien: Sex sollte es nicht vor meinem 18. Geburtstag geben. Was ich unter Sex verstand, war eindeutig Geschlechtsverkehr. Bis etwa 16 hatte ich noch nie einen Mann nackt gesehen, geschweige denn einen Penis, außer bei den kleinen Buben, die im Bad nackt herumhüpften, aber das zählte nicht. Die Neugierde wuchs aber langsam immer mehr.

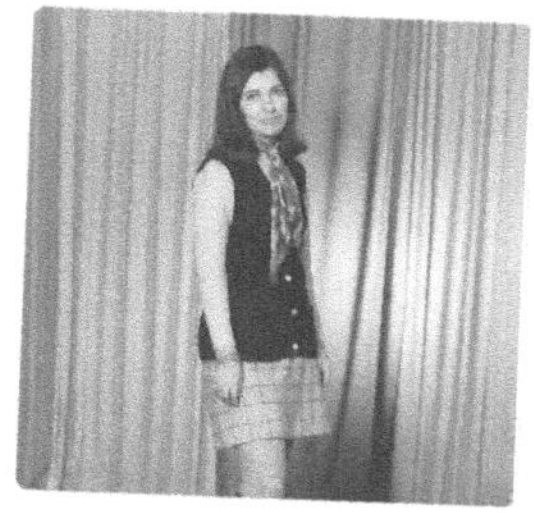

Ich mit 18 Jahren

Und da passte nun B. schon ins Konzept – wir trafen uns häufiger und bei einem Spaziergang, als wir uns ziemlich ausgiebig küssten, landeten wir letztlich irgendwann im Gras. Aber das, was damals ganz tief in unser beider Köpfen eingebrannt war, hieß: Kein Geschlechtsverkehr, das könnte gefährlich sein. Also blieb uns nur eins: Petting.

Und das betrieben wir nun immer öfter und ziemlich ausführlich. Auch so kann man das andere Geschlecht erst mal erforschen!

Petting ist ebenfalls eine Form von Sex.

Und wieder Gerüche: Wie riecht frisches Sperma? (Auch das riecht bei jedem Mann anders, genauso wie der Achselschweiß!) Dieser Geruch kann ebenfalls mitverantwortlich sein, wie man später mit Sex umgeht!

Das erste Mal

Ich vermute, jede von uns hat an ihr erstes Mal ganz besondere Erinnerungen! Meist ist der Schmerz bei der Defloration gar nicht so groß wie befürchtet. Wenn ein junges Mädchen schon zuvor Tampons verwendet hat, ist das Jungfernhäutchen manchmal auch ein wenig gedehnt, gibt leichter nach oder ist sowieso bereits verletzt.

Oft blutet man auch – früher galt das Blut auf dem Leintuch als Zeichen der Jungfräulichkeit, wenn eine Frau in die Ehe ging, denken wir nur an die Geschichten rund um Herrscherdynastien früherer Zeiten.

Steh zu dir selbst, sei du selbst, verstell dich nicht!

Ich darf und sollte ich selbst sein, auch dann, wenn es um Liebe und Partnerschaft geht. Gerade dann ist es wichtig, authentisch zu sein. Verstellt man sich, dann signalisiert man seinem Gegenüber, dass der Partner Ehrlichkeit nicht wert ist!

Und ganz nebenbei: Sie selbst mögen es doch sicherlich auch nicht, wenn Ihr Partner Sie beschwindelt, oder? Das klingt jetzt, wenn ich es so niederschreibe, ziemlich einfach. Oft ist es aber schrecklich verwickelt, denn man möchte doch gefallen, oder nicht?

Das Nicht-Verstellen gilt vor allem auch im Bett. Ich muss beim Sex nicht unbedingt jedes Mal zum Orgasmus kommen, aber erfreulich wäre es ja doch. Und dazu sollten wir Frauen vor allem auch lernen, unsere Wünsche und Vorstellungen und – ja auch unsere Träume – zu artikulieren. Wenn ein Mann einfühlsam ist, wird er sicherlich versuchen, uns diese Vorstellungen in die Realität umzusetzen. Manchmal ist das toll, manchmal lediglich interessant, manchmal wird man von seinen Wunschvorstellungen aber auch rasch geheilt, vor allem, wenn sie das nicht halten, was wir uns in unserer Fantasie so überlegt hatten.

Ich darf also ruhig sagen, wo ich die Finger meines Partners gerne spüren möchte, wie ich gerne berührt werden will. Wie sollte er das sonst wissen? (Männer sind meist nicht wirklich Gedankenleser!) Dafür muss man sich nicht schämen!

Ätherische Öle können uns dabei helfen, Schranken niederzureißen und uns gegenseitig zu berühren.

„Selbst ist die Frau!"

Und haben Sie bitte keine Scheu, das auch einmal selbst auszuprobieren – auch Ihre Finger dürfen Ihr Geschlecht ohne Angst erkunden. Was sollte dabei schon passieren, außer sich selbst mal etwas Gutes zu tun!

Nebenbei ist das Erforschen der eigenen Sexualität, der eigenen Genitale, etwas durchaus Interessantes. Falls Sie dabei Hemmungen haben sollten: Nehmen Sie's einfach als wissenschaftliches Projekt (und vielleicht sogar einmal einen Spiegel zur Hand) ...

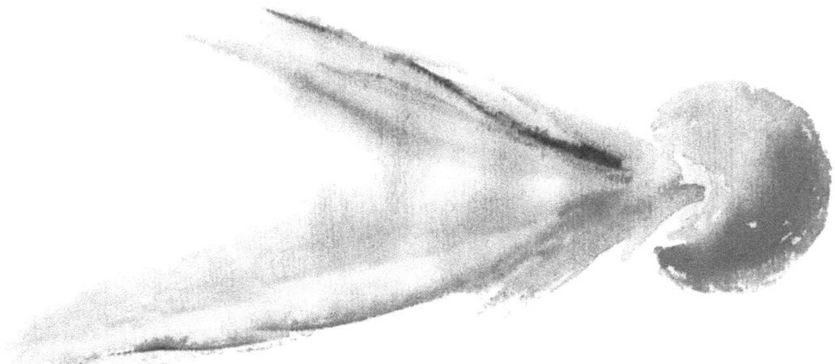

Aus Aphrodites Schatzkästlein

Der griechischen Göttin Aphrodite – sie wird als Göttin der Schönheit und Liebe verehrt – waren im Altertum eine große Anzahl an Kräutern und Duftpflanzen geweiht. Sie alle haben eine berauschende und/oder luststeigernde Wirkung. Aphrodite ist also die Namensgeberin aller Aphrodisiaka-Pflanzen, Düfte, kosmetischen Produkte – denen erotisierende Eigenschaften nachgesagt werden.

Was hat nun Duft mit Sex zu tun, werden Sie sich vielleicht fragen. Düfte spielen gerade in zwischenmenschlichen Beziehungen oft eine sehr große Rolle! Denn der persönliche Duft Ihrer Haut, Ihres Körpers sagt sehr viel über Sie aus.

Wir wissen, dass ätherische Öle ganz besonders auf unser Gehirn einwirken, und natürlich auch auf unser *Bauchhirn*, das sogenannte enterische Nervensystem. Unser ganzes Fühlen, Denken und unser Erinnerungsvermögen werden durch Düfte beeinflusst.

Und die Duftreize bewirken im Limbischen System, in unserem Gehirn, die Ausschüttung neurochemischer Stoffe, die wiederum auf unsere Hormone einen Einfluss ausüben.

Im Limbischen System sitzt der Steuermechanismus für unser Seelenleben:

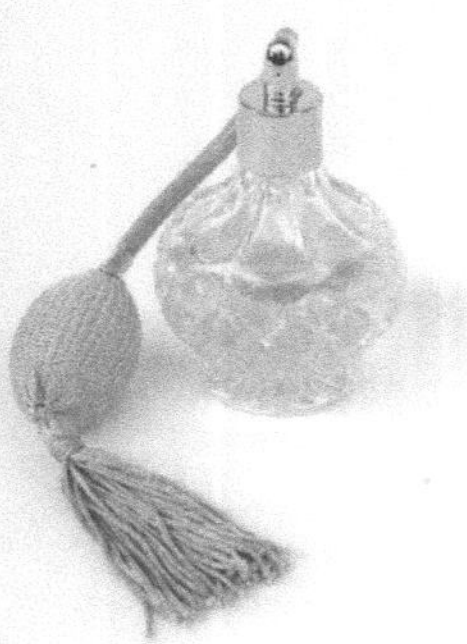

- Sexualität
- Sympathie und Antipathie („*Ich kann dich gar nicht riechen*")
- Motivation
- Stimmungen
- Erinnerungen
- Kreativität
- Und die Regulierung des vegetativen Nervensystems, das für die Aufrechterhaltung der Organfunktionen verantwortlich ist.

Wir können also annehmen, dass der Geruchssinn auch einen großen Anteil an unserer Partnerwahl hat. Dafür verantwortlich sind vor allem die Pheromone, das sind Düfte mit hormonähnlichen Eigenschaften. Im

Achselschweiß von Männern finden sich beispielsweise Duftstoffe, die dem Sexualhormon Testosteron sehr ähnlich sind und zu gewissen Zeiten einen sinnlichen Reiz auf uns Frauen ausüben können. Viele ätherische Öle enthalten ebenfalls Pheromone und sprechen damit unsere Sinnlichkeit an.

Unser Körper bildet in speziellen Schweißdrüsen also unser ganz spezielles *Parfum*, das unserem Gemüts- und Gesundheits- oder Krankheitszustand entspricht, aber auch unserer aktuellen sexuellen Einstellung. Und das riecht unser Gegenüber! Unser Körpergeruch ändert sich auch mit unserem Hormonstatus. Wissenschaftliche Studien haben bewiesen, dass von den Männern die Duftstoffe aus dem Vaginalsekret und dem Achselschweiß von Frauen in der Zeit des Eisprungs als besonders angenehm und sehr *sexy* empfunden werden.[×]

In einer anderen Studie wurde der Einfluss des Östrogens auf den Körpergeruch von Frauen festgehalten: Je höher der Östrogenspiegel, desto besser riechen Frauen für Männernasen.

Eine Geschichte über Napoleon erzählt, dass er nach einer seiner Schlachten eine Botschaft an seine Geliebte Josephine schickte: „Wasch dich nicht, ich komme ..." (Was damit gemeint war? Er liebte ihren Körperduft.)

Im Zusammenhang mit Düften ist es auch interessant zu wissen, dass bei uns Frauen die Nasenschleimhaut während der Menstruation beträchtlich anschwillt und dadurch das Geruchsvermögen verändert wird. Der Berliner Arzt Dr. Wilhelm Fließ nannte die Nasenschleimhaut auch *Genitalstelle der Nase.* Denn die Riechschleimhaut zeigt Erektionen des Gewebes, wie sie sonst nur an Penis oder Vagina vorkommen.[××]

Sicher ist: Männer fahren meist auf andere Düfte ab, als wir Frauen es tun. Ich habe mich daher ein wenig schlau gemacht, welche Duftmischungen denn wohl aphrodisierend wirken könnten und wie frau sie gegebenenfalls einsetzen sollte ...

× Studie von Singh & Bronstad, „Female body odour is a potential cue to ovulation", 2001
×× „Niemand riecht so gut wie du", Hanns Hatt & Regine Dee, S. 46–47

Entspannungsbad

- 1 Tropfen Jasmin sambac
- 1 Tropfen Sandelholz (*Santalum album*)
- 1 Tropfen Ylang-Ylang (*Cananga odorata*)
- 5 Tropfen Bergamotte (*Citrus bergamiae*)

Die Öle mit etwas Milch und Honig vermischen und ins warme Badewasser emulgieren. Das Wasser sollte etwa 38 °C haben.

DUFTÖLE

Für die Duftlampe zu sinnlichen Genüssen:

„Sinnliche Genüsse"–Duftöl

- 3 Tropfen Champaca (*Michelia champaca*)
- 2 Tropfen Patchouli (*Pogostemon cablin*)
- 1 Tropfen Ylang-Ylang (*Cananga odorata*)
- 5 Tropfen Blutorange (*Citrus sinensis ssp. Mori*)

Die Zutaten in einem Fläschchen mischen.

- ***Bitte wirklich nur 2 Tropfen davon in Ihre Duftlampe geben.***

Eine alternative Duftlampenmischung für sinnliche Stunden

„Sinnliche Stunden"–Duftöl

- 2 Tropfen Rose absolue (*Rosa centifolia*)
- 2 Tropfen Mimose (*Acacia dealbata*)
- 1 Tropfen Sandelholz (*Santalum album*)
- 1 Tropfen Ylang-Ylang (*Cananga odorata*)
- 4 Tropfen Blutorange (*Citrus sinensis ssp. Mori*)

- ***Wie immer bitte sehr sparsam einsetzen – 2–3 Tropfen genügen für die Duftlampe!***

MASSAGEÖLE

Eines meiner Lieblingsöle für eine sinnliche Partnermassage:

Sinnliches Massageöl

- 50 ml Macadamianussöl (*Macadamia integrifolia*)
- 3 Tropfen Patchouli (*Pogostemon cablin*)
- 3 Tropfen Sandelholz (*Santalum album*)
- 3 Tropfen Champaca (*Michelia champaca*)

› 1 Tropfen Koriander (*Coriandrum sativum*)
› eventuell noch 5 Tropfen Blutorange, wer mag.

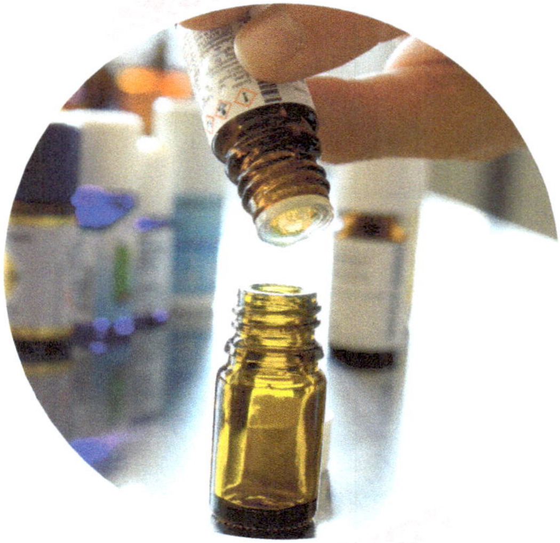

Und noch ein Massageöl für eine liebevolle Partnermassage

Liebevolles Massageöl

› 30 ml Mandelöl (*Prunus dulcis*)
› 3 Tropfen Muskatellersalbei (*Salvia sclarea*)
› 2 Tropfen Rose absolue (*Rosa centifolia*)
› 1 Tropfen Jasmin sambac
› 1 Tropfen Rosengeranie (*Pelargonium graveolens*)
› 2 Tropfen Sandelholz (*Santalum album*)

Dieses Öl dürfen Sie auch anwenden, wenn Sie oder Ihr Partner einen eher hohen Blutdruck haben – es wirkt sanft blutdrucksenkend.

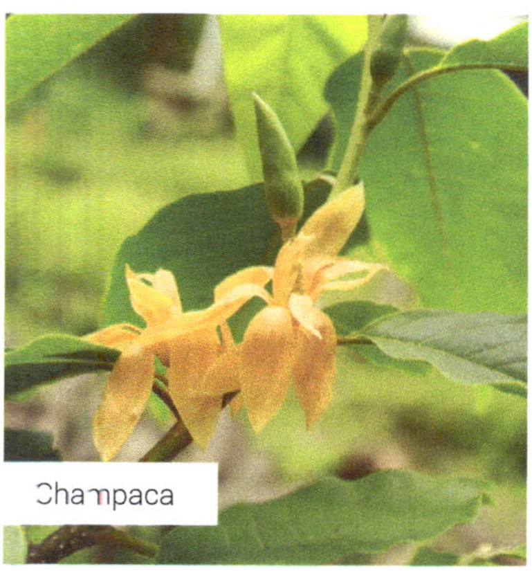

Champaca

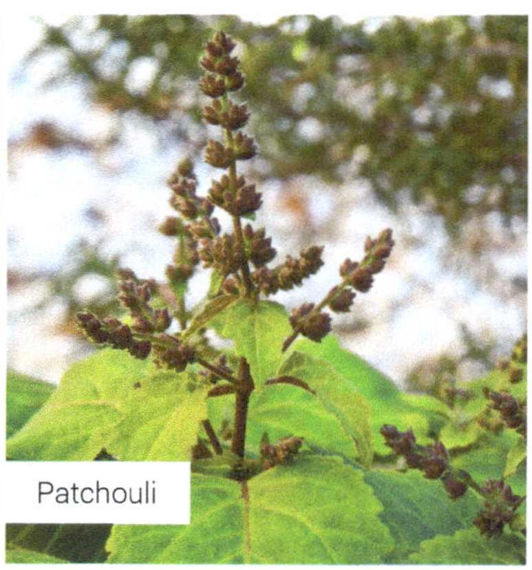

Patchouli

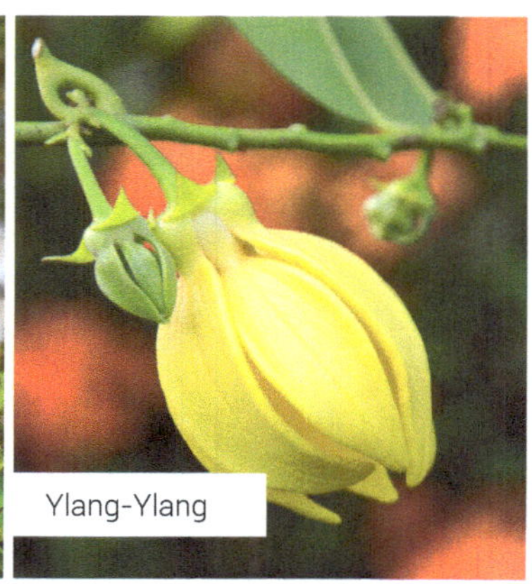

Ylang-Ylang

Wie funktioniert so eine Partnermassage?

Das ist eine recht einfache Sache! Das Wichtigste ist nun einmal die Auswahl des Massageöls. Dann natürlich die Stimmung im Raum und die Raumtemperatur. Denn wenn es zu kalt ist, geht meistens gar nichts ...

Etwas gedämpftes Licht, leise Musik, die Sie beide mögen, vielleicht auch eine Duftlampe mit sanft sinnlichen Düften (achten Sie darauf, dass sich dieser Raumduft auch mit dem von Ihnen gewählten Massageöl gut verträgt). Sie benötigen keine Massageliege – eine Partnermassage funktioniert auch gut gleich im Bett! Vielleicht steigen Sie zuvor noch in ein sinnliches Bad.

Und nicht vergessen: Das Telefon abschalten!

Wenn sich Ihr Partner oder Sie selbst – je nachdem, wer zuerst massiert wird – bequem auf das Bett gelegt hat (zuerst am besten auf den Bauch), streichen Sie mit langsamen, langen Streichbewegungen und mit der ganzen Handfläche den Rücken mit ein wenig Massageöl ein. Nehmen Sie nicht zu viel davon auf einmal auf die Handfläche. Die Streichung sollte entlang des Meridian-Verlaufs am Rücken erfolgen, also von oben (Hals) nach unten (Po). Es gibt auf der Landkarte unseres Körpers eine ganze Reihe von sexuellen Stimulierungspunkten. Sie regen die Blutzirkulation, die Hormone und die sexuellen Organe an. Diese Punkte sollten immer nur ganz kurz und sanft gedrückt werden.

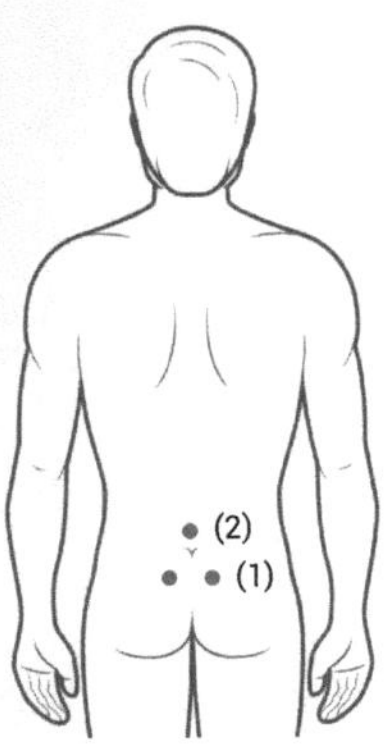

Am Rücken des Mannes

Hier finden sich auf der Höhe des unteren Endes des Kreuzbeins links und rechts der Wirbelsäule jene Punkte, die das Testosteron anregen (1). Und auf der Höhe der oberen beiden Lendenwirbel die warme Handfläche hinzulegen und leicht zu drücken ist ebenfalls stimulierend (2).

Am Rücken der Frau

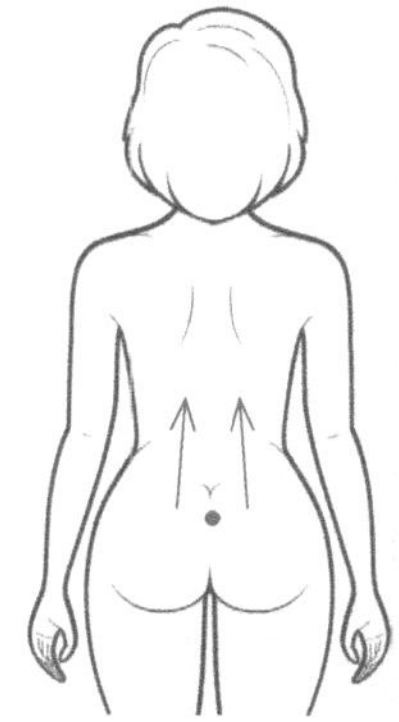

Etwa 5 cm oberhalb der Po-Falte befindet sich ein Punkt, der das sexuelle Empfinden steigert. Geht man dann bei der Streichung zu beiden Seiten der Wirbelsäule von der Gesäßfalte aufwärts (also entgegen der Meridianrichtung) und massiert bis über die Taille hin mit sanft kreisenden und vibrierenden Bewegungen, so ist das sehr anregend ... übrigens gilt das auch für den Mann.

Wenn möglich, sollte sich der massierte Partner nun umdrehen, wir kommen auf die Körpervorderseite.

Körpervorderseite beim Mann

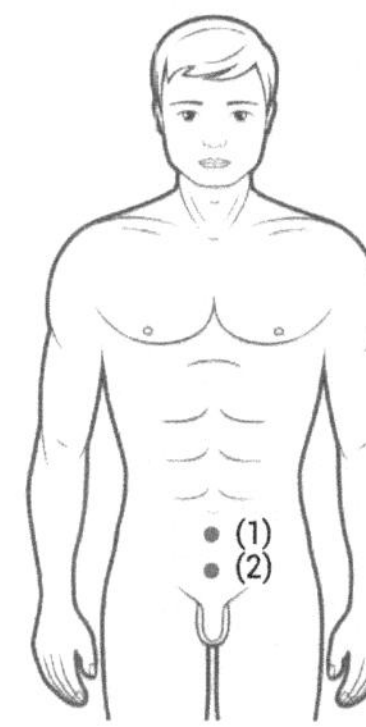

Hat der Partner Potenzprobleme, dann können Sie den Punkt *Kuan-yuan*ˣ stimulieren. Er liegt etwa 8 cm unterhalb des Nabels (1).

Gibt es Probleme mit vorzeitiger Ejakulation, so empfiehlt sich der Punkt *Chung-chi*ˣˣ, der am oberen Ende des Schambeins liegt, etwa 10 cm unterhalb des Nabels (2).

Einen Punkt finden Sie zwischen Anus und dem Hodensack, etwa in der Mitte. Hier beginnt der Yin-Meridian *Konzeptionsgefäß*, der die Energie nach oben sendet. Dieser Punkt ist besonders reaktionsfreudig.

Körpervorderseite bei der Frau

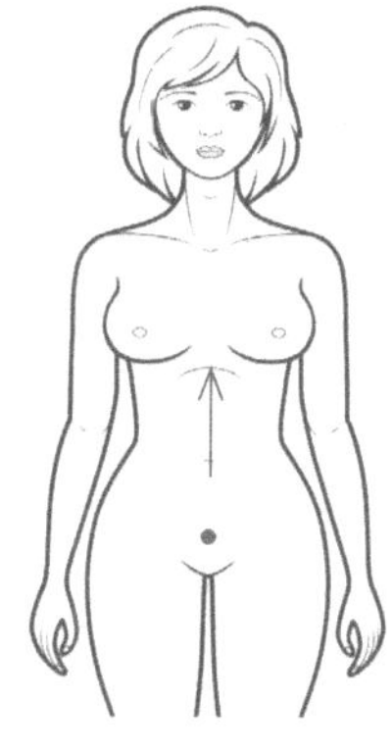

Etwa 5 cm oberhalb des Schambeins befindet sich ein Punkt, der die Sexualenergie und die Vagina stimuliert.

Natürlich ist die Brust mit ihrer Empfindsamkeit rund um die Brustwarzen ebenfalls ein Gebiet zur Stimulation. Dort sollte unbedingt besonders sanft massiert werden! Eine sanfte Streichung vom Nabel aufwärts bis zum Brustbeinansatz zwischen den Brüsten kann erstaunliche Wirkung zeigen.

× *Kuan-yuan* ist ein Akupunkturpunkt, der bei Schwäche verwendet wird.
×× *Chung-chi* ist ein Akupunkturpunkt, ein sogenannter Quellpunkt.

Und für beide gilt:

Eine Fußmassage kann ebenfalls sehr erogen wirken.

Es sollte natürlich nicht nur einer der beiden Protagonisten eine Massage erhalten, wünschenswert wäre, wenn beide Beteiligte in den Genuss kommen könnten ... Also steigern Sie die Spannung!

Hier noch eine Auswahl an ätherischen Ölen, die möglicherweise bei Ihrem Mann gut ankommen könnten:

- Atlaszeder (*Cedrus atlantica*)
- Basilikum (*Ocimum basilicum*)
- Benzoe Siam (*Styrax tonkinensis*)
- Bergamotte (*Citrus bergamiae*)
- Jasmin sambac
- Kardamom (*Elettaria cardamomum*)
- Lorbeer (*Laurus nobilis*)
- Melisse (*Melissa officinalis*)
- Mimose (*Acacia dealbata*)
- Muskatellersalbei (*Salvia sclarea*)
- Myrrhe (*Commiphora molmol*)
- Orange (*Citrus sinensis*)
- Palmarosa (*Cymbopogon martinii*)
- Patchouli (*Pogostemon cablin*)
- Pfeffer (*Piper nigrum*)
- Nargamotha (*Cyperus scariosus*)
- Sandelholz (*Santalum album*)
- Vanille (*Vanilla planifolia*)
- Vetiver (*Vetiveria zizanioides*)
- Weihrauch arabisch (*Boswellia sacra*)
- Zimt (*Cinnamomum zeylanicum*)
- Zitrone (*Citrus lemon*)

Bitte verwenden Sie immer nur maximal 3–4 dieser Öle, anfangs besonders sparsam (halten Sie sich mit den Mengen an meine Rezepturen).

Nicht jedes ätherische Öl wird auch Ihnen unter die Nase gehen. Suchen Sie gemeinsam jene aus, die für Sie beide passen!

Viel Spaß beim Ausprobieren!

Erotik ist die Überwindung von Hindernissen.
Das verlockendste und populärste Hindernis ist die Moral.

Karl Kraus

Verhütung

Es gibt eine ziemlich große Anzahl von Verhütungstaktiken. Im Museum für Verhütung und Schwangerschaftsabbruch[×] – ja, auch das gibt es in Wien – finden sich einige absonderliche Gegenstände dazu, aber auch viel Interessantes aus der Geschichte.

Wie haben die Frauen früher verhütet?

Aus der Antike wird berichtet (nachzulesen im Papyrus Ebers aus dem Jahr 1550 v. Chr.), dass Frauen nach dem Geschlechtsakt ein Getränk aus süßem Bier, Sellerie und Öl zu sich nahmen, um eine Empfängnis zu verhüten. (Versuchen Sie es bitte nicht – es funktioniert ganz bestimmt nicht!)

Man probierte schon damals, mit einer veränderten Koitusposition eine Zeugung zu verhindern. Aber auch Amulette, Beschwörungsformeln und Coitus interruptus waren höchst gebräuchlich.

Übrigens: Beim Coitus interruptus versucht der Mann, seinen Penis rechtzeitig vor dem Samenerguss aus der Scheide herauszubekommen. Das funktioniert leider nicht immer so ganz, wie man sich das vorstellt.

Es wurde auch empfohlen, nach dem Geschlechtsakt heftig auf und ab zu springen, um die Samen auf diese Weise wieder nach draußen zu befördern.

Völlig ungewöhnlich – und für uns nicht nachvollziehbar – war es, ein Gefäß mit Katzenleber um den linken Fuß und ein Elfenbeingefäß mit einem Löwenuterus an eine andere Stelle des Körpers zu binden, um eine Schwangerschaft zu vermeiden.

Man führte Schwämmchen in die Scheide ein, die mit verschiedenen *abwehrenden* Stoffen getränkt wurden, ebenso wurde die Verhütung mit Wollbällchen versucht. Man verwendete Ingwer, Granatapfelkerne, Olivenöl, Honig, aber auch Essig und Salzlake, um die Scheidenflora so zu verändern, dass die Spermien davon abgehalten wurden, in die Gebärmutter einzudringen.

× http://de.muvs.org, Museum für Verhütung und Schwangerschaftsabbruch, Wien

Pessare

Schon in der Antike benutzte man Pessare. Sie wurden mit einem Honiggemisch eingerieben und umschlossen den äußeren Muttermund ringförmig.

Pessare sind auch heute noch in Gebrauch. Man bezeichnet sie auch als Diaphragma oder Scheidenpessar. Dabei handelt es sich um ein gewölbtes Häutchen aus Gummi oder Silikon, das über einen mit dem gleichen Material überzogenen Spiralring gespannt ist.

Damit es an der richtigen Stelle sitzt, muss es von einem Arzt angepasst werden. Nur dann, wenn es gut abdichtet, ist es wirklich ein Schutz vor einer Schwangerschaft.

Keine Sorge, es bleibt nicht ewig im Körper! Man setzt es etwa zwei Stunden vor dem Geschlechtsverkehr bereits ein, davor wird am Rand noch eine Creme aufgetragen, die wirksam gegen Spermien ist. Nach dem Geschlechtsverkehr sollte es unbedingt noch mindestens sechs Stunden verbleiben, danach befinden sich keine lebensfähigen Samen mehr in der Scheide, die eine Befruchtung durchführen könnten.

Vor dem neuerlichen Gebrauch wird es gründlich mit Wasser und Seife gereinigt.

Verhütung durch den Mann: Kondome

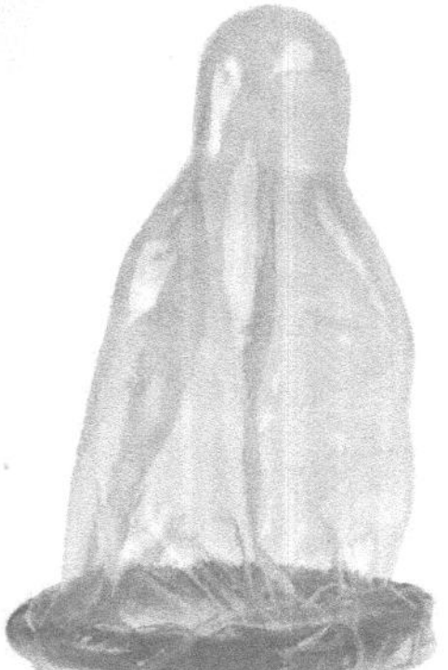

Man sollte natürlich die Kondome nicht vergessen, ebenfalls eine bereits sehr alte Methode der Verhütung.

Ursprünglich wurden Schweinsblasen und Leinensäckchen zur Verhütung verwendet, allerdings sollten sie in erster Linie auch die Übertragung von Krankheiten verhindern.

Später entstanden dann Latexkondome, die ursprünglich ziemlich steif und dick waren.

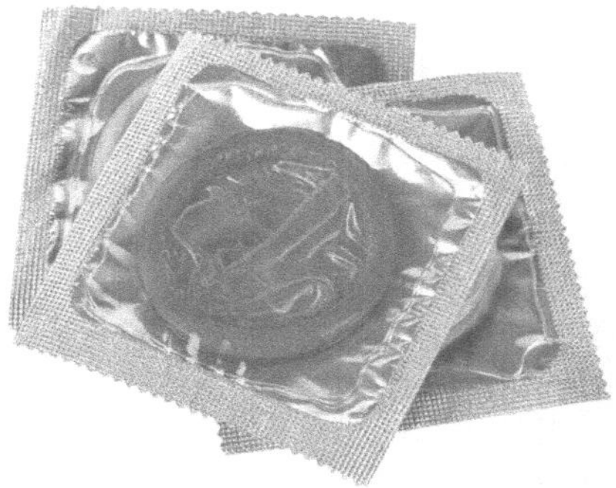

Der Reifenhersteller Goodyear erfand im Jahr 1834 die Vulkanisierung und dadurch konnte auch die Qualität der Kondome verbessert werden. Sie wurden elastischer und haltbarer.

Mittlerweile gibt es Kondome mit Geschmack, mit Farbe und sie sind – richtig und zeitgerecht angewandt – ein sehr effizienter Schutz vor allem gegen übertragbare Krankheiten. Als Verhütungsmittel sind sie leider nur relativ mangelhaft, und wie bereits Casanova[×] sagte, „*Kondome sind ein Bollwerk gegen das Vergnügen, aber ein Spinnweb gegen die Gefahr*".

Die Methode nach Knaus-Ogino

***Katholiken-Roulette* wurde diese Methode auch genannt, denn sie ist unglaublich unsicher. Sie wurde früher als einzig tolerable und anwendbare Empfängnisverhütungsmethode gesehen. Dies auch deshalb, da ja „*der grundsätzliche Zweck der Ehe die Zeugung von Nachkommen*" und demzufolge alle Verhütungsmethoden ein Übel seien.**

Beide – **Hermann Knaus** (er stammte übrigens aus Kärnten), wie auch **Kyusaku Ogino** (aus Japan) – versuchten, die empfängnisbereiten Tage der Frau herauszufinden. Noch nach der Jahrhundertwende wurde vom ersten Tag der Regel an gezählt, um die fruchtbaren Tage zu ermitteln.

Ogino und Knaus drehten den Berechnungsmodus früherer Zeiten um. Sie nannten den 1. Tag des Zyklus ebenfalls als Beginn (also den Beginn der Monatsblutung), wie man das schon vorher immer machte, rechneten aber zurück bis zur vergangenen Regel. Ihre Methode entwickelten die beiden unabhängig voneinander. Im deutschsprachigen Raum wurde sie von Hermann Knaus im Jahr 1928 vorgestellt.

Um eine Wahrscheinlichkeitsrechnung für die fruchtbaren und unfruchtbaren Tage durchführen zu können, muss man mindestens zwölf Zyklen aufzeichnen, damit man den voraussichtlichen Eisprung errech-

× Giacomo Girolamo Casanova, 1725–1798, „Erinnerungen aus galanter Zeit"

nen kann. Diese Methode funktioniert auch nur dann, wenn der Zyklus ziemlich regelmäßig ist und keinen größeren Schwankungen unterliegt. Bedenken muss man dabei aber auch, dass psychische und physische Probleme den Zyklus massiv beeinflussen können.

Geht man also davon aus, dass die Spermien maximal bis zu 5 Tage überleben können und die Befruchtungsmöglichkeit einer Eizelle nur bis zu 12 Stunden gegeben ist, so kommt man zu folgender Berechnung:

Der erste fruchtbare Tag liegt (vom 1. Zyklustag zurückgerechnet!), vom kürzesten bisherigen Zyklus ausgehend, minus 18 Tage zurück.

Der letzte fruchtbare Tag wird vom längsten bisherigen Zyklus zurückgerechnet und fällt auf den 11. Tag, zurückgerechnet vom 1. Zyklustag.

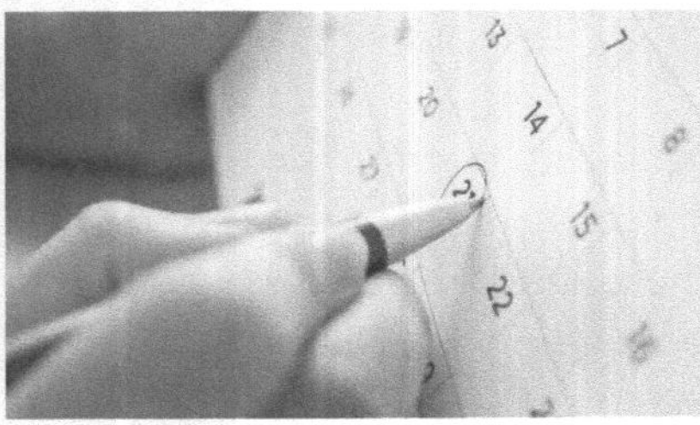

Klingt kompliziert, ist es aber nicht wirklich: Nehmen wir an, die Zyklusdauer beträgt 26 Tage. Der erste Tag der Regel fällt angenommen auf den 1. Mai. Dann war der erste fruchtbare Tag am 13. April (18 Tage zurückgerechnet) und der letzte fruchtbare Tag wäre demnach der 21. April.

Ist der Zyklus innerhalb eines Jahres nicht gleichmäßig 26 Tage lang, dann muss man entsprechend der oben angeführten Regel berechnen.

Dennoch ist die Wahrscheinlichkeit von Pannen immer gegeben – wie ich selbst feststellen durfte. Mein jüngerer Sohn wurde an einem *unfruchtbaren* Tag gezeugt ... Schön, dass er geboren wurde!

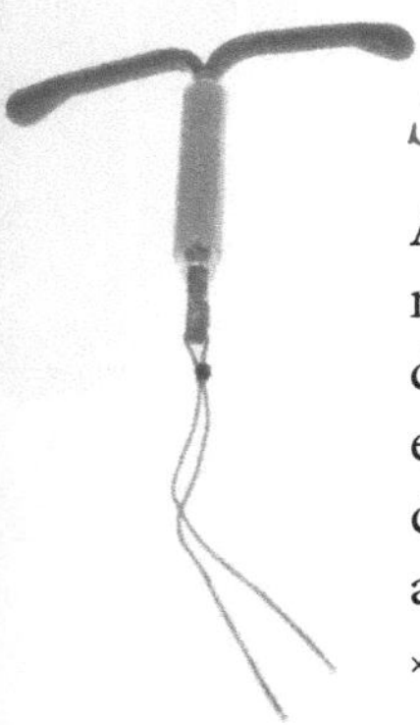

Spirale aus Kupfer

Als die Spirale erfunden wurde, bestand sie aus weichem und biegsamem Plastik. Sie sollte die Einnistung der befruchteten Eizelle verhindern. Der chilenische Gynäkologe Zipper[×] entdeckte allerdings, dass eine geringe Menge an Kupfer die Wirkung dahingehend verbesserte, dass die Spermien befruchtungsunfähig wurden. Moderne Spiralen sind also mit feinem Kupferdraht umwickelt.

× http://de.muvs.org, Museum für Verhütung und Schwangerschaftsabbruch, Wien

Die Antibabypille

Wenn wir gerade von Verhütung sprechen: Ernüchternd wirkt es, wenn man gerade dabei ist, einander die Kleider vom Leib zu reißen, und – kurz bevor der erigierte Penis die aufgeregte Yoni berührt – die Worte ans Ohr dringen: „Du nimmst eh die Pille, gell?“ Spätestens dann sollte man im wahrsten Sinne die Notbremse ziehen!

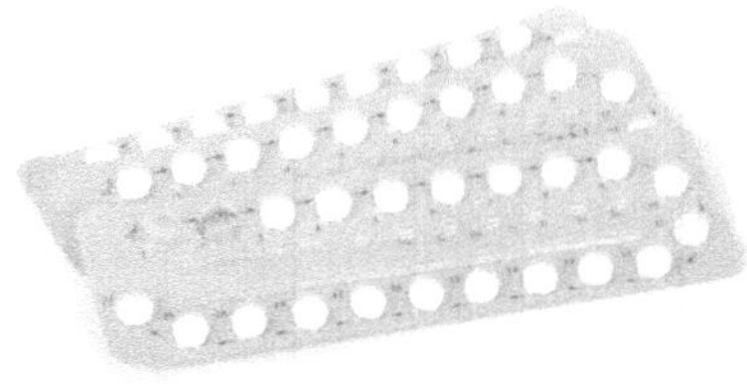

Aber ernsthaft: Was war das doch für eine Revolution, als die erste Pille auf den Markt kam!

Blättern wir im Buch der Geschichte, so findet man schon relativ früh die ersten gedanklichen Konzepte zu einer Schwangerschaftsverhütung mit Hilfe eines hormonellen Produkts zum Einnehmen. Schon im Jahr 1921 wurden von einem Innsbrucker Physiologen dazu Forschungsergebnisse publiziert.

Zu einer Weiterentwicklung kam es in den 50er-Jahren in Amerika: Zur damaligen Zeit engagierten sich vor allem zwei Frauen für die Geburtenkontrolle, nämlich Margaret Sanger (damals 70 Jahre alt, eine ehemalige Krankenschwester) und Katharine McCormick (Biologin, ebenfalls um die 70 und extrem reich), beide Frauenrechtlerinnen. Diese beiden initiierten die Forschung nach dem *perfekten Verhütungsmittel* und gaben Gregory Pincus und John Rock von der Medizinischen Schule an der Harvard Universität den Auftrag, eine Antibabypille zu entwickeln. Diese Pille wurde allerdings als Präparat gegen Menstruationsbeschwerden verkauft, bevor sie im Jahr 1960 als Verhütungsmittel offiziell zugelassen wurde.

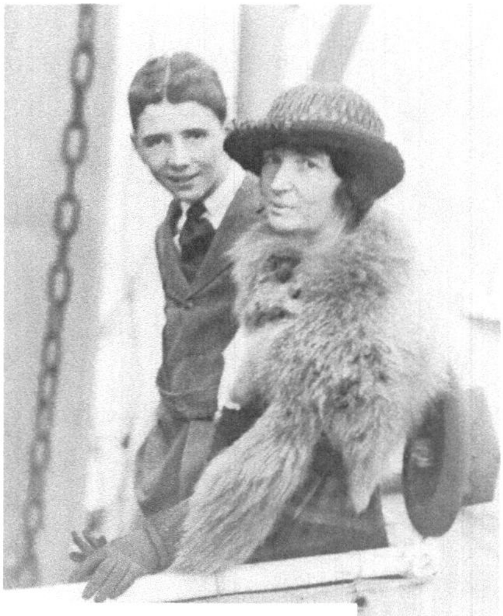

Margaret Sanger mit Sohn

Kurz darauf kamen auch in Deutschland und Australien die ersten Antibabypillen auf den Markt.

Zu Beginn wurde sie lediglich verheirateten Frauen verschrieben, denn Geschlechtsverkehr vor der Ehe war zu dieser Zeit ein Tabu! In den 68er-Jahren ging auch eine sexuelle Revolution über die Bühne und es wurde leichter, sie verschrieben zu bekommen.

Heute wird die Pille von etwa 80 Millionen Frauen weltweit zur Empfängnisverhütung eingesetzt.

Warum wirkt die Pille?

Fast alle Antibabypillen enthalten künstliches Östrogen, das mit unterschiedlichen künstlichen Gestagenen kombiniert wird. Die *Minipille* enthält gar kein Östrogen.

Wir kennen Östrogen und Gestagen bereits aus dem Kapitel *Zyklus* (siehe Seite 17). Als Bestandteil der Pille senkt das Östrogen die Abgabe von FSH (Follikel-stimulierendes Hormon) und unterdrückt so den Eisprung. Das Gestagen in der Pille verhindert die Befruchtung und Einnistung einer Eizelle (falls es doch zu einem Eisprung gekommen sein sollte).

Die Pille wird auch als **Medikament** bei zu starken Regelblutungen (Hypermenorrhoe) eingesetzt.

Die Minipille wirkt über die Verdickung des Zervixschleims – allerdings muss bei dieser Art der Pille die Einnahme wirklich **genau nach Zeitplan** erfolgen.

Es muss bemerkt werden, dass die Pille verschiedene Nebenwirkungen mit sich bringen kann, nämlich Übelkeit (bis hin zum Erbrechen), Migräne, Spannungsgefühl in den Brüsten, Gewichtszunahme, Absenkung der Libido[×], aber auch Bluthochdruck, Thrombosen und Leberfunktionsstörungen sollen durch sie entstehen können.

Und: Die Pille muss immer von einer Ärztin/einem Arzt verordnet werden!

Nach neuesten Studien wurden Hinweise gefunden, dass die Pille bei längerfristiger Einnahme das relative Risiko für die Entstehung von Gebärmutterhalskrebs erhöhen kann.[××]

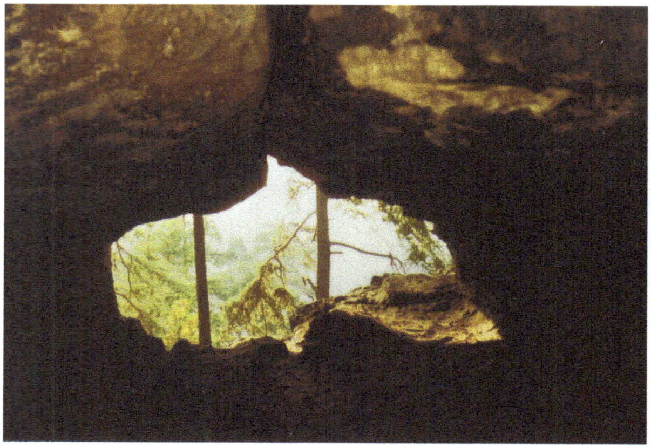

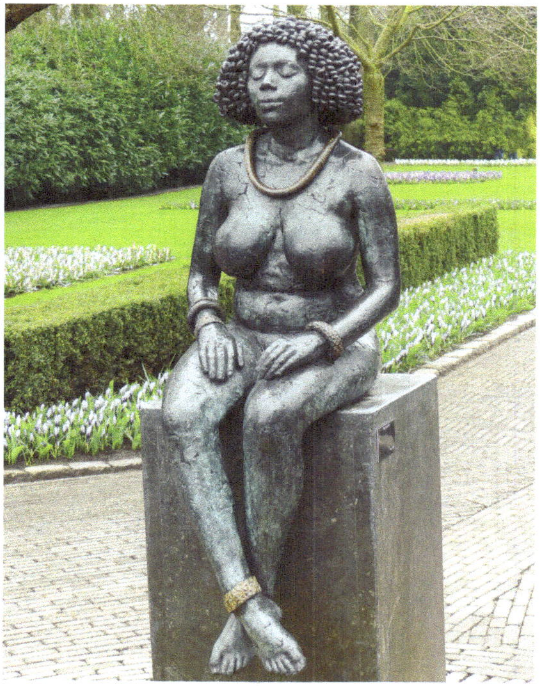

× Erregbarkeit
×× Valerie Beral, Cancer Research UK Epidemiology Unit, Oxford, 2003

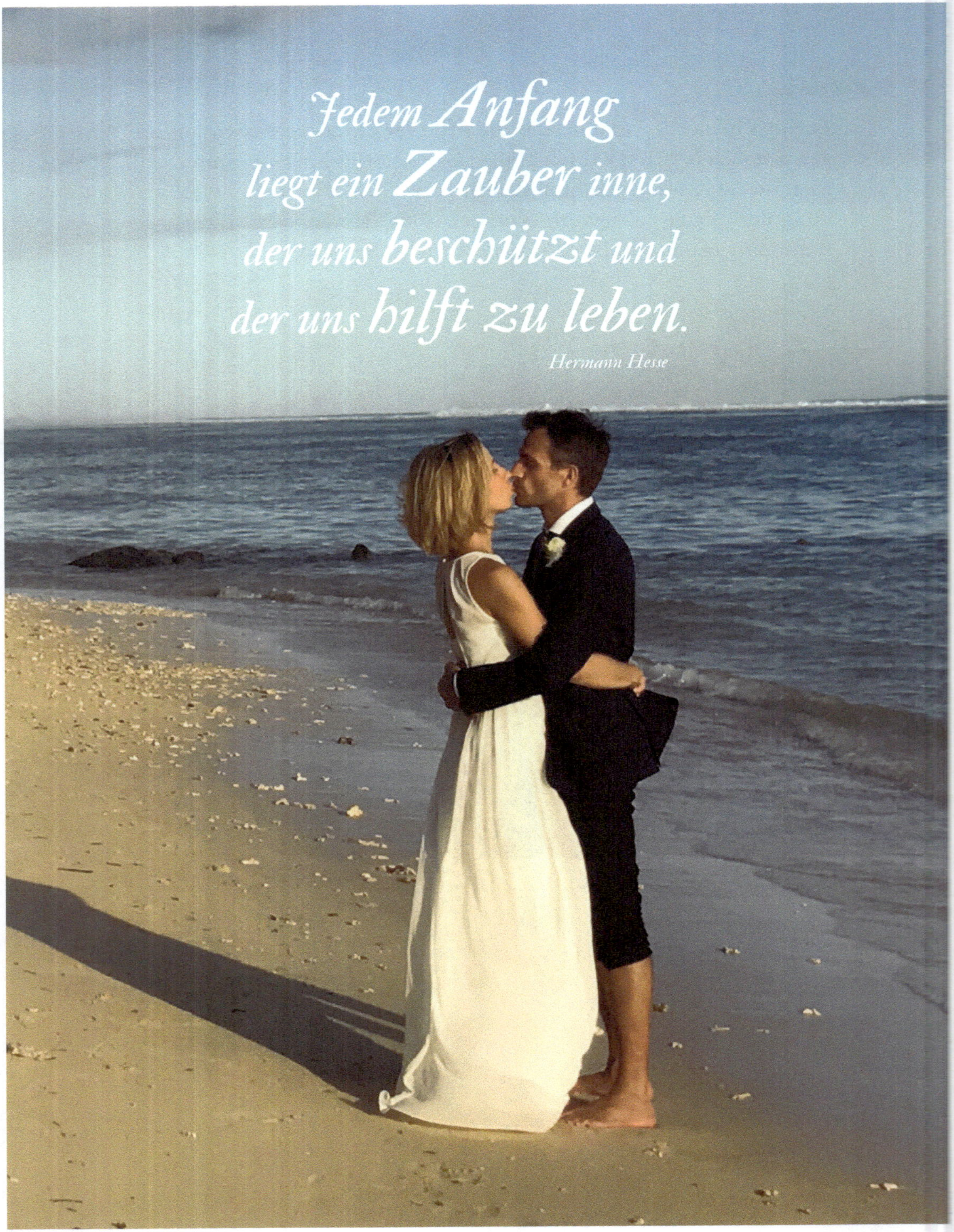
Jedem Anfang
liegt ein Zauber inne,
der uns beschützt und
der uns hilft zu leben.
Hermann Hesse

WIE KANN ICH SCHWANGER WERDEN?

Diese Frage wird häufig gestellt – unerfüllter Kinderwunsch ist augenscheinlich ein Thema unserer Zeit. Vielfach ist die psychische Belastung so groß, dass so manche Partnerschaft daran zerbrechen kann.

Wie kommt es nun zur Schwangerschaft?

Dazu sollten wir uns nochmals mit dem weiblichen Zyklus beschäftigen.

Ein Zyklus ist letztlich ein Kreis, bei dem es weder Anfang noch Ende gibt. **Aber wir wollen dennoch versuchen, ein System zu finden:** Den Beginn des Zyklus setzen wir also mit dem ersten Tag der Monatsblutung an. Nun startet der Hypothalamus mit dem Releasing Hormon, das die Hypophyse anregt, FSH auszuschütten – wir erinnern uns! Bei diesem *Startschuss* beginnen nun ca. 20 Follikel aus einem der beiden Eileiter sich darum zu raufen, welcher das Rennen machen wird – jeden Monat kommt ein anderer Eileiter an die Reihe.

Nur ein Follikel schafft es und beginnt fleißig zu arbeiten: Er produziert Östrogen und dieses löst den Schleim im Muttermund auf. Der Zervikalschleim[×], der ja unsere Gebärmutter gut verschließen sollte, beginnt sich zu verändern. Gleichzeitig baut aber das Östrogen die Gebärmutterschleimhaut auf, denn die dient ja zum Einnisten eines befruchteten Eies. Und das Ei soll ja möglichst bequem und geschützt gelagert werden.

Das Östrogen macht also den Weg frei für die befruchtungsfähigen und stürmischen Spermien.

In dieser Phase wird die sexuelle Lust der Frau angeregt.

× von *cervix* = Gebärmutterhals

Der Eisprung stellt nun nach etwa 2 Wochen die Mitte unseres Zyklus dar: Der Follikel ist ausgereift und platzt. Das Ei wird bei diesem massiven Vulkanausbruch in den Eileiter in der Bauchhöhle geschleudert. Dort soll das Ei aber nicht bleiben – es würde verloren gehen und käme nie zur Befruchtung.

Unser Körper hat aber eine wunderbare Einrichtung, die dem Ei nun zu Hilfe kommt: Der Fimbrientrichter des Eileiters stülpt sich um den Ausgang des Eileiters und fängt das Ei auf. Durch eine sanfte, wellenförmige Bewegung wird es nun in die Gebärmutter geschubst.

Hier warten nun bereits die ersten Spermien auf ihre Chance. Prof. Dr. Dr. Dr. Hanns Hatt, ein renommierter Biologe und Forscher aus Deutschland, hat bei seinen Forschungen festgestellt, dass das Ei einen Maiglöckchen-artigen Duft verströmt und die Spermien auf diesen Maiglöckchenduft mit extremer Erregung reagieren. Es scheint also dieser Duft eine wesentliche Rolle bei der Befruchtung des Eies zu spielen.[×]

Während nun das Ei in seinem Gebärmutternest angelangt ist, kämpfen die Spermien um den ersten Platz. Nicht immer schafft es ein Spermium, das zum Ei gelangen konnte, das Ei dann auch wirklich zu befruchten. Oft fehlt ihm bereits die Kraft dazu.

Während der Wanderung des Eies in die Gebärmutter schüttet die Hypophyse das luteinisierende Hormon (LH) aus – wir erinnern uns! – und die Gelbkörperphase beginnt.

Das bedeutet, die zweite Zyklushälfte hat nun begonnen. Aus dem zuvor geplatzten Follikel entwickelt sich nun der sogenannte Gelbkörper und der beginnt sofort mit der Produktion von Progesteron, dem *Gelbkörperhormon.*

Das Progesteron beteiligt sich nun am Ausbau der Gebärmutterschleimhaut. Und gleichzeitig wird der Zervixschleim wieder zähflüssiger.

Hat das Ei Glück, wurde es befruchtet und sollte in der Gebärmutter sicher geborgen sein.

× „Das Maiglöckchen-Phänomen. Alles über das Riechen und wie es unser Leben bestimmt"
Dr. Dr. Dr. Hanns Hatt & Regine Dee

In der Zwischenzeit beruhigt das Progesteron den Aufruhr der Gefühle und die sexuelle Bereitschaft nimmt wieder ein wenig ab.

Die Körpertemperatur steigt etwas an – um etwa 0,5 °C. Im Falle einer beginnenden Schwangerschaft bleibt sie zumindest über die nächsten beiden Wochen hin erhöht.

Jetzt wird Prolaktin produziert. Das ist ein milchbildendes Hormon. Es lässt – gemeinsam mit Östrogen – die Brüste in der zweiten Zyklushälfte anschwellen.

Ist kein Ei befruchtet worden, dann sinkt die Körpertemperatur etwa zwei Wochen nach dem Eisprung wieder ab. Die Bildung von Progesteron hat nun wieder aufgehört und der Hormonspiegel im Blut sinkt erneut.

Wir sehen also: Wollen wir ein Baby empfangen, so ist dazu eine gewaltige Anstrengung unserer Hormone nötig. Und Zeit, die benötigen wir auch, damit das kleine Wesen in uns heranwachsen kann. Die winzige Eizelle (man kann sie mit freiem Auge jetzt noch gar nicht sehen) braucht nun 9 Monate, um zu einem selbstständigen Lebewesen zu werden.

Die Fruchtbarkeit einer Frau hängt wiederum von mehreren Faktoren ab:

› allgemeiner Gesundheitszustand
› Alter
› psychische und emotionale Faktoren
› soziales Umfeld
› Ernährungsweise

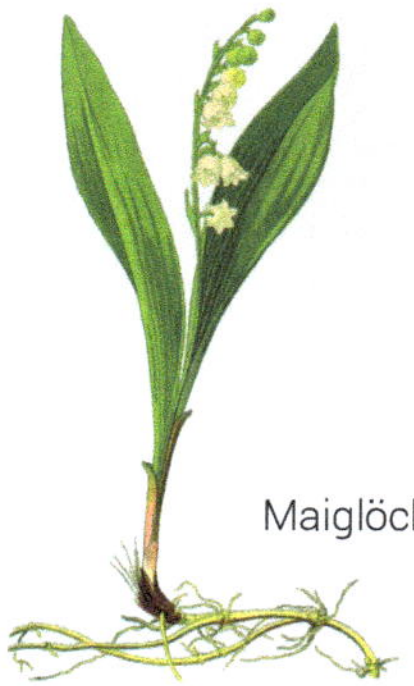
Maiglöckchen

Wünscht sich nun eine junge Frau ein Baby und kann trotz zahlreicher Versuche auf natürliche Weise nicht schwanger werden, so scheint sie – allen Überlegungen zum Trotz – von Natur aus nicht darauf ausgerichtet zu sein.

Schulmedizinisch betrachtet können Sie dennoch fruchtbar sein.

- Der Eisprung ist zur perfekten Zeit.
- Die Uterusschleimhaut ist völlig ok.
- Der Hormonspiegel passt genau zu den Referenzwerten.
- Ihr Partner ist im Liebesspiel wirklich gut und nimmt auf Sie Rücksicht.
- Der Samenerguss Ihres Partners kommt zur richtigen Zeit.

Und dennoch stellt sich die Schwangerschaft nicht und nicht ein ...

Warum werde ich nun wirklich nicht schwanger?

Was kann also dafür die Ursache sein, dass es nicht und nicht klappen will? Da gibt es einige Umweltfaktoren und körperliche Belastungen, die daran beteiligt sein können, aber natürlich auch psychische und emotionale Probleme vermögen Sie daran zu hindern, schwanger zu werden.

Zu den häufigsten Belastungen gehören:

- Nährstoffmangel durch falsche Ernährung
- Belastung durch Umweltgifte (u. a. Weichmacher, Hormone in der Nahrung und im Trinkwasser ...)
- Amalgamplomben
- Starkes Rauchen (Nikotinbelastung)
- Essstörungen
- Elektrosmog

All diese Störfaktoren treffen leider Menschen im städtischen Raum oftmals stärker, als es in ländlichen Gebieten der Fall ist.

Möchte man unbedingt ein Kind, so sollte man sich auch die Frage stellen: Warum will ich das und was bedeutet Mutterschaft für mich? Und – obwohl medizinisch keine Probleme vorhanden sind – stellt sich eine Schwangerschaft trotzdem oftmals nicht (so leicht) ein. Es ist leider so, dass in etwa 15 % der Fälle keine eindeutigen Ursachen beobachtet werden können.

Rückblickend kann ich auch feststellen, dass sich der Wunsch nach einem Kind vor etwa 40 Jahren vor dem 30. Lebensjahr gezeigt hat. Damals galt eine Frau, die als über 30-Jährige ihr erstes Kind bekommen wollte, als Spätgebärende!

Heute schaut das gravierend anders aus: Es ist normal geworden, das erste Kind erst nach 30 bekommen zu wollen – etwa 10 % aller Erstgebärenden sind heute sogar zwischen 35 und 40.

Da müssen wir uns aber auch darüber im Klaren sein, dass in diesem Zeitraum (ab etwa dem 30. Lebensjahr) die Fruchtbarkeit bereits abnimmt und dadurch auch Probleme mit dem erwünschten Schwangerwerden häufiger vorkommen.

Die Hormone spielen verrückt

Auch hormonelle Probleme der Frau können der Grund dafür sein, dass sich keine Schwangerschaft einstellen mag.

Haben wir also trotz eines längeren Zeitraums des ungeschützten Geschlechtsverkehrs immer noch keine Anzeichen, so ist unbedingt der Weg zur Gynäkologin/zum Gynäkologen anzuraten. Bei einer Untersuchung kann nun festgestellt werden,

› ob zu wenig Gelbkörperhormon gebildet wird (das ist ja für die Einnistung des Embryos wichtig, aber auch für die gesamte Schwangerschaft).
› Es können auch Störungen der Funktion der Eileiter vorliegen, beispielsweise ein Verschluss, der durch eine bakterielle Infektion verursacht wurde.
› Endometriose kann ein Grund für Unfruchtbarkeit sein.
› Eine Untersuchung stellt aber auch fest, ob Störungen der Funktion der Hypophyse (Hirnanhangdrüse) vorliegen, denn diese wiederum können zum Ausbleiben des Eisprungs führen.
› Eine Erschöpfung der Eierstöcke (man nennt das POF-Syndrom – *premature ovarian failure*) könnte zusammen mit vorzeitigen Wechseljahres-Symptomen der Grund sein. Dieses Syndrom wird manchmal auch Turner-Syndrom genannt.

- Wenn Sie zu viel Prolaktin produzieren, könnte das daran beteiligt sein, dass es zu keiner Schwangerschaft kommt, denn es hemmt die Reifung der Eizelle durch eine Art *Rückkoppelungsmechanismus* im Gehirn.
- Vermehrt vorhandene männliche Hormone (beispielsweise Testosteron) können den weiblichen Zyklus ebenfalls irritieren.
- Und dann gibt es noch das PCOS (Polyzystisches Ovarsyndrom). Dabei handelt es sich um eine größere Anzahl kleiner Eibläschen (Zysten), die nicht heranreifen. Sie verkümmern und dabei kommt es zu einer Vermehrung männlicher Hormone im Körper der Frau.
- Auch Myome und Polypen können einen Einfluss auf die Fruchtbarkeit ausüben.

Hormonelle Probleme lassen sich zumeist relativ einfach lösen, solange die Organe und die physiologischen Funktionen in Ordnung sind.

Auch eine künstliche Befruchtung im Reagenzglas lässt sich relativ leicht bewerkstelligen, obwohl die Einnistung des befruchteten Eies in der Gebärmutterschleimhaut danach dennoch nicht immer gelingt. Daneben besteht bei einer künstlichen Befruchtung auch die Gefahr einer Eileiterschwangerschaft.

Hormonbehandlungen können nicht nur erwünschte Wirkungen erzielen, sondern sie bergen auch gewisse Gefahren in sich, wie z. B. Thrombosen, Zysten, aber auch psychische Probleme (z. B. Depressionen).

Und wie ist das mit dem Partner?

Dass es nicht zur Schwangerschaft kommt, kann allerdings mindestens ebenso häufig an einer Fruchtbarkeitsstörung des Mannes liegen. Vor allem dann, wenn er zu wenige gesunde und normal bewegliche Spermien bildet, um eine Eizelle befruchten zu können.

Was könnte hier die Ursache sein?

- Krampfadern der Hoden. Dabei ist die Durchblutung verringert, die Hoden erwärmen sich, und das wiederum wirkt sich auf die Samenqualität aus.
- Die Kinderkrankheit Mumps kann zur Entzündung der Hoden führen, was ebenfalls auf die Samenbildung in späterer Folge einen Einfluss haben kann.
- Auch Männer haben einen Hormonhaushalt, der durch unterschiedliche Gründe gestört sein kann, zum Beispiel kann zu wenig Testosteron gebildet werden.
- Eine Erektionsstörung ist ein Grund, dass eine Befruchtung auf natürlichem Wege nicht möglich ist.
- Und zu guter Letzt könnte auch ein blockierter Samenleiter dafür verantwortlich sein, dass es zu keiner entsprechenden Samenbildung kommen kann.

Andere Hindernisse

Natürlich gibt es noch weitere Ursachen für eine ungewollte Kinderlosigkeit, wie eine Strahlen- oder Chemotherapie, eine Operation, eine Unterfunktion der Schilddrüse oder Diabetes.

Genetische Ursachen, wie das Turner-Syndrom (bei der Frau)[x] oder das Klinefelter-Syndrom (beim Mann)[xx] und Verletzungen und Fehlbildungen der Geschlechtsorgane können ebenfalls eine Rolle spielen.

Alle diese Faktoren können klinisch untersucht werden. Für einige gibt es auch medizinische Hilfe – hier ist Ärztin oder Arzt gefragt.

Großer Leidensdruck

Für Frauen, die sich wirklich klar darüber sind, was es bedeutet, ein Kind zu bekommen und (notfalls auch alleine) großzuziehen, die nicht und nicht schwanger werden, entsteht im Extremfall ein sehr großer Leidensdruck. Der kann möglicherweise durch die Erwartungshaltung des Partners *(„Ich kann ja nichts dafür“)* noch um ein Vielfaches vergrößert werden.

x Weiterführendes unter: https://de.wikipedia.org/wiki/Turner-Syndrom
xx Weiterführendes unter: https://de.wikipedia.org/wiki/Klinefelter-Syndrom

Hier möchte ich doch mal in die Kiste der Erinnerungen der Weltgeschichte greifen: Viele von uns werden sich noch an die tragische Geschichte der Marilyn Monroe erinnern, die – als sie endlich doch schwanger wurde – als ein Opfer ihrer Ängste zu Tode kam. (Gewollt oder ungewollt – das kann heute wohl keiner mehr beurteilen.)

Faktum ist, dass hier ätherische Öle in Form eines Roll-on oder für die Duftlampe gute Dienste leisten können, das seelische Gleichgewicht wieder zu erlangen.

Roll-on

› 5-ml-Fläschchen
› 5 Tropfen Jasmin sambac
› 5 Tropfen Rose persisch (*Rosa damascena*), destilliert
› 5 Tropfen Neroli (*Citrus aurantium flos.*)
› 10 Tropfen Bergamotte (*Citrus bergamiae*)
› 6 Tropfen Blutorange (*Citrus sinensis ssp. Mori*)

Mischen Sie erst die ätherischen Öle in einem kleinen Braunglasfläschchen – Sie werden sich vermutlich öfters mit dieser Mischung einen Roll-on herstellen wollen.

Dann befüllen Sie einen 10-ml-Roll-on mit Jojobaöl und geben 2–3 Tropfen der ätherischen Öl-Mischung dazu. Gut verschließen.

Ihre Mischung reicht für mehrere Roll-on-Füllungen.

• *Jedenfalls 3–4 Mal täglich den Puls am Handgelenk damit bestreichen. Gelegentlich an den Handgelenken schnuppern.*

Duftlampenmischung bei Traurigkeit

› 5 Tropfen Blutorange (*Citrus sinensis ssp. Mori*)
› 3 Tropfen Bergamotte (*Citrus bergamiae*)
› 1 Tropfen Ylang-Ylang (*Cananga odorata*)
› 1 Tropfen Patchouli (*Pogostemon cablin*)
› 2 Tropfen Rose persisch (*Rosa damascena*), destilliert

Mischen Sie alles in ein kleines Braunglasfläschchen.

• *Von dieser Mischung geben Sie 3 Tropfen in Ihre Duftlampe oder Ihren Diffuser.*

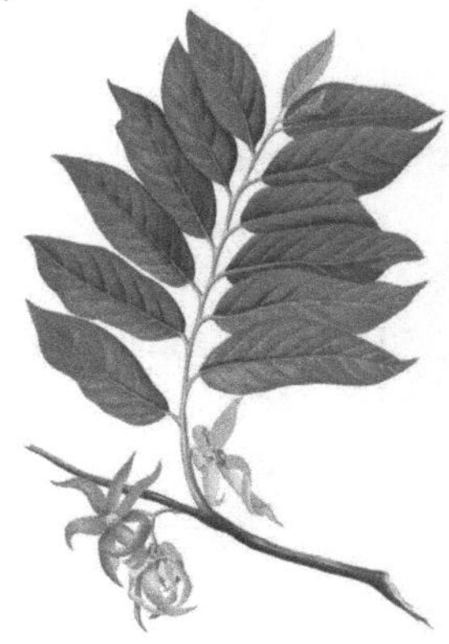

Ylang-Ylang

Will ich wirklich schwanger werden? (Psychische und emotionale Hindernisse)

Wenn es allerdings zu den psychischen oder emotionalen Themen geht, dann stellt man sich oftmals schon die Frage: *„Wollen wir überhaupt ein Kind?"*

Und dann beginnen die kleinen grauen Zellen in unserem Kopf zu ticken: Ein Kind bringt eine tief greifende Lebensveränderung mit sich. Bin ich überhaupt bereit, eine solche Veränderung zu akzeptieren? Ist mein Partner dazu bereit? Oder möchte ich doch lieber Karriere machen? Habe ich Angst davor, das Kind möglicherweise ganz alleine großziehen zu müssen, weil mein Partner vielleicht nicht ganz dahintersteht?

Paare sind aber vor allem oft ganz extrem davon gestresst, die fruchtbaren Tage zu zählen, die richtige Zeit für die Befruchtung zu erwischen, dass der Liebesakt schon gar nicht mehr entspannt, erotisch und erfüllend ist. Jeder Geschlechtsverkehr wird dann nur mehr vom Gedanken an das Wunschkind geprägt.

Sex nach Plan! Und das kann es ja so wohl nicht sein!

Ich kenne einige Paare, die nach zahllosen Versuchen schließlich aufgegeben hatten, mit *Gewalt* eine Schwangerschaft herbeiführen zu wollen, und sich dann dazu entschlossen, ein Kind zu adoptieren. **Und kaum war dieser Gedanke ausgesprochen, fiel der Druck ab und die Frau wurde schwanger!**

Manchmal hilft es auch, den Alltag hinter sich zu lassen und auf Urlaub zu fahren. An einem schönen, romantischen Platz, in wirklicher Entspannung, da kann es ebenfalls leichter passieren, ein Kind zu zeugen.

Mischungen zur Entspannung finden Sie im Rezeptteil (siehe Seite 221).

Was kann man also selbst tun, um dem Traum näherzukommen?

Viele unserer traditionellen Heilkräuter, besser *Frauenkräuter*, können grundsätzlich eine hilfreiche Unterstützung sein, wenn nicht sogar die einzige, die wir nicht als *Chemiekeule* bezeichnen können.

Eines der bekanntesten Heilkräuter ist der **Mönchspfeffer** (*Vitex agnus castus*). Die Früchte dieses Strauches werden vor allem therapeutisch bei PMS (Prämenstruelles Syndrom) und bei Zyklusproblemen eingesetzt. Das Präparat wirkt auf den weiblichen Hormonhaushalt ausgesprochen ausgleichend und ist vor allem dann wirksam, wenn die zweite Zyklushälfte zu kurz ist. Meist liegt dann eine Schwäche des Gelbkörperhormons vor.

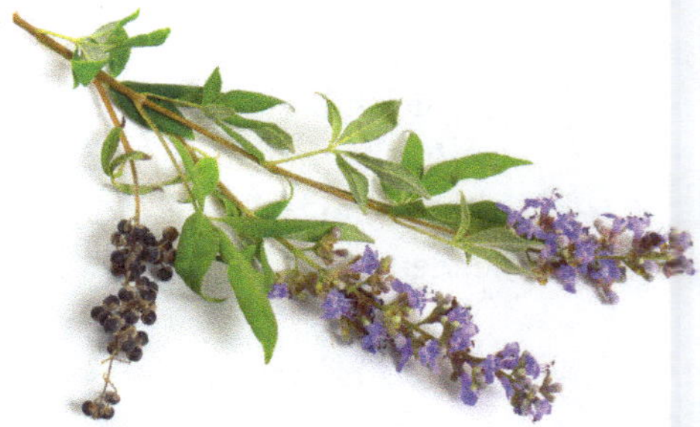

Die Wirkung des Mönchspfeffers nimmt vor allem auf die Dopamin-Produktion Einfluss – sie wird angeregt – und dadurch wird ein zu hoher Prolaktinspiegel reduziert.

Ein reduzierter Prolaktinspiegel unterstützt seinerseits die Bildung des Gelbkörperhormons Progesteron in den Eierstöcken. Diese ausgleichende Wirkung des Mönchspfeffers kann den Zyklus stabilisieren helfen – und letztlich damit auch die Fruchtbarkeit steigern.

Mönchspfeffer ist in Form von Tabletten erhältlich (als Tee ist er nicht empfehlenswert).

Vorsicht ist allerdings geboten, wenn Sie unter Endometriose leiden, aber auch bei Brustkrebs, Gebärmutterkrebs oder Eierstockkrebs sowie in der Schwangerschaft ist er kontraindiziert. Mönchspfeffer sollte also immer in Absprache mit Ihrer Ärztin/Ihrem Arzt eingenommen werden.

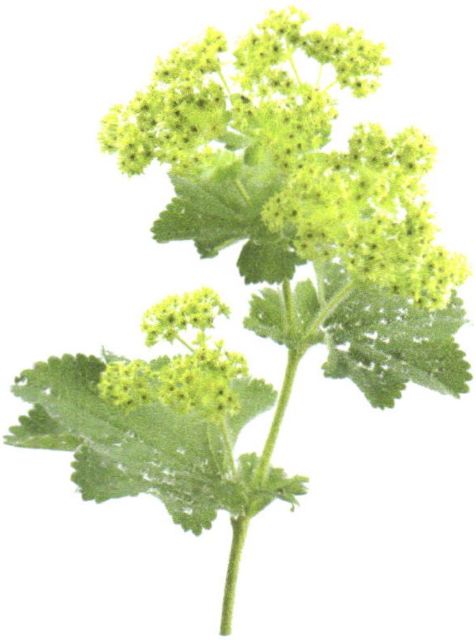

Das altbekannte Heilkraut **Frauenmantel** (*Alchemilla vulgaris*) hingegen ist wissenschaftlich nicht so gut erforscht wie der Mönchspfeffer.

Allerdings wird vermutet, dass Frauenmantel dennoch hilfreich auf die Gebärmutter einwirkt und mit seinen progesteronähnlichen Substanzen die Einnistung des befruchteten Eies fördert.

Frauenmantel kann auch als Urtinktur eingenommen werden (Apotheke). Wie man bei Margret Madejsky[×] lesen kann, „... *harmonisiert Alchemilla die hormonelle Achse dauerhafter und ohne Nebenwirkungen*“, also besser als der Mönchspfeffer.

In der ersten Zyklushälfte

Himbeerblätter und Holunderblüten (aber auch Rosmarin, Beifuß und Salbei) sollten in der **ersten Zyklushälfte** als Teekraut genutzt werden, siehe auch mein nachstehend angeführtes Kinderwunsch-Tee-Rezept.

Kinderwunsch-Tee

- 20 g Frauenmantel (*Alchemilla vulgaris*)
- 10 g Himbeerblätter (*Rubus idaeus*)
- 20 g Eisenkraut (*Verbena officinalis*)
- 10 g Holunderblüte (*Sambucus nigra*)
- 10 g Rosmarin (*Rosmarinus officinalis*)

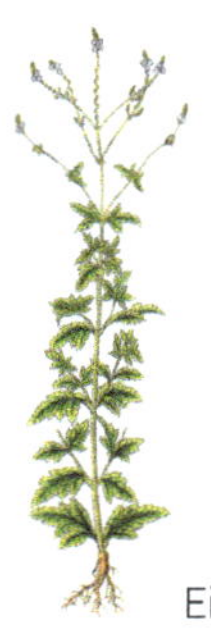

Eisenkraut

Pro Tasse 1 Teelöffel. 8 Minuten ziehen lassen.

- *In der **ersten Zyklushälfte** stärken Sie die Phytohormone und trinken jeweils 3 Tassen der Teemischung pro Tag bis zum Eisprung.*

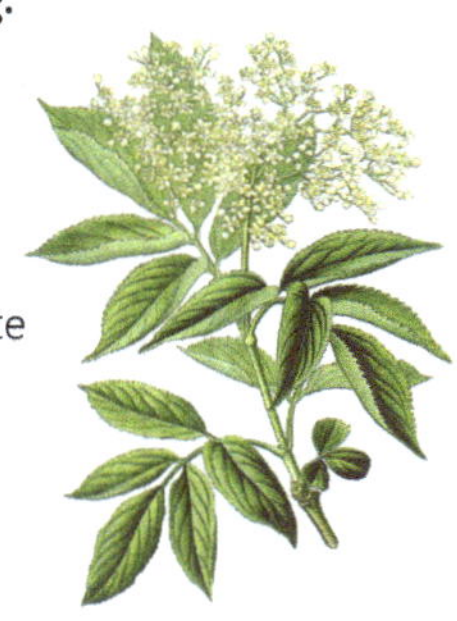

Holunderblüte

× Margret Madejsky: „Alchemilla“, erschienen im Goldmann-Verlag

In der zweiten Zyklushälfte

Teekräuter vor allem für die **zweite Zyklushälfte** sind wiederum der Frauenmantel, dazu die Schafgarbe und die Brennnessel. Sie können die Kräuter – so wie ich es in meinen Rezepten mache – gerne auch mit einigen anderen Heilkräutern kombinieren.

Teemischung

- 10 g Zitronenmyrte (*Leptospermum petersonii*)
- 20 g Schafgarbe (*Achillea millefolium*)
- 20 g Frauenmantel (*Alchemilla*)
- 10 g Melisse (*Melissa officinalis*)
- 20 g Zitronenverbene (*Lippia citriodora*)
- 5 g Lavendel (*Lavandula angustifolia*)
- 10 g Rosenknospen (*Rosa gallica*)

Pro Tasse benötigen Sie 1 Teelöffel der Mischung. 8 Minuten ziehen lassen.

- *In der* ***zweiten Zyklushälfte*** *stärken wir das Progesteron – Sie trinken wiederum jeweils 3 Tassen der Teemischung.*

Zitronenmyrte

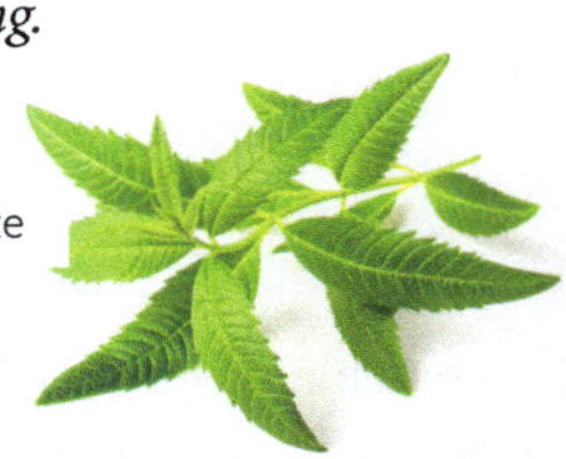

Ein altes Hildegard-von-Bingen-Rezept ist es, Kräuterwein herzustellen. Auch einen Kinderwunsch-Wein kann man selbst machen.

Kinderwunsch-Wein

- 1 Handvoll Blüten vom Stinkenden Storchenschnabel (*Geranium robertianum*)
- ½ l Weißwein
- n. G. 1–2 TL Honig

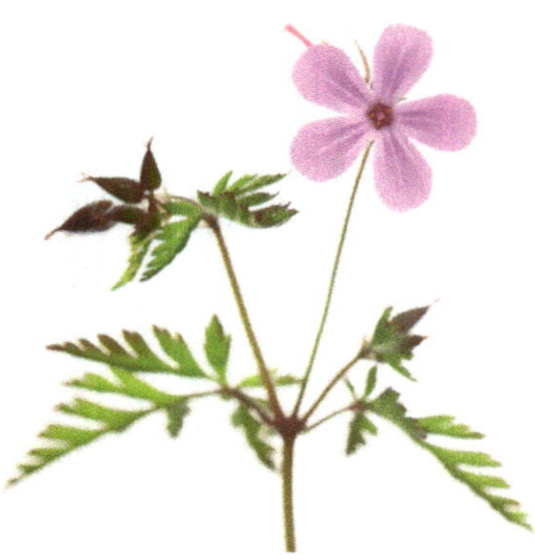

Geben Sie eine Handvoll frisch gesammelter Blüten vom Stinkenden Storchenschnabel in ½ Liter Weißwein.

Die Mischung 2–3 Minuten lang aufkochen und dann langsam abkühlen lassen. Man gibt dann noch nach Geschmack 1–2 Teelöffel Honig in den abgeseihten Wein. Gut umrühren und in eine dunkle Flasche füllen.

- *Trinken Sie täglich davon ein Stamperl abends vor dem Schlafengehen.*

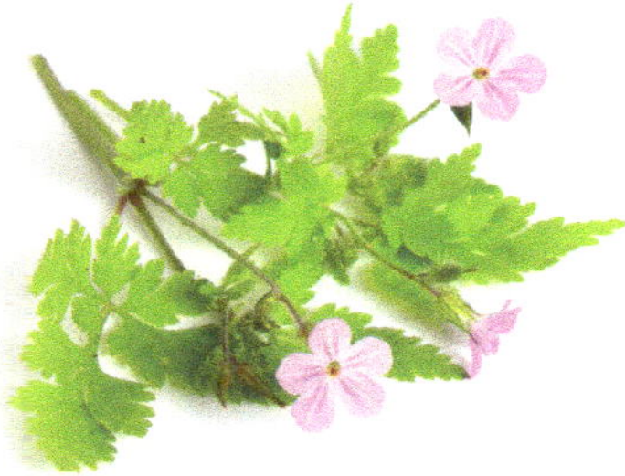

Aus dem **Stinkenden Storchenschnabel** (*Geranium robertianum*) kann natürlich auch ein Tee hergestellt werden. Diese Empfehlung findet sich in vielen alten volksheilkundlichen Büchern. Die übliche Teerezeptur wäre für einen **schwangerschaftsfördernden Tee**.

Storchenschnabel-Tee

- 1 EL Stinkender Storchenschnabel (*Geranium robertianum*)
- ½ l Wasser

1 Esslöffel mit ½ Liter Wasser kalt aufsetzen und zum Sieden bringen. Maximal 10 Minuten ziehen lassen.

- *2–3 Mal täglich eine Tasse davon trinken.*

Laut TCM vertreibt das Kraut feuchte Kälte aus dem Bauchraum. Ich könnte mir vorstellen, dass seine in der Volksheilkunde angegebene Wirkung darauf beruht.

Anthroposophische Medizin

Auch die **anthroposophische Medizin** hat sich eingehend mit der Problematik auseinandergesetzt. Man findet hier so manche homöopathische Unterstützung in Form von Globuli und Tinkturen – bitte lassen Sie sich in Ihrer Apotheke beraten!

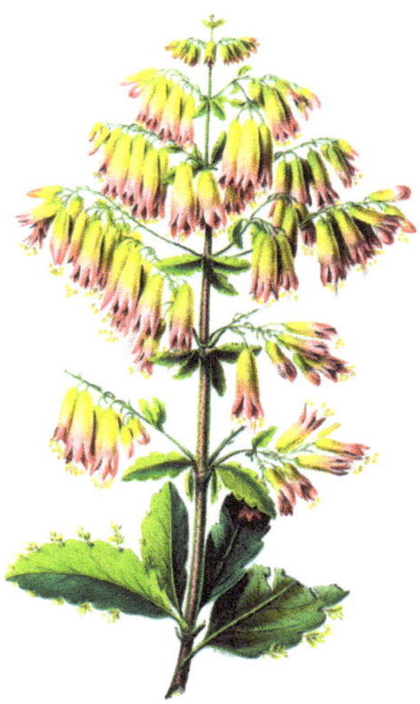

Eines dieser Mittel ist die **Keimzumpe** (*Bryophyllum pinnatum*). Sie fördert die Einnistung des Eies in der Gebärmutter.

Die Keimzumpe ist ein sogenanntes Dickblattgewächs. Sie kennen es möglicherweise unter dem Namen **Brutblatt** – die Pflanze bildet an ihren Blättern kleine Ableger aus, die nach einer Weile abfallen und sich gleich neben der Mutterpflanze einnisten.

Die homöopathischen Mittel und Pulver aus dieser Pflanze helfen auch gegen Ängste und Panikattacken. Man spricht von einem **pflanzlichen Beruhigungsmittel**.

Die Keimzumpe ist aber auch **antibakteriell** – da sie durchaus in der Schwangerschaft eingesetzt werden kann, hilft sie besonders auch gegen Harnwegsinfektionen. Ein Nebeneffekt ist ihre Wirkung gegen frühzeitige Wehen.

Ernährung

Und natürlich spielt auch die **Ernährung** eine Rolle! Falls gewünscht, besuchen Sie doch eine Ernährungsberaterin, sie wird Ihnen sicherlich bei der Zusammenstellung von Power Food für Ihre Gesundheit behilflich sein und Ihnen wertvolle Tipps geben können.

Wichtig ist in diesem Zusammenhang vor allem die allgegenwärtige Übersäuerung des Körpers. Es ist sicherlich vorteilhaft, sich mit basischer Ernährung oder Basenbädern als Vorbereitung für Ihren gesundenden Körper einzustellen. Unser Scheidenmillieu ist ja von jeher sauer. Wenn sich allerdings unser Blut-pH-Wert noch mehr als normal in den sauren Bereich verschiebt, dann kann sich auch unser Scheidenmillieu noch mehr in den sauren Bereich begeben. Und das macht den Spermien den Überlebenskampf gleich zu Beginn unvergleichlich schwerer.

Man hat festgestellt, dass auch Mikronährstoffe eine positive Wirkung auf unsere körperliche Gesundheit haben.

Man kann durch gezielte Einnahme von Nahrungsergänzungsmitteln (Zink, Selen, Folsäure, Eisen, Vitamine) körperliche Mangelerscheinungen ausgleichen, nicht nur bei der Frau, auch bei ihrem Partner. Wissenschaftler haben herausgefunden, dass gerade **Vitamin A** besonders an der Spermienbildung beteiligt ist, es ist aber auch ein wichtiger Faktor für die Entwicklung des Embryos in der Folge.

Viele der benötigten Nährstoffe finden Sie in Gemüse, Kräutern, fetten Pflanzenölen und – in Algen! Allerdings sollten Sie sich vor der ungeordneten Einnahme von Nahrungsergänzungsmitteln gut beraten lassen. Auch in Ihrer Apotheke kann man Ihnen dabei sicherlich weiterhelfen.

Denn alle Nährstoffe, die Sie zu sich nehmen, bedeuten letztlich eine Belastung der Leber – dort werden diese Stoffe verarbeitet. Und ein Zuviel kann der Körper nicht immer leicht ausscheiden, das bedeutet auch, eine Falscheinnahme schadet Ihnen mehr, als Ihnen guttut.

Ein Leberwickel kann in jedem Fall positiv unterstützen. Die Anleitung dazu finden Sie an anderer Stelle in diesem Buch (siehe Seite 219).

Alternative Anwendungen

Es gibt noch eine ganze Reihe weiterer **alternativer Anwendungen**, die möglicherweise Unterstützung bieten können, Ihnen zu einer Schwangerschaft zu verhelfen. Dazu gehören Akupressur, Akupunktur, Meridianmassage, Osteopathie und Hormonmassage. **Alle diese Anwendungen gehören in den therapeutischen Bereich.**

Was Sie selbst noch tun können? Massieren Sie Ihren Bauch sanft – vor allem im Unterbauchbereich – am besten mit Mandelöl, Traubenkernöl oder Macadamianussöl. Damit wird die Durchblutung angeregt und Sie verbessern so die allgemeine Versorgung Ihrer Gebärmutter und der Eierstöcke – deren Leistungsfähigkeit wird sanft gesteigert, die Gebärmutterschleimhaut wird gut versorgt.

Und was ich selbst als das Allerwichtigste betrachte: Entspannen Sie sich so oft wie möglich, machen Sie Auszeit vom Stress des Alltags, am besten gemeinsam mit Ihrem Partner. Gesunde Auszeit zu nehmen fördert nicht nur Ihre Beziehung, es kann Sie auch bei der Umsetzung Ihres Kinderwunsches unterstützen!

Liebe ist das Verlangen nach Zeugung im Schönen, sowohl in Bezug auf die Seele wie auf den Körper.
Platon

Was passiert bei der Zeugung?

Bei diesem Vorgang verschmelzen zwei Keimzellen miteinander: Das männliche Spermium und die weibliche Eizelle gehen eine Verbindung ein.

Aber dazu wandern vorerst beim Geschlechtsakt Hunderte befruchtungsfähige Spermien durch den Vaginalgang. Sie schlüpfen durch den Muttermund zur Gebärmutter. Diese Spermien besitzen ein langes Schwänzchen, mit dem sie sich fortbewegen können. Sie werden vom Maiglöckchenduft des Eies angelockt und dieser Duft weist ihnen allen auch den Weg. Viele von ihnen sterben bereits auf dem Weg ins gelobte Land, lange bevor sie auch nur ansatzweise ihr Ziel erreicht haben. Auch der Zervixschleim kann Spermien abtöten. **Die Spermien werden übrigens erst im Laufe ihrer Wanderschaft befruchtungsfähig.**

Und meist macht nur eine einzige der vielen männlichen Keimzellen das Rennen um die Gunst der Eizelle und kann in sie eindringen. Sobald dies nämlich geschehen ist, sondert die weibliche Eizelle ein Sekret ab. **Und durch diese Aussonderung signalisiert sie:** Einer hat das Ziel erreicht, die anderen dürfen sich zurückziehen. Nichts geht mehr!

Grundsätzlich sind die Spermien bis zu 4 Tage lang in der Gebärmutter lebensfähig.

Wenn nun der Eisprung innerhalb der vergangenen 24 Stunden stattgefunden hat, dann ist eine Befruchtung durchaus im Bereich des Möglichen.

Wenn das befruchtungsfähige Ei sich noch im Eileiter befindet, kann es auch dort befruchtet werden. Dann kommt es zu einer Eileiterschwangerschaft.

Findet der Eisprung innerhalb der nächsten 4 Tage nach dem Geschlechtsverkehr statt, so ist auch dann noch eine Befruchtung möglich, siehe oben.

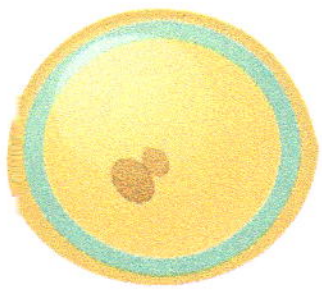

Das Ei entwickelt sich

Ist das Ei befruchtet, dann findet bereits einen Tag danach die Zellteilung statt. Man nennt eine befruchtete Eizelle übrigens **Zygote**.

Alle Informationen und genetischen Codes werden von der Mutterzelle nun auf die Tochterzelle übertragen: **Es entsteht ein neuer Mensch!**

Dabei erhält dieses neue Menschenwesen 46 Chromosomen – 23 davon stammen von der Mutter und weitere 23 vom Vater.

Sie verschmelzen miteinander zu einer einzigartigen DNA!

Ab dem **4. Tag** beginnt die Gebärmutterschleimhaut nun mit dem Aufbau, damit sich das Ei bequem einnisten kann.

Am **7. Tag** nistet sich das Ei in der Gebärmutter ein und sendet eine Information an das Immunsystem der Mutter aus, dass es nicht angegriffen und abgestoßen werden soll.

Am **18. Tag** sind bereits die Anlagen von Gehirn und Herz vorhanden. Die Lungen und der Darm sind in ihren Grundzügen angelegt und das Herz beginnt bereits zu schlagen.

Hat sich das **Ei in der Gebärmutter eingenistet**, dann beginnt in der Plazenta (dem Mutterkuchen) die Produktion von Beta-hCG[x]. Dieses Hormon wird bei Frauen ursprünglich im Eileiter gebildet. Es bewirkt die verstärkte Bildung von Östrogenen und Gestagenen, die der Körper benötigt, um eine Schwangerschaft auch aufrechtzuerhalten.

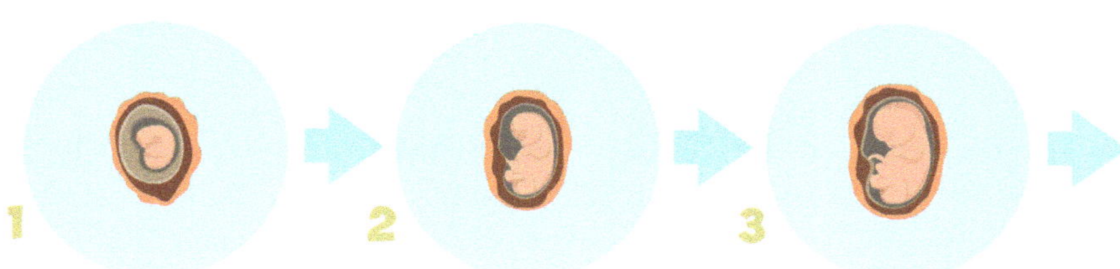

[x] hCG = humanes Choriongonadotropin = ein Hormon

In der **4. Schwangerschaftswoche** ist nun das kleine Wesen bereits 10 000 Mal größer, als es als Ei war. Das Herz pumpt bereits Blut durch die Gefäße. Der Blutkreislauf wird von jenem der Mutter abgetrennt – die Plazenta baut dazu eine Schranke auf. Nahrung und Sauerstoff werden aber dennoch durch diese Schranke geschleust. Jetzt werden auch schon die Rückenwirbel, Arme, Beine, Augen und Ohren sichtbar.

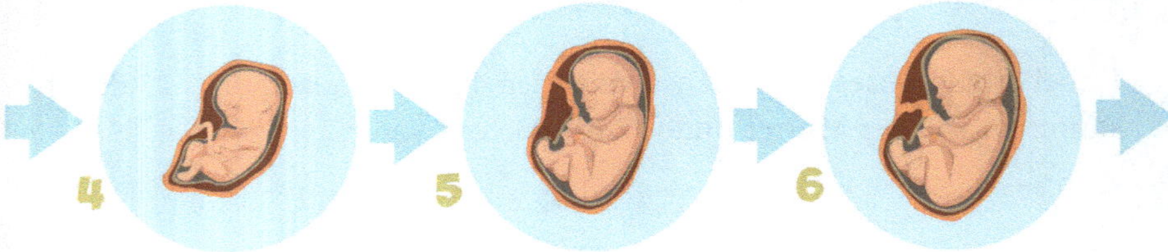

In der **7. Schwangerschaftswoche** produziert die embryonale Leber bereits Blutzellen. Das Hirn beginnt, Muskelbewegungen und Organfunktionen selbst zu kontrollieren. Der Kiefer formt sich, Zahnanlagen sind bereits vorhanden. Die Lider verdecken die Augen, damit die empfindliche Regenbogenhaut geschützt ist.

In der **8. Woche** ist das Baby bereits fertig ausgebildet. Ab nun müssen die Organe wachsen und reifen. Das Herz schlägt nun schon seit fünf Wochen! Knorpel verwandeln sich in Knochenzellen, Verdauungssäfte können gebildet werden und die Nieren arbeiten.

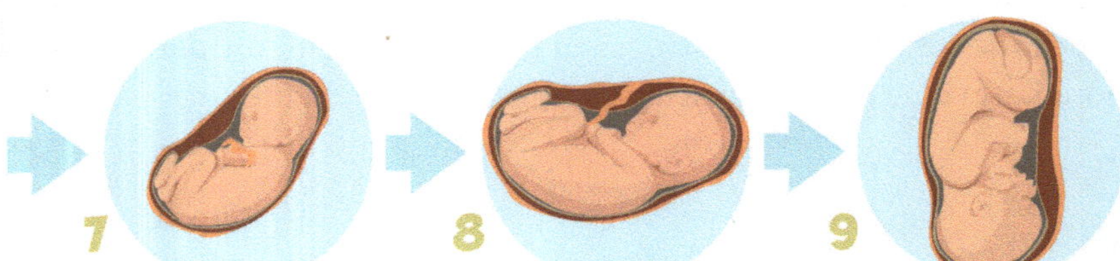

Zwischen der **8. und der 12. Schwangerschaftswoche** ist der höchste Wert an Beta-hCG im Blut der Schwangeren erreicht. Danach ist die Plazenta so weit ausgereift, dass sie sowohl Östrogen als auch Gestagen selbst bilden kann. Danach verringert sich der Beta-hCG-Gehalt im Blut wieder.

In den nächsten **sechs Monaten** wächst das kleine Menschlein heran, reift aus, spürt seine Mutter und kann Umweltgeräusche bereits hören. Die Versorgung mit Sauerstoff, Nährstoffen, aber auch Liebe und hoffentlich – schönen Gedanken prägt nun sein Dasein.

Eine normale Schwangerschaft dauert 40 Wochen. Schwangerschaft ist keine Krankheit! Es ist ein ganz natürlicher Vorgang und sollte eine wunderbare Zeit im Leben einer Frau sein dürfen!

Jetzt wissen wir also so ungefähr, was von der Zeugung bis zur Geburt im Körper vor sich geht.

Wir berechnen den Geburtstermin

Man geht üblicherweise vom 1. Tag der letzten Regelblutung aus, dazu werden 7 Tage gezählt und 3 Monate abgerechnet – damit haben wir den *errechneten* Geburtstermin. Dieser Termin ist allerdings immer nur ein Richtwert, denn nur ein kleiner Teil der Kinder kommt tatsächlich an diesem errechneten Geburtstermin zur Welt.

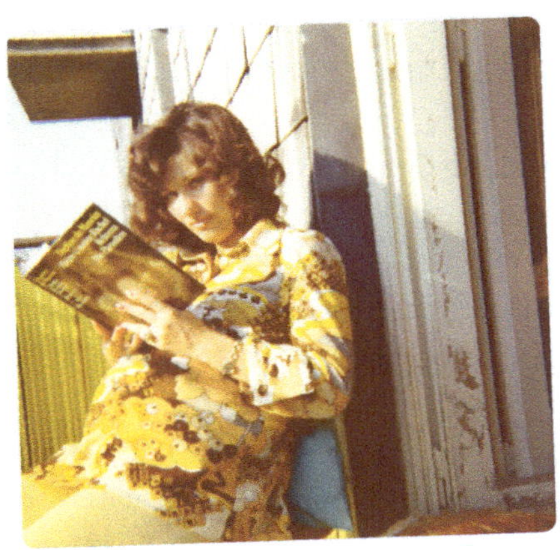

Schwanger!

Die Entscheidung für ein Kind ist folgenschwer. Sie bedeutet, dass dein Herz immer auch in einem anderen Körper schlagen wird.

Elisabeth Stone

Ätherische Öle und Kräuter in der Schwangerschaft

Es hat also funktioniert und das Ultraschallbild zeigt die Fruchtblase mit Inhalt ganz deutlich an.

Was sind grundsätzlich die Anzeichen einer Schwangerschaft?

- › Spannen der Brust
- › häufiges Harnlassen
- › morgendliche Übelkeit
- › Müdigkeit
- › Kreislaufprobleme
- › Gereiztheit
- › Abneigung gegen gewisse Speisen
- › eigenartige Essensvorlieben

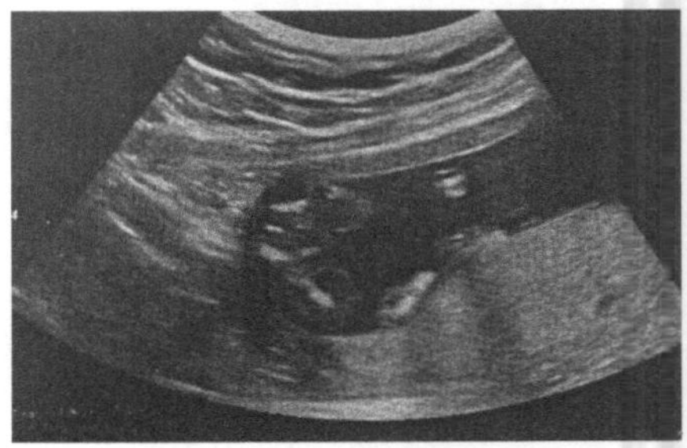

Für jede werdende Mutter ist die Schwangerschaft – und darauffolgend die Geburt – eine Zeit, die mit stark wechselnden Empfindungen und vor allem auch mit großen körperlichen Veränderungen verbunden ist.

Die Hormonumstellungen im Körper gehen mit Änderungen der täglichen Lebensgewohnheiten einher, und das fordert eine werdende Mutter sowohl körperlich als auch psychisch enorm.

Da viele Arzneimittel gerade in der Schwangerschaft nicht oder nur eingeschränkt anwendbar sind, zögert eine werdende Mutter häufig, Hilfe in Anspruch zu nehmen. Wir finden in der Natur jedoch ein breit gefächertes Spektrum wirksamer Pflanzen, die gerade auch in der Schwangerschaft bestens verträglich sind.

Gerade die **Aromatherapie** und die **Phytotherapie** bieten sich hier also an, da ja ausschließlich mit natürlichen Pflanzenmaterialien gearbeitet wird.

Zum Thema ätherische Öle in der Schwangerschaft werden in der Literatur oft sehr unterschiedliche Angaben gemacht, die für Laien schwer nachvollziehbar sind.

Fest steht jedenfalls, dass alle menstruationsfördernden ätherischen Öle vor allem im ersten Drittel der Schwangerschaft für körperliche Anwendungen zu meiden sind, da ja eben keine Blutung in der Schwangerschaft hervorgerufen werden darf!

Im Anhang sind diese Öle besonders gekennzeichnet (siehe Seite 251)!

Dies gilt natürlich besonders für Frauen, die bereits problematische Schwangerschaften bis hin zu Fehlgeburten hinter sich haben. Aber auch für jene, die gesundheitlich nicht stabil sind. Der Embryo ist in den ersten drei bis vier Monaten seiner Existenz besonders empfindlich – in dieser Zeit werden ja das Nervensystem, alle Organe und die Gliedmaßen gebildet. **Da reagiert das kleine Wesen am empfindlichsten auf Eingriffe und Störungen.**

Nach diesem Zeitraum könnten – bei entsprechender Voraussetzung – einige der *problematischen* ätherischen Öle wieder eingesetzt werden.

Allerdings empfiehlt sich hier immer, den fachlichen Rat einer Hebamme oder Gynäkologin einzuholen.

Schwangerschaftsübelkeit (*Emesis gravidarum*)

Der Geruchssinn einer schwangeren Frau ist fast immer sehr stark ausgeprägt – automatisch werden alle strengen und penetranten Gerüche gemieden. Einigen Schwangeren wird ja oft sogar von bestimmten Düften schlecht. Dieser Beschützerinstinkt muss bitte auch im Umgang mit ätherischen Ölen beachtet werden. Man sollte also nur jene Öle verwenden, die der Schwangeren *unter die Nase* gehen.

Vor allem in der Frühschwangerschaft kommt es immer wieder zu Übelkeit und Erbrechen, dabei rasselt der Blutdruck oft auch noch in den Keller. Die Ursache dafür liegt – wie so vieles in unserem Leben – wieder einmal vor allem am veränderten Hormonspiegel. Im Falle der Schwangerschaft wird der erhöhte Beta-hCG-Spiegel vor allem dafür verantwortlich gemacht, der Auslöser zu sein. Meist kommt es zum Erbrechen nüchtern in den Morgenstunden.

Die Beschwerden bessern sich meist zwischen der 12. und 16. Schwangerschaftswoche, danach fallen sie üblicherweise ganz weg. Wenn die Übelkeit sich über den Tag verteilt mehr als fünf Mal zu Wort meldet, dann spricht man von *Hyperemesis gravidarum* (unstillbarem Schwangerschaftserbrechen). Dabei kommt es nicht nur zu Gewichtsverlust und Kreislaufschwäche, auch zu Elektrolytstörungen und Austrocknung (trockene Zunge), sowie Keton im Harn.

Allerdings: Bei manchen Frauen äußern sich diese Zustände derart stark, dass sie nicht einmal mehr Wasser bei sich behalten können.

In solchen Fällen kommt man um eine stationäre Behandlung im Krankenhaus wohl nicht herum.

Stress, Unterzucker (bedingt durch Hunger) und Müdigkeit können die Übelkeit ebenfalls verstärken. Und es könnte auch eine Schilddrüsenfehlfunktion beteiligt sein.

Helfen können hier vor allem Zitrusdüfte, aber auch Angelikawurzel (*Angelica archangelica*), **Ingwer** (*Zingiber officinalis*) **und in einigen Fällen auch der Geruch von Minze, Koriander** (*Coriandrum sativum*), **Kardamom** (*Elettaria cardamomum*) **und Neroli** (*Citrus aurantium flos.*).

Mein Tipp für eine Duftlampenmischung:

Duftlampenmischung

- 4 Tropfen Zitrone (*Citrus lemon*)
- 8 Tropfen Grapefruit (*Citrus paradisi*)
- 4 Tropfen Bergamotte (*Citrus bergamiae*)
- 2 Tropfen Ingwer (*Zingiber officinalis*)

Davon geben Sie bitte nur 3–4 Tropfen in Ihre Duftlampe oder Ihren Diffuser. Oder einen Tropfen auf ein Taschentuch.

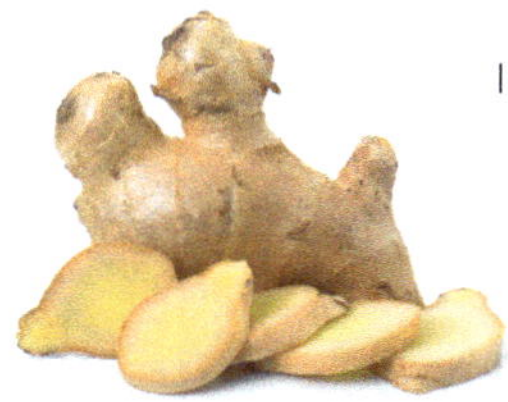

Ingwer

Eine alternative Mischung wäre:

Alternative Mischung

- 3 Tropfen Neroli (*Citrus aurantium flos.*)
- 1 Tropfen Kardamom (*Elettaria cardamomum*)
- 6 Tropfen Grapefruit (*Citrus paradisi*)

Anwendung wie bei der vorhergehenden Mischung.

Kardamom

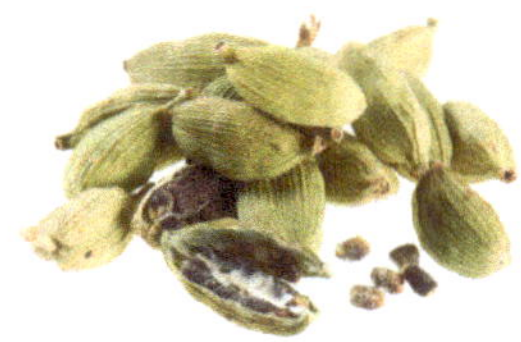

Beim Einsatz von Phytopharmaka und ätherischen Ölen ist im ersten Drittel der Schwangerschaft immer viel Vorsicht geboten. Das hat mit der hohen Sensibilität des Embryos zu tun.

Um den Appetit zu fördern, könnte auch eine **Karottensuppe** mit frisch geriebener Ingwerwurzel eingenommen werden. In der TCM gilt die Ingwerwurzel gerade in der Schwangerschaft als gutes Mittel gegen Übelkeit.

Karotten

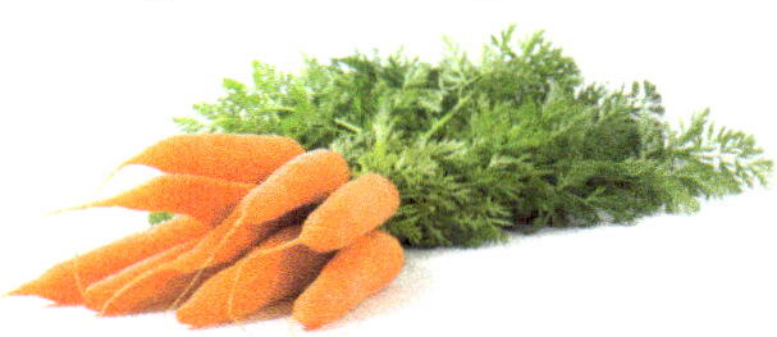

Ängste in der Schwangerschaft

Der neue Lebensabschnitt *Schwangerschaft* ist bis zu einem gewissen Punkt auch ein Abenteuer. Und dieses kann durchaus mit Ängsten verbunden sein!

- Angst vor einer Fehlgeburt (überhaupt dann, wenn man schon einmal eine erlitten hat)
- Angst vor einer Frühgeburt
- Angst davor, dass das Kind missgebildet zur Welt kommt
- Angst davor, der neuen Situation nicht gewachsen zu sein

Und noch andere Ängste und Bedenken mehr – die Liste könnte ins Unendliche fortgesetzt werden und wird oftmals noch durch die moderne Medizin geschürt, denken wir nur an die vielen Untersuchungen und deren Ergebnisse (das Kind ist zu klein, es ist zu groß, Ultraschall und Organscreening) – frau bekommt Angst um das Baby!

Mit ätherischen Ölen können Sie etwas dagegen tun, wenn Sie dabei auch auf den Fortschritt der Schwangerschaft achten und auf geruchliche Vorlieben oder Abneigungen Rücksicht nehmen.

Gut geeignet zum Bewältigen von Ängsten ist zum Beispiel das ätherische Öl der Bergamotte (*Citrus bergamiae*), aber auch Blutorange (*Citrus sinensis ssp. Mori*) kann dabei gute Dienste leisten.

Eine gute Mischung ist diese:

Gegen Ängste aller Art

- 10 Tropfen Orange süß (*Citrus sinensis*)
- 2 Tropfen Lavendel fein (*Lavandula angustifolia*)
- 2 Tropfen Sandelholz (*Santalum album*)
- 1 Tropfen Ylang-Ylang (*Cananga odorata*)

Diese Mischung kann für die Duftlampe, einen Roll-on oder einen Spray als Grundlage dienen.
Duftlampe: 3 Tropfen
Roll-on: 2 Tropfen auf 10 ml Jojobaöl
Spray: 5 ml Korn, die Mischung ätherischer Öle dazugeben und mit destilliertem Wasser auf 100 ml auffüllen.

Einsetzbar nach der 12. Schwangerschaftswoche:

Alternative Mischung

- 2 Tropfen Rose persisch (*Rosa damascena*) in Jojoba 10:90
- 2 Tropfen Benzoe Siam (*Styrax tonkinensis*)
- 3 Tropfen Mimose (*Acacia dealbata*)
- 10 ml Jojobaöl (*Buxus chinensis*)

Die Zutaten in einem Roll-on gut vermischen und bei Bedarf einsetzen.

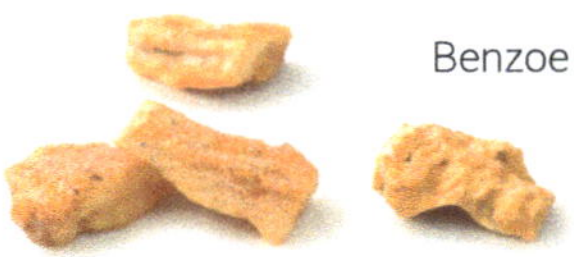
Benzoe Siam

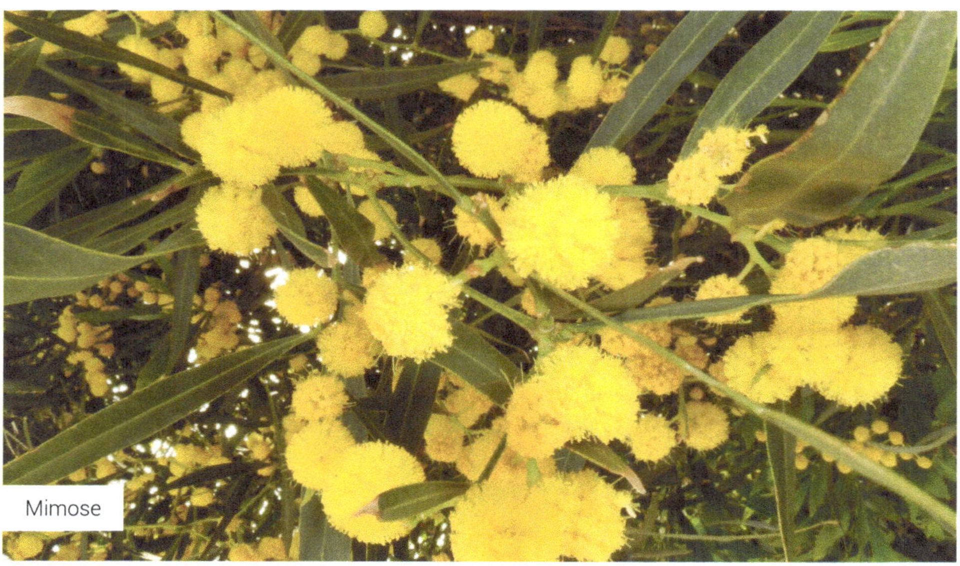
Mimose

Schwangerschaftsstreifen

Durch die Dehnung der Haut vor allem am Bauch und an den Oberschenkeln kommt es gerne zu *Schwangerschaftsstreifen.* Viele Meinungen dazu gibt es, einige sagen „*Das geht wieder weg*", andere sagen „*Das bleibt jetzt für den Rest des Lebens*".

Leider hat die zweite Gruppe recht!

Was passiert da mit unserer Haut?
Dazu sollten wir uns den Aufbau unserer Haut einmal kurz zu Gemüte führen.

Sie besteht grundsätzlich aus drei Hauptschichten:

- Oberhaut (*Epidermis*)
- Lederhaut (*Cutis*)
- Unterhautfettgewebe (*Subcutis*)

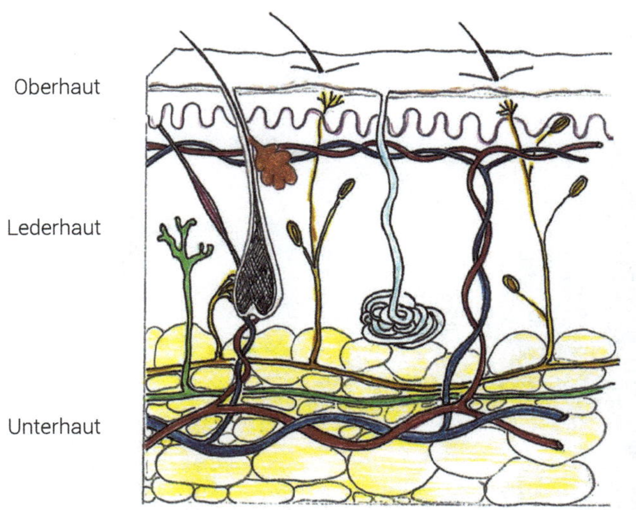

Die **Oberhaut** ist aus insgesamt fünf Schichten zusammengesetzt, von oben nach unten gesehen

- *Hornschicht* (besteht aus bereits verhornten Zellen), unsere eigentliche Hautoberfläche, auf der auch der Säureschutzmantel unserer Haut entsteht
- *stark lichtbrechende Schicht* (die Zellen dieser Schicht besitzen nur mehr einen stark verkleinerten Zellkern)
- *Körnerschicht* (Bestandteile dieser Körner sind dafür verantwortlich, dass die auf der Hautoberfläche aufgetragenen fetthaltigen Substanzen wie Öle und Cremes gut in die Haut eindringen können)
- *Stachelzellschicht* (hier kann es bei Hauterkrankungen zu Wasseransammlungen kommen – falls man sich beispielsweise einen Sonnenbrand holt, dann kommt es hier zur Blasenbildung)
- *Regenerationsschicht* (sie ist die Abgrenzung zur Lederhaut und hier bilden sich die Zellen neu)

In der Oberhaut gibt es keine Blutgefäße! Wenn Sie sich also in den Finger schneiden und es blutet, dann sind Sie bereits durch die Oberhaut durch und in der Lederhaut gelandet.

Die **Lederhaut** – sie wird *Cutis* oder auch *Corion* genannt – ist gegen die Oberhaut durch zahlreiche wärzchenartige Fortsätze abgegrenzt. Diese Schicht nennt man Papillarschicht. Und hier sind besonders viele blutführende kleine Gefäße zu finden.

Hier sind auch unsere Sinneszellen daheim.

In erster Linie besteht die Lederhaut aus kollagenen Fasern, die zu einem dichten Faserfilz verflochten sind. Die kollagenen Fasern sind in haarlockenähnlichen Wellen angeordnet. Sie werden von elastischen Fasern begleitet, die auf das ca. 2 ½-Fache ihrer Länge dehnbar sind.

Und jetzt sind wir dort, wo die Schwangerschaftsstreifen entstehen: Bei zu starker Zugbelastung können diese Fasernetze der Lederhaut reißen und es bilden sich Narben, zuerst sind sie bläulichrot, nach einigen Jahren silbrig glänzend. Und diese zerrissenen Fasern können sich – leider – nie wieder regenerieren!

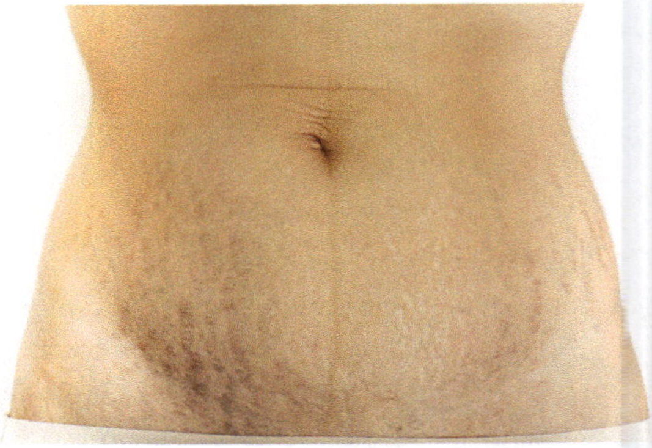

Und damit haben wir die Übeltäter ...

Die Lederhaut besteht also aus einem dichten Netz elastischer und kollagener Fasern, das der Haut ihre Reißfestigkeit und reversible Verformbarkeit gibt. (Aus der Lederhaut von tierischen Häuten wird mit Hilfe von Gerbstoffen Leder gewonnen.)

In der Lederhaut befinden sich auch Blut- und Lymphgefäße, außerdem noch Nerven, Zellen der Immunabwehr und eine Vielzahl von Hautdrüsen, Haarwurzeln und die Meißner'schen Tastkörperchen. Oftmals sind in dieses Gewirr von Fasern auch Muskelfasern eingebettet.

Die **Unterhaut** (*Subcutis*) liegt unter der Lederhautschicht. Sie besteht aus lockeren Bindegewebs-Faserbündeln, zwischen denen eine Anzahl von Fettzellen zu finden ist. Diese Fettzellen enthalten – abhängig von unserem Ernährungszustand – unterschiedlich große Fetttropfen. Das Fett dient als Energiespeicher und als Wärmeisolator.

In der Unterhaut kann es zu Ödembildungen und Flüssigkeitseinlagerungen kommen.

Zurück zu unseren Schwangerschaftsstreifen:
Wir können hier also nichts wieder zurückbilden, wir können lediglich Schadensbegrenzung betreiben! Das bedeutet, wir müssen vorbeugen! Und Vorbeugung heißt, etwas zu tun, bevor es zu spät ist!

Was kann helfen?

Vor allem die richtige Hautpflege hilft dabei, Schwangerschaftsstreifen zu vermeiden. Und natürlich eine gesunde Ernährung, wenig bis gar nicht rauchen und wenig bis gar kein Alkohol. Langweilig?

Na ja, wenn's doch um die Gesundheit unseres Babys (und natürlich auch die Schönheit unseres Bäuchleins und der Oberschenkel) geht, sollte uns das wohl den kleinen Verzicht wert sein.

Hautpflege in den ersten drei Monaten der Schwangerschaft

Ich empfehle werdenden Müttern gerne, in dieser so heiklen Zeit, wenn sich das kleine Wesen zu bilden beginnt, so wenig ätherische Öle wie möglich für die Pflege des Bäuchleins zu verwenden. Bewährt hat sich eine sanfte Pflege mit Mandelöl, Aprikosenkernöl oder Macadamianussöl – mit nichts weiter!

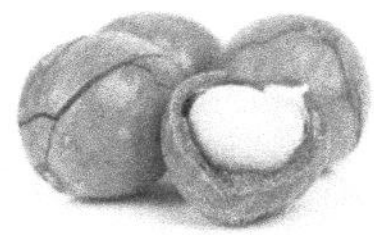
Macadamianüsse

Hautpflege während der restlichen Zeit

Nun könnte man schon mit ätherischen Ölen unterstützen. Rose und Jasmin werden gerne genutzt, in Kombination mit einem guten fetten Pflanzenöl.

Aber auch eine Schüttellotion – man kann sie ja ganz leicht selbst herstellen – wäre eine Idee.

Schüttellotion zur Bauchpflege

- 60 ml fettes Pflanzenöl Ihrer Wahl
- 5 Tropfen Rose persisch (*Rosa damascena*), destilliert
- 2 Tropfen Jasmin sambac
- 6 Tropfen Grapefruit (*Citrus paradisi*) oder Orange süß (*Citrus sinensis*)
- 2 Tropfen Bergamotte (*Citrus bergamiae*)
- 40 ml Rosenhydrolat (*Aqua rosae*)

Die ätherischen Öle mit dem Pflanzenöl gut vermischen und mit Rosenhydrolat aufgießen.

Eventuell geben Sie noch ein Biokonservierungsmittel nach Vorschrift dazu. In eine Lotionsflasche füllen.

- *Täglich sanft den Bauch damit einstreichen.*

Rückenschmerzen in der Schwangerschaft

Rückenschmerzen in der Schwangerschaft sind nichts Seltenes und seit vielen Jahrhunderten bekannt. Sie wurden bereits von Hippokrates und vielen anderen beschrieben. In den 1960er-Jahren erkannte man die Unterschiede zwischen Beckengürtel-Schmerzen und lumbalen Schmerzen. Rückenschmerzen im unteren Rücken sind also entweder Beckengürtel-Schmerzen – zwischen dem hinteren Beckenkamm und der Gesäßfalte – oder man fühlt sie als Kreuzschmerz über und rund um die Lendenwirbelsäule.

Geschätzte 50 % aller schwangeren Frauen leiden an Schmerzen im unteren Rückenbereich während der Schwangerschaft oder dann auch während der Geburt.

Man vermutet auch hier einen Zusammenhang von hormonellen mit mechanischen Faktoren.

Vor allem in der späteren Schwangerschaft werden die Rückenschmerzen durch die ungewohnte Belastung der Wirbelsäule ausgelöst, aber natürlich auch durch die damit einhergehende schlechte Haltung. Das kommt vor allem daher, weil die Gelenke als Vorbereitung auf die

Geburt durch das Hormon Progesteron locker geworden sind. Muskeln und Bänder werden im gesamten Beckenbereich ja extrem beansprucht.

Durch den großen, schweren Bauch neigen Schwangere zu einer falschen Körperhaltung: Der Bauch wird nach vorne gestreckt und dadurch bildet man ein Hohlkreuz. Und durch das Hohlkreuz wird wiederum die Rückenmuskulatur überanstrengt – Rückenschmerz vorprogrammiert!

Was kann man gegen Rückenschmerzen selbst tun?

Ölwickel

Ein warmer Ölwickel – bitte ja nicht heiß! – kann schon mal gut helfen. Man sollte ihn aber maximal ein Mal täglich anwenden.

Eine gut geeignete Mischung für den warmen Ölwickel

- 20 ml Mandelöl (*Prunus dulcis*)
- 4 Tropfen Ho-Blatt (*Cinnamomum camphora Sieb*)
- 1 Tropfen Lavendel fein (*Lavandula angustifolia*)
- 6 Tropfen Orange süß (*Citrus sinensis*)

Was benötigen wir noch dafür?

- ein kleines Handtuch
- ein großes Handtuch
- ein Plastiksackerl
- eine Wärmeflasche mit heißem Wasser

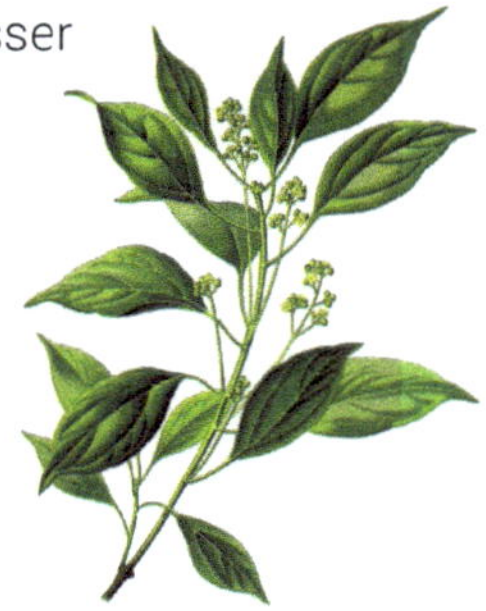

Ho-Blatt

Und wie wird es nun gemacht?

- *Etwa die Hälfte der Mischung auf das kleine Handtuch leeren.*
- *Das kleine Handtuch danach in das Plastiksackerl stecken.*
- *Wärmeflasche für 10 Minuten darauflegen, danach ist das Handtuch normalerweise warm genug.*
- *Tuch aus dem Plastiksackerl nehmen und auf die schmerzende Stelle auflegen.*
- *Mit dem großen Handtuch fixieren.*

Damit der Wickel auch eine gute Wirkung hat, am besten für eine Stunde aufs Sofa legen und gut zudecken.

Der warme Ölwickel gibt nun eine sanfte Wärme ab und regt die Durchblutung der schmerzenden Stelle an. Durch die Wärme werden die ätherischen Öle besser in die Haut transportiert und können örtlich die Muskeln entspannen.

Das wirkt sich auch als Komplettentspannung für die Schwangere aus.

Rückenmassage

Mit dieser Mischung kann natürlich auch der schmerzende Rücken vorsichtig eingerieben werden. So eine zarte Massage kann auch der Partner vorsichtig durchführen.

Vorsicht ist geboten, damit die Streichungen nicht zu tief hinunter zum Gesäß ausgeführt werden – denn bei einer allzu kräftigen Massage im Ilio-Sakral-Gelenksbereich könnte es zu ungewollten Kontraktionen der Gebärmutter kommen. Und das kann Komplikationen auslösen.

Eine alternative Mischung für die Rückenmassage

- 1 Tropfen Lavendel fein (*Lavandula angustifolia*)
- 2 Tropfen Weißtanne (*Abies alba*)
- 2 Tropfen Ho-Blatt (*Cinnamomum camphora Sieb*)
- 4 Tropfen Blutorange (*Citrus sinensis ssp. Mori*)

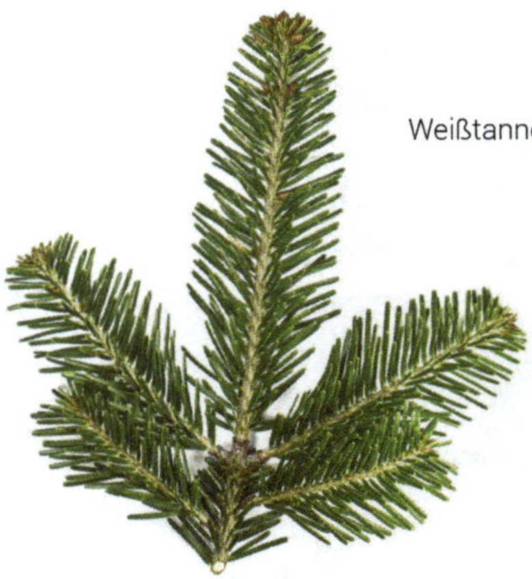

Weißtanne

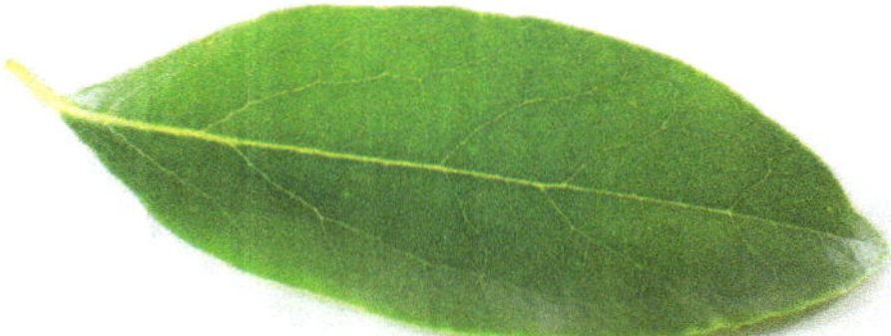

Ho-Blatt

Vaginalflora in der Schwangerschaft

Wir haben bereits gelesen, dass die Scheidenflora vor Infektionen schützt. In der Schwangerschaft ist nun die hormonelle Konstitution verändert und dadurch kann die Zusammensetzung gestört werden.

Bakterielle Infektionen sind in der Schwangerschaft meist problematisch, das Risiko für einen vorzeitigen Blasensprung oder vorzeitige Wehen wird dadurch begünstigt.

Die Vaginalflora sollte im sauren Bereich liegen. Sie können das übrigens mit einem pH-Messstäbchen aus der Apotheke selbst überprüfen.

Der pH-Wert sollte, wie wir ja schon gehört haben, unter 4,5 liegen.

Erhöht sich dieser Wert, dann kann es sich um eine bakterielle Vaginose handeln, also um Gardnerellen oder andere bakterielle Erkrankungen.

Normalerweise wird so eine Erkrankung mit Antibiotika behandelt. In der Schwangerschaft erscheint dies allerdings nicht immer wünschenswert.

Möglich ist auch in der Schwangerschaft eine Unterstützung mit Döderlein (also Milchsäurebakterien), aber auch Waschungen mit den bereits im Kapitel über die Scheidenflora empfohlenen Kräutern sind eine Alternative (siehe Seite 82).

Um das Risiko einer Candida-Infektion der Vagina zu reduzieren, sollte man möglichst wenig Zucker zu sich nehmen. Und vor allem – wenn irgend möglich – Baumwollunterwäsche tragen!

Es hilft unter Umständen auch, mit einer Mischung aus 5 ml Mandelöl und 5–6 Tropfen Sanddornfruchtfleischöl den Scheideneingang zu bestreichen.

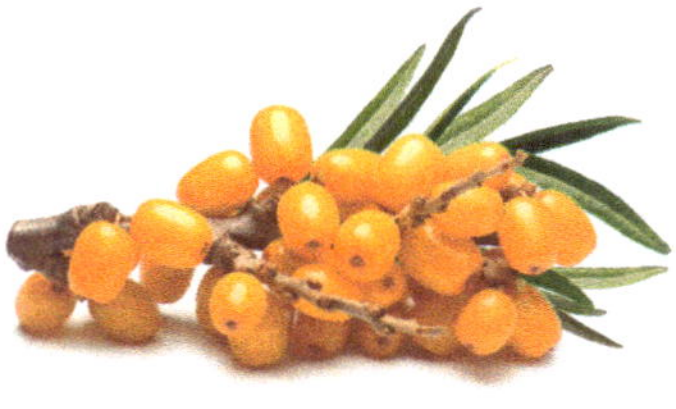

Sanddorn

Blutarmut – Anämie

Bei Anämie handelt es sich um einen Mangel an roten Blutkörperchen (Erythrozythen). **Diese haben eine wichtige Aufgabe:** Sie nehmen in der Lunge Sauerstoff auf und geben ihn dann im Körper an die unterschiedlichen Gewebe wieder ab. Zellen benötigen Sauerstoff, um daraus Energie zu erhalten. Sie bilden Kohlendioxid (CO_2) daraus und dieses wird zurück zur Lunge transportiert, wiederum mit den roten Blutkörperchen. Dort wird es über die Atemwege ausgeatmet.

In der Schwangerschaft kommt es oft vor, dass der Eisenwert im Blut reduziert ist. Dann wird weniger Sauerstoff durch das Blut weitertransportiert. Das kann Ihre Gynäkologin durch einen einfachen Bluttest feststellen.

Wozu benötigen wir Eisen im Blut?

Eisen kann vom Körper nicht selbst hergestellt werden, wir müssen es mit der Nahrung zu uns nehmen. Es wird im Dünndarm aus dem Nahrungsbrei gelöst und kommt über den Blutkreislauf ins Rückenmark. Und dort hilft das Eisen, die roten Blutkörperchen zu bilden.

Hämoglobin – das ist in der Folge der eisenhaltige Anteil in den roten Blutkörperchen – transportiert den Sauerstoff, den das Blut enthält. Und auf diese Weise wird eine gute Versorgung unseres Körpers mit Eisen gewährleistet.

Gerade in der Schwangerschaft ist jedoch der Eisenbedarf ein wichtiges Thema, steigt er doch drastisch an, und zwar von etwa 18 auf 27 Milligramm täglich. Eisen ist mitverantwortlich für das Wachstum und die Entwicklung des Gehirns des Embryos.

Oft wird jedoch über die Nahrung zu wenig Eisen aufgenommen. Obwohl der Körper in der Lage ist, Eisen einzulagern, ist es bei einem Großteil der Frauen nicht möglich, den Eisenbedarf vollständig zu decken. Das bedeutet, dass auch ohne Schwangerschaft vielfach zu wenig Eisen im Blut vorhanden ist.

Gerade in der Schwangerschaft aber muss ja die Gebärmutter laufend mit Blut versorgt werden, es muss daher mehr Blut gebildet werden, um eine optimale Sauerstoffversorgung zu erreichen. Und deshalb ist es wichtig, dem Körper mehr Eisen zuzuführen.

Besonders in der Zeit zwischen der 8. und der 22. Schwangerschaftswoche ist das notwendig, damit es im letzten Drittel der Schwangerschaft nicht zu akutem Eisenmangel kommt.

Eine Unterversorgung bedeutet in der Folge Schlafmangel, Müdigkeit, Nervosität, Kopfschmerzen, Hautprobleme, brüchige Nägel, Blässe und manchmal auch eine brennende Zunge. Die Anfälligkeit für Infektionskrankheiten steigt an.

In diesem Fall wird die Plazenta zumeist nicht mehr ausreichend mit Sauerstoff versorgt und kann sich nicht nach Plan weiterentwickeln. Das beeinträchtigt die Entwicklung des Embryos – vor allem die Entwicklung des Gehirns.

Durch eine Anämie kann es auch zu einer Fehl- oder Frühgeburt kommen. Um das auszuschließen, sollte die Ernährung entsprechend umgestellt werden.

Ernährungstipp:
Gegen Eisenmangel können auch Kräuter hilfreich eingesetzt werden, beispielsweise Brennnesseln (als Suppe, Spinat, Chips) und ihre Samen, Himbeerblättertee, Löwenzahnblätter ...

Außerdem sind eisenreich: Eier, Fisch, mageres rotes Fleisch, Leber, Hülsenfrüchte (Erbsen, Bohnen), Nüsse, Hirse, Haferflocken, getrocknete Aprikosen, rote Fruchtsäfte, Brokkoli, Rote Rüben ...

Tee gegen Eisenmangel

- 2 Teile Brennnesseln (*Urtica dioica*)
- 1 Teil Himbeerblätter (*Rubus idaeus*)
- 1 Teil Brombeerblätter (*Rubus fruticosus*)
- 2 Teile Hagebutten (*Rosa canina fruct.*)

1 gehäufter Esslöffel der Mischung wird mit einer Tasse heißem Wasser übergossen. 10 Minuten ziehen lassen und abseihen.

- ***Pro Tag 3 Tassen davon trinken.***

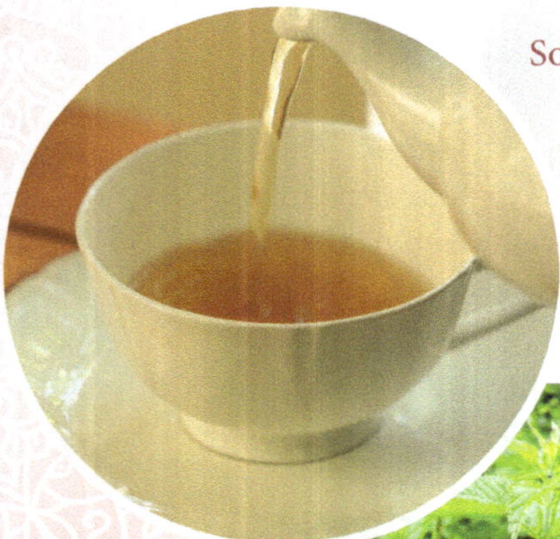

Sollten Sie bereits im ersten Schwangerschaftsdrittel vorbeugend etwas gegen Eisenmangel tun wollen, so sollten Sie anstelle der Himbeer- und Brombeerblätter 1 Teil Löwenzahnblätter in Ihre Mischung geben.

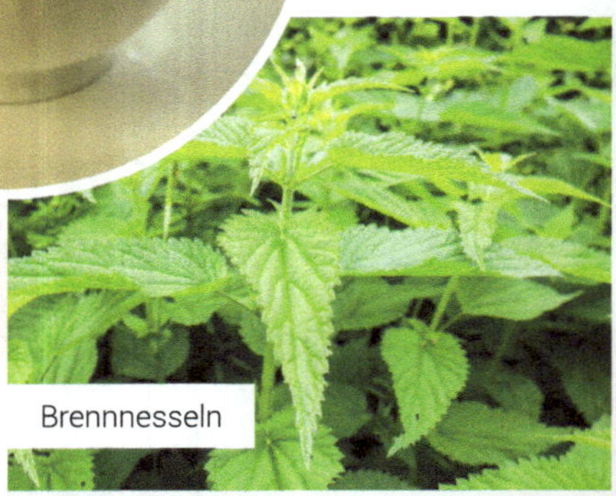

Brennnesseln

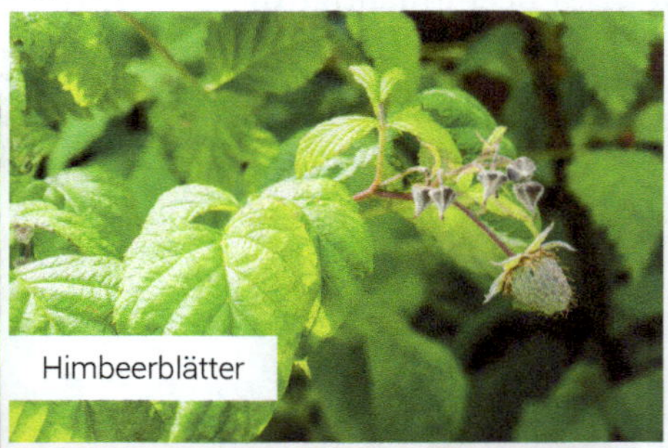

Himbeerblätter

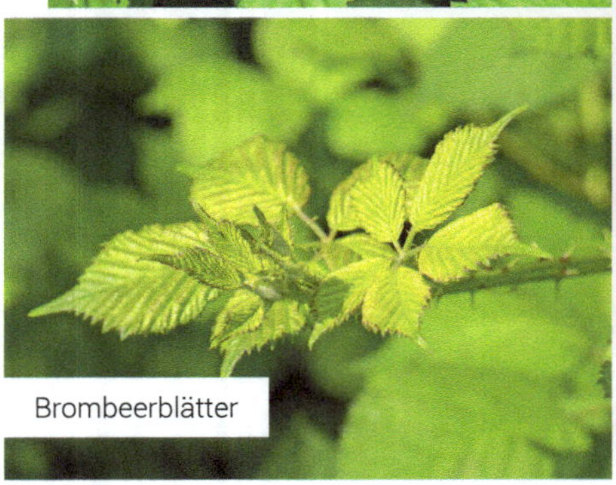

Brombeerblätter

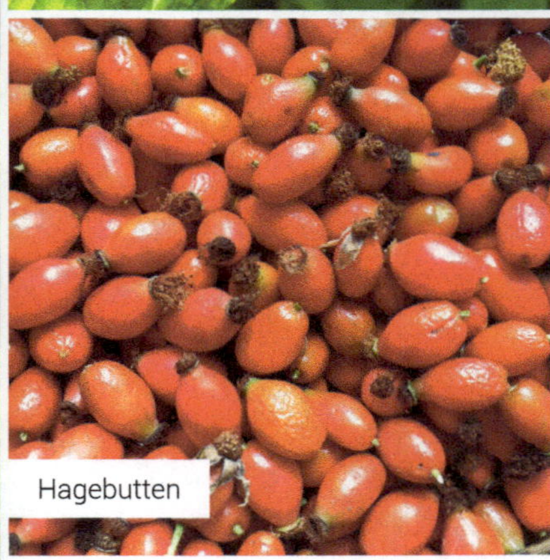

Hagebutten

Jeder Tag, an dem du nicht lächelst, ist ein verlorener Tag.

Charlie Chaplin

Bauchplastik

Eine sehr nette Idee finde ich, sich einen Gipsabdruck des Schwangerschaftsbäuchleins machen zu lassen und ihn (vielleicht sogar mit den älteren Geschwistern) zu bemalen. Dieses Bäuchlein begleitet dann zumindest bis zur Geburt und symbolisiert das neue Familienmitglied.

Anspannung und Gereiztheit in der Schwangerschaft

Die Hormonsituation in der Schwangerschaft variiert, was manche werdende Mutter gereizt machen kann, und dann gibt es bedingt durch die Unausgeglichenheit Krach.

Zur Beruhigung könnte man einen Roll-on vorbereiten, der diese Situationen *abkühlt* und die Gefühlswelt wieder in Ordnung bringt:

Alles wieder in Ordnung

- 1 Tropfen Bergamotte (*Citrus bergamiae*)
- 1 Tropfen Vanille (*Vanilla planifolium*)
- 2 Tropfen Ho-Blatt (*Cinnamomum camphora Sieb*)
- 4 Tropfen Orange süß (*Citrus sinensis*)
- 10 ml Jojobaöl (*Buxus chinensis*)

Die Zutaten in einem Roll-on gut vermischen und bei Bedarf einsetzen.

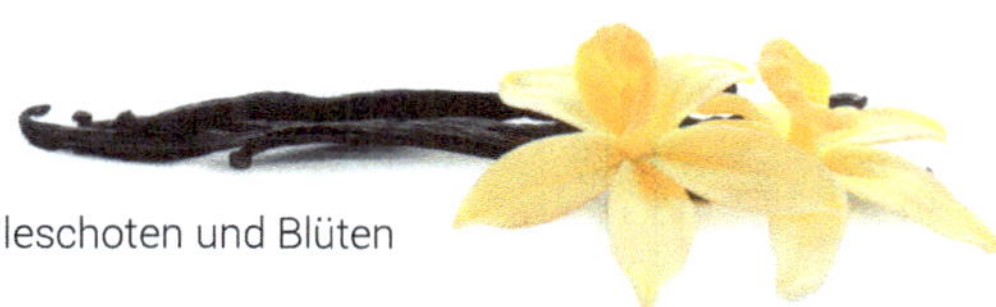

Vanilleschoten und Blüten

Wasseransammlungen und Ödeme

Sollten Sie bereits zu einem frühen Zeitpunkt Ihrer Schwangerschaft unter Ödemen bzw. Wasseransammlungen leiden, so gehört das unbedingt unter die Beobachtung einer Ärztin oder eines Arztes!

Ödeme in den letzten Schwangerschaftswochen sind zwar lästig, bleiben aber meist ohne Komplikationen.

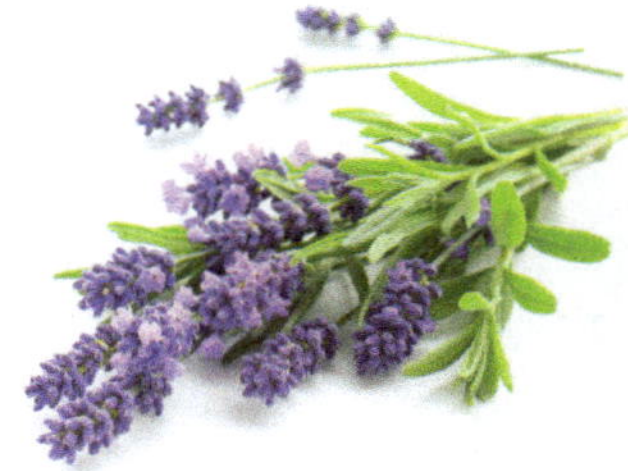

Was können Sie selbst tun?

- Beine hochlagern
- langes Stehen vermeiden
- eventuell Kompressionsstrümpfe tragen
- auf die Ernährung achten (eiweißreiche Kost, auch pflanzliches Eiweiß)
- etwas mehr Salz verwenden

Badezusatz bei Ödemneigung

- 500 g unraffiniertes Meersalz
- 2 Tropfen Lavendel fein (*Lavandula angustifolia*)
- 2 Tropfen Sandelholz (*Santalum album*)
- 4 Tropfen Zitrone (*Citrus lemon*)

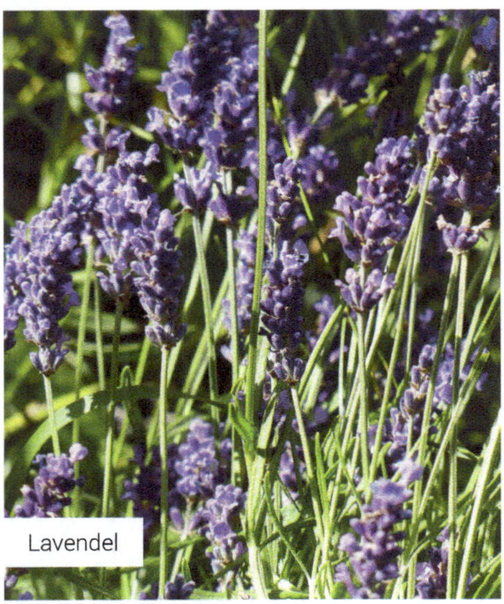

Lavendel

Das ganze Badesalz im Wasser auflösen.

- *Dieses Salzbad sollten Sie bei Ödemneigung regelmäßig (etwa 3 Mal pro Woche) bis zur Geburt fortführen.*
- *Die Badewanne sollte mit 37 °C warmem Wasser so befüllt werden, dass die Nieren vom Wasser bedeckt sind, wenn Sie darin liegen.*
- *Bitte bleiben Sie etwa 25 Minuten in der Wanne und versuchen Sie, sich möglichst zu entspannen.*
- *Nach dem Bad abduschen, damit kein Salz auf der Haut zurückbleibt.*

Durch das Salz im Wasser verändert sich der osmotische Druck und die Wassereinlagerungen werden aus dem Gewebe wieder in den venösen Kreislauf gepresst. Es kommt zu einer vermehrten Harnproduktion. Bei vielen Frauen sinkt dadurch auch der Blutdruck.

Die Geburt steht bevor …

Knapp vor dem Geburtstermin wird die Hebamme Ihnen eine Damm-Massage empfehlen, um den Geburtsvorgang zu erleichtern.

Wie diese Massage durchgeführt werden soll, lassen Sie sich am besten von ihr erklären. Dazu benötigen Sie eine Ölmischung, die sich für diese Massage auch gut eignet.

Vorzeitige Wehen

Bei vorzeitigen Wehen handelt es sich um Kontraktionen der Gebärmutter, die vor dem Abschluss der 34. Schwangerschaftswoche eintreten.

Sie äußern sich durch ein rhythmisches Erhärten des Bauches und durch regelmäßiges Ziehen, oftmals auch kombiniert mit Schmerzen in Unterbauch und Rücken. Nach der 34. Schwangerschaftswoche werden auch vom Arzt keine wehenhemmenden Mittel mehr verordnet.

Bis zur 37. Schwangerschaftswoche wird das Neugeborene als Frühgeburt betrachtet und unterliegt einer intensiveren Kontrolle.

Bei vorzeitigen *wilden* Wehen hat sich das ECHTE Majoran-Öl (*Origanum majorana*) in Kombination mit Lavendel und Linaloeholz als ungewöhnlich hilfreich erwiesen und sogar Klinikaufenthalte verkürzt oder gar vermieden. Aber bitte unbedingt *Origanum majorana* und nicht *Thymus mastichina*, der als *Spanischer Majoran* im Handel ist.

Dabei wird der Bauch sanft eingestrichen – KEINESFALLS Druck ausüben! Heftige Berührungen des Bauches können neue Wehen provozieren!

Zusätzlich zu einer Betreuung durch die Hebamme bzw. die entsprechende Schonung kann man also durchaus auch mit ätherischen Ölen Unterstützung bieten:

Mischung gegen vorzeitige Wehen (Beispiel)

- 20 ml Mandelöl süß (*Prunus dulcis*)
- 3 Tropfen Lavendel fein (*Lavandula angustifolia*)
- 3 Tropfen Linaloeholz (*Bursera delpechiana*) oder Rosenholz (alternativ)
- 2 Tropfen Majoran (*Origanum majorana*)
- 2 Tropfen Rose persisch (*Rosa damascena*) oder Neroli (*Citrus aurantium flos.*) in Jojobaöl 10:90

Alle Zutaten gut vermischen.

- *Den Bauch sanft einstreichen – **keinesfalls Druck ausüben**! Heftige Berührungen des Bauches können neue Wehen provozieren!*

Bevor Sie selbst eine solche Mischung anwenden, besprechen Sie sich bitte unbedingt mit Ihrer Hebamme!

Damm-Massage

Als Damm wird das Gewebe zwischen Scheide und After bezeichnet. Während der Geburt wird der Damm sehr belastet und es können durch den Druck und die Dehnung, die der kindliche Kopf verursacht, Risse entstehen.

Man spricht dann von einem Dammriss.

Auch dann, wenn Sie Ihre Damm-Massage regelmäßig durchführen, kann es leider während der Geburt dazu kommen oder es muss ein Dammschnitt gemacht werden.

Durch die tägliche Damm-Massage wird aber das Gewebe elastischer und weicher. Ihr Körperbewusstsein wird erhöht, wenn Sie die Dehnung der Yoni spüren, und Sie lernen Ihren Körper besser kennen.

Es reduziert sich aber auch die Angst vor der Geburt, besonders vor dem Augenblick, wenn der Kopf durchkommt.

Die Damm-Massage gehört zu einer der wichtigsten Geburtsvorbereitungen.

Ab der 34. Schwangerschaftswoche kann mit der Damm-Massage begonnen werden. Dazu verwendet man am besten Weizenkeimöl (Vitamin-E-haltig), das die Geschmeidigkeit des Dammgewebes fördert. Es kann eventuell mit Mandelöl, Johanniskrautöl und/oder Nachtkerzenöl kombiniert verwenden. Ihre Hebamme zeigt Ihnen gerne, wie Sie die Damm-Massage durchführen sollen.

Falls Sie selbst damit Probleme haben, darf das auch Ihr Partner übernehmen.

Kontraindikation für eine Damm-Massage: Genitalherpes oder Entzündungen im Vaginalbereich!

Um die Beckenbodenmuskulatur auf die Geburt einzustimmen, sollte parallel zur Damm-Massage unbedingt Schwangerschaftsgymnastik gemacht werden.

Eine bewährte Mischung für die Damm-Massage

- 10 ml Weizenkeimöl (*Triticum vulgare*)
- 10 ml Jojobaöl (*Buxus chinensis*)
- 2 Tropfen Rose persisch (*Rosa damascena*), destilliert und verdünnt 10:90 in Jojobaöl
- 2 Tropfen Muskatellersalbei (*Salvia sclarea*)
- 1 Tropfen Lavendel fein (*Lavandula angustifolia*)

Alle Zutaten gut vermischen.

- *Ca. 2 Minuten täglich reichen schon – das Öl soll zwischen After und Vagina kräftig eingerieben werden, anschließend den eingeölten Damm mit den Fingern vorsichtig spreizen.)*

Wenden Sie diese Mischung nach Empfehlung Ihrer Hebamme für die Damm-Massage an.

Endlich Geburtstermin …

… und das Baby will und will nicht kommen!

Keine Sorge: Die wenigsten Kinder kommen am errechneten Geburtstermin zur Welt. Jetzt wird Ihnen Ihre Hebamme normalerweise noch etwa 10 Tage zugestehen. Danach wird in den Krankenhäusern die Geburt künstlich eingeleitet.

In manchen Fällen hilft Geschlechtsverkehr, das Baby aus seiner Umhüllung zu locken, denn die natürlichen Prostaglandine im Sperma fördern den Wehenbeginn.

Manchmal helfen lange Spaziergänge. Leider nicht immer, wie ich aus eigener Erfahrung weiß: Da hat nicht einmal das Springen über die Stufen im Stiegenhaus geholfen!

Wehenunterstützung durch eine Bauchstreichung

- 30 ml Jojobaöl (*Buxus chinensis*)
- 1 Tropfen Rose persisch (*Rosa damascena*), destilliert
- 1 Tropfen Jasmin sambac
- 2 Tropfen Ylang-Ylang (*Cananga odorata*)
- 2 Tropfen Muskatellersalbei (*Salvia sclarea*)

Man kann die Mischung aber auch ohne Jojobaöl in etwas Milch vermengen und in ein Badewasser emulgieren.

- *Mit dieser Mischung werden Bauch- und Lendenbereich sanft massiert.*

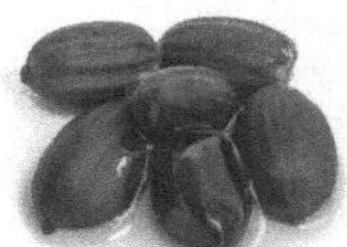

Jojobasamen

… und dann ist es doch so weit!

Eine normale Geburt ist ein natürlicher Vorgang! Als *normal* wird eine Geburt dann bezeichnet, wenn der erste austretende Teil der kindliche Kopf ist, wenn der Ablauf spontan erfolgt und die Geburt nicht länger als 12 Stunden dauert.

Der Muttermund sollte sich 1 cm pro Stunde eröffnen, bis er letztlich 10 cm Öffnung aufweist.

Wie die Geburt letztlich tatsächlich erfolgt und welche Gefühle sich für die neugebackene Mutter daraus ergeben – das hängt natürlich auch von den Umständen ab, die sich rundherum abspielen.

Geburtsverletzungen

Auch bei Geburtsverletzungen, wie sie bei einer normalen Geburt entstehen können, haben wir die Möglichkeit, die Heilkräfte des Körpers mit ätherischen Ölen zu unterstützen, vor allem dann, wenn bei der Geburt ein Dammschnitt vorgenommen wurde oder der Damm eingerissen ist.

Abgesehen von kühlen Waschungen mit klarem Wasser können auch Sitzbäder durchgeführt werden.

Dazu mischt man 2 Esslöffel Totes Meersalz mit 2 Tropfen Manuka-Öl und 1 Tropfen Lavendel fein.

Man kann aber auch eine wundheilende Ölmischung herstellen:

Wundheilende Ölmischung

- 20 ml Ringelblumenöl (*Calendula officinalis*)
- 2 Tropfen Benzoe Siam (*Styrax tonkinensis*)
- 1 Tropfen Immortelle (*Helichrysum italicum*)
- 2 Tropfen Cistrose (*Cistus ladanifer*)
- 1 Tropfen Lavendel fein (*Lavandula angustifolia*)

Alternative Mischung

- 20 ml Ringelblumenöl (*Calendula officinalis*)
- 4 Tropfen Immortelle (*Helichrysum italicum*)
- 4 Tropfen Lavendel fein (*Lavandula angustifolia*)
- 2 Tropfen Manuka (*Leptospermum scoparium*)

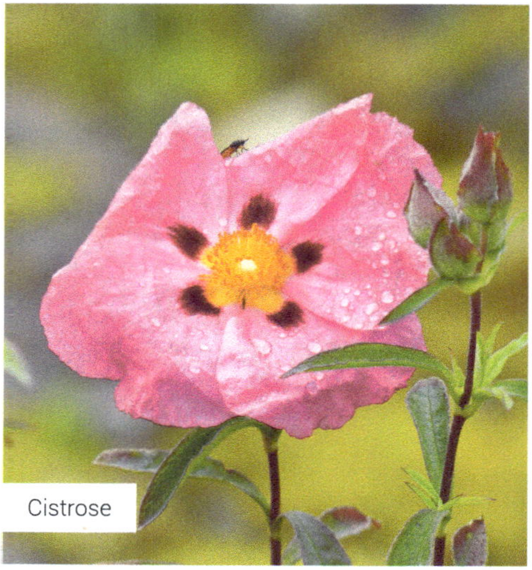

Cistrose

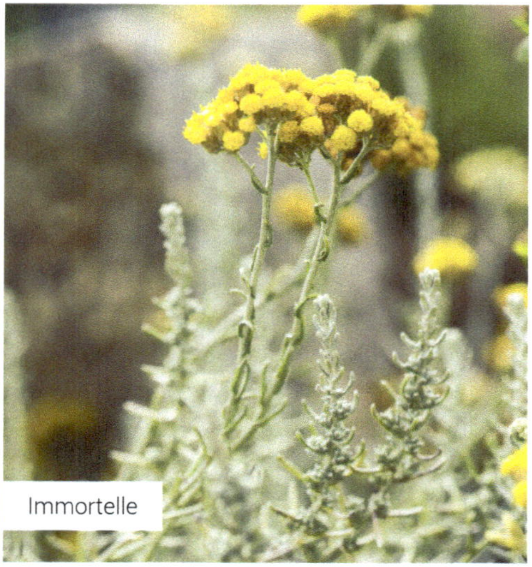

Immortelle

Kaiserschnitt

Nicht immer ist es möglich, ein Kind auf *normalem* Weg zur Welt zu bringen. Manchmal hilft dabei nur der Kaiserschnitt. Er ist leider nicht die sanfteste Weise, zur Welt zu kommen, weder für das Kind noch für die Mutter.

Ich erinnere mich heute mit stillem Erstaunen über die Kaiserschnitt-Geburt meines ersten Sohnes. Da bereits Überzeit war, der Muttermund bereits leicht geöffnet war, aber das Kind eine Fußlage hatte, schickte mich mein damaliger Frauenarzt nach einer letzten Untersuchung in seiner Praxis zur Entbindung ins Krankenhaus.

Dort stellte man fest, dass der kleine Bengel in der Zwischenzeit seine Beinchen eingezogen und nun eine Steißlage eingenommen hatte.

Na fein: Steißlage, das war nicht gerade entspannend für mich, als ich es erfuhr!

Dennoch wollte man die Geburt auf normalem Weg durchführen, der Muttermund hatte sich in der Zwischenzeit nochmals ein wenig erweitert (immer noch nicht weit genug). Also wurde ich an den *Wehentropf* gehängt. Das war am frühen Abend. Ein heißer, schwüler Sommerabend.

Naturgemäß ist augenscheinlich an solchen Tagen im Kreißsaal viel los und ich lag in einem kleinen Nebenraum, friedlich vor mich hindösend.

Leider wurden die durch den Wehentropf ausgelösten Wehen zu einer Dauerwehe. Und das Horrorszenario für mich: Die diensthabende Hebamme hatte mich augenscheinlich vergessen!

Aus dem Bett konnte ich nicht, mein Rufen und Läuten wurde nicht gehört, also versuchte ich, mit Atemtechnik ruhig zu bleiben, bis morgens Dienstwechsel war und die *neue* Hebamme erschien.

Sie sah sofort, was mit mir los war, schickte nach dem Arzt und ich wurde für einen Kaiserschnitt vorbereitet. Welche Erleichterung! Ja, Erleichterung, dass nun endlich etwas weitergehen würde, machte sich in mir breit. Vom Kaiserschnitt selbst weiß ich nichts, ich war ja in Narkose (damals wurde das noch nicht mit Kreuzstich gemacht).

Und dann die Erleichterung, als ich aus der Narkose aufwachte und meinen Frischling in die Arme nehmen konnte!

Man nennt so einen Kaiserschnitt, der ja bereits in einen laufenden Geburtsvorgang eingreift, ***sekundären* Kaiserschnitt** . Dieser erste Kaiserschnitt, der durchgeführt wurde, war nötig, um das Leben meines Sohnes und mein eigenes zu retten, wie man mir später erklärte. Und dafür bin ich dankbar!

Meinen zweiten Sohn bekam ich dann wieder mit Kaiserschnitt, aber ganz bewusst aus medizinischer Notwendigkeit heraus, zwei Wochen vor dem errechneten Geburtstermin. Diesen Vorgang nennt man ***primären* Kaiserschnitt**.

Was passiert beim Kaiserschnitt?

Ich habe mir das von meinem damaligen Gynäkologen erklären lassen, um den Vorgang besser zu verstehen.

Die oberste Hautschicht der Bauchdecke wird mit dem Skalpell eingeschnitten, dann werden die tieferen Schichten der Bauchwand vorsichtig auseinandergerissen oder geschnitten, das Baby wird herausgeschält und die Plazenta wird gelöst. Danach wird alles schichtweise wieder vernäht.

Es ist aber immer eine Bauchoperation, das sollte nie vergessen werden.

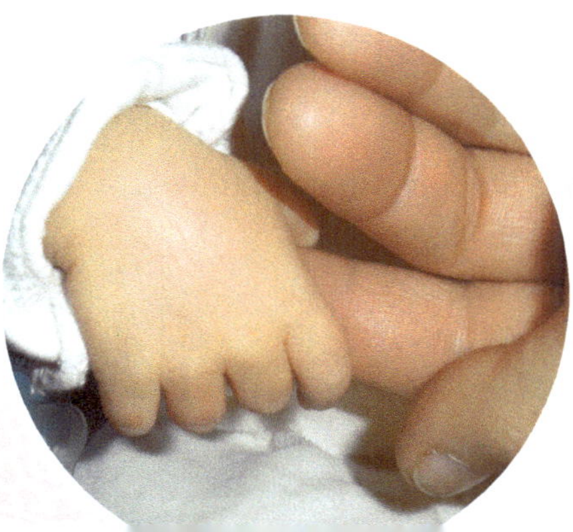

Hätte ich damals schon mehr mit ätherischen Ölen gearbeitet, so hätte ich mir wahrscheinlich das folgende Körperpflegeöl gemacht und es zwei Mal täglich aufgetragen, um den Kaiserschnitt seelisch besser zu verkraften:

Körperpflegeöl

- 50 ml Aprikosenkernöl (*Prunus armeniaca*)
- 5 Tropfen Rose persisch (*Rosa damascena*), destilliert, 10:90 in Jojobaöl
- 1 Tropfen Muskatellersalbei (*Salvia sclarea*)
- 2 Tropfen Jasmin sambac
- 2 Tropfen Sandelholz (*Santalum album*)
- 2 Tropfen Ylang-Ylang (*Cananga odorata*)
- 1 Tropfen Lavendel fein (*Lavandula angustifolia*)
- 8 Tropfen Grapefruit (*Citrus paradisi*)

Alle Zutaten gut vermischen.

- *Zwei Mal täglich auftragen*

Im Wochenbett

Wenn man nach der Geburt mit ätherischen Ölen arbeitet und die Mutter stillt, dann ist wieder größtmögliche Vorsicht geboten, welche Öle man dafür anwenden mag.

Alle jene Öle, die für das Baby nicht geeignet sind, dürfen nicht verwendet werden.

Wunde Brustwarzen

Wenn die Brustwarzen wund werden, dann müssen sie gut gepflegt werden, damit keine Brustdrüsenentzündung entsteht.

Als **erste Hilfe** empfiehlt sich der Einsatz von Rosenhydrolat. Besprühen Sie die Brust mit dem Rosenwasser, es wirkt entzündungshemmend, hautpflegend, wundheilend und es kühlt die empfindliche Haut. Zur Hautpflege können Sie auch Ringelblumensalbe mit einem Lanolinanteil verwenden.

Zu wenig Milch

Sie wollen Ihr Baby gerne stillen und haben zu wenig Milch? Je häufiger und je länger das Baby in den ersten Tagen nach der Geburt angelegt wird, umso besser wird die Milchversorgung funktionieren.

Achten Sie darauf, beim Stillen Ruhe zu haben – kein Telefon, kein Stress!

Und wenn's zu wenig ist: Vor jedem Stillen eine sanfte Brustmassage durchführen. Wechseln Sie gegebenenfalls auch mal die Stillposition, damit Ihre Brust auch wirklich entleert wird.

Natürlich ist auch Ihre Ernährung wichtig. Ausreichende Flüssigkeitszufuhr, Kraftsuppen, Erdbeeren, Melonen, aber auch Marillenkompott fördern die Milchmenge.

Stilltee

- 1 Teil Anis
- 1 Teil Fenchel süß
- 1 Teil Kreuzkümmel

Davon pro Tasse 1 Esslöffel mit heißem Wasser übergießen. 8 Minuten ziehen lassen und abseihen.

- *Täglich 2–3 Tassen davon trinken.*

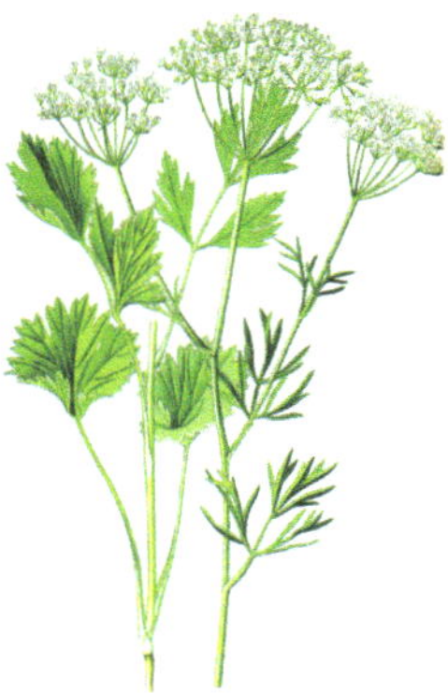
Anis

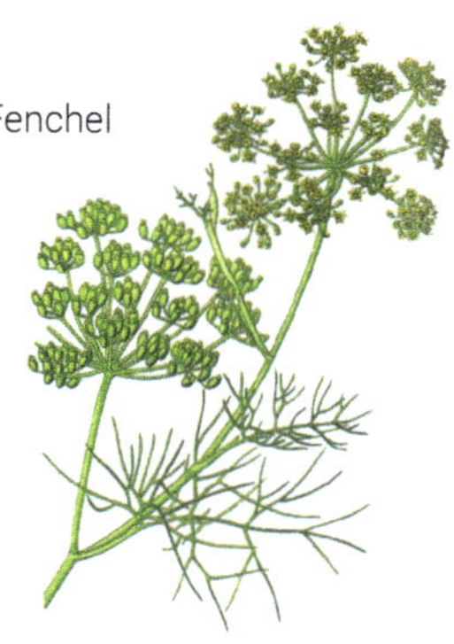
Fenchel

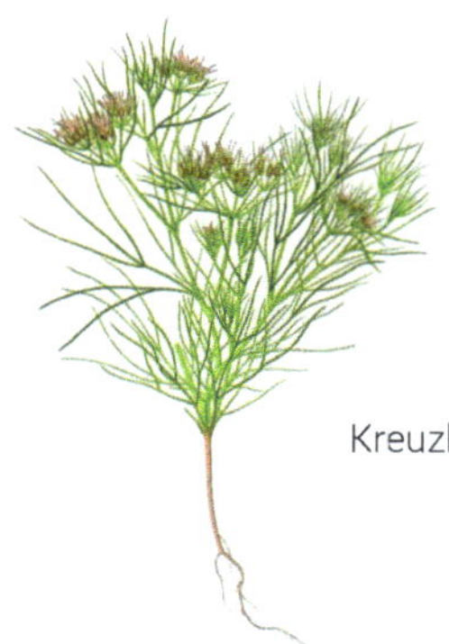
Kreuzkümmel

Nichts geht verloren, es ist nur nicht hier.

Anke Maggauer-Kirsche

ABORTUS – FEHLGEBURT

Leider hat es mit der Schwangerschaft nun doch nicht geklappt und der Embryo wollte oder konnte nicht ausgetragen werden. Ein trauriger Tag ist das, wenn wir die Hoffnung begraben müssen, unser Baby zu bekommen, auf das wir uns schon so gefreut hatten.

In vielen Krankenhäusern gibt es bereits die Möglichkeit, sich von diesen Sternenkindern würdevoll zu verabschieden und sie ins Licht zu senden.

Ich finde diese Möglichkeit wirklich gut und wichtig.

Denn ohne eine Verabschiedung hängt das Geschehene jahrzehntelang nach und muss oft unter schwierigen und belastenden Bedingungen verkraftet werden.

Ätherische Öle können in dieser Zeit der Trauer helfen, sich nicht selbst zu verlieren, die Füße wieder auf die Erde zu bekommen und dem Leben eine neue Chance zu geben.

Mehrere Varianten sind möglich – jeder sollte die für ihn passende Möglichkeit dafür auswählen:

- Duftlampe – auch gleich für die ganze Familie
- Roll-on – etwas zum Mitnehmen
- Pflegeöl – Hilfe vor dem Einschlafen

Verwenden Sie für Ihren Diffuser/Ihre Duftlampe nicht immer die gleiche Mischung. Es empfiehlt sich, zumindest zwei unterschiedliche Mischungen vorzubereiten, die man dann je nach Stimmungslage und Tageszeit einsetzen kann.
Dieser Spray ist nicht nur im Falle eines Abortus hilfreich, man sollte

ihn meiner Meinung nach auch in anderen Stresssituationen zur Hand haben. Er löst Stress und wirkt beruhigend, auch wenn er nicht einschlaffördernd ist!

Erste-Hilfe-Ölspray

- 10 ml Jojobaöl (*Buxux chinensis*)
- 3 Tropfen Neroli (*Citrus aurantium*)
- 2 Tropfen Petit Grain bigarade (*Citrus aurantium*)
- 4 Tropfen Blutorange (*Citrus sinensis ssp. Mori*)
- 10 ml Orangenblütenhydrolat

Öle mischen und mit dem Orangenblütenhydrolat aufgießen. Geben Sie eventuell ein paar Tropfen biologisches Konservierungsmittel dazu.

- *Vor jeder Anwendung kurz aufschütteln.*

Duftlampenmischung Nr. 1

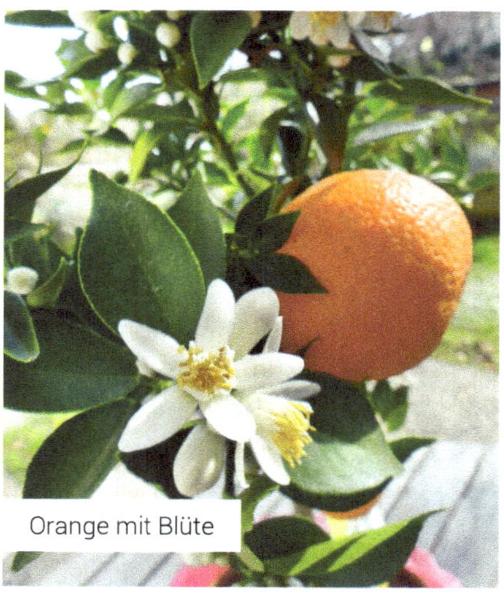

Orange mit Blüte

gegen Traurigkeit

- 5 Tropfen Jasmin sambac
- 3 Tropfen Rose (*Rosa damascena*)
- 6 Tropfen Grapefruit (*Citrus paradisi*)
- 2 Tropfen Bergamotte (*Citrus bergamiae*)
- 1 Tropfen Vetiver (*Vetiveria zizanoides*)

- *Davon gibt man max. 3–4 Tropfen in die Duftlampe. Weniger ist mehr!*

Duftlampenmischung Nr. 2

- 1 Tropfen Vetiver (*Vetiveria zizanoides*)
- 2 Tropfen Jasmin sambac
- 1 Tropfen Ylang-Ylang (*Cananga odorata*)
- 4 Tropfen Rose, absolue (*Rosa centifolia*), beispielsweise Mairose
- 6 Tropfen Blutorange (*Citrus sinensis ssp. Mori*)
- 1 Tropfen Zitrone (*Citrus limon*)

- *Davon gibt man max. 3–4 Tropfen in die Duftlampe.*

Für Ihren Roll-on haben Sie die Möglichkeit, ebenfalls von einer dieser Mischungen ein paar Tropfen zu verwenden.

Roll-on

- Füllen Sie in einen 10-ml-Roll-on Jojobaöl ein und geben Sie 2 Tropfen der gewünschten Mischung dazu.

- *Auf den Puls auftragen, wenn der Druck zu groß wird.*

Ebenso verfahren Sie mit einer Pflegelotion.

Pflegelotion

Je nach Hauttyp mischen Sie Ihre Basis-Schüttellotion (siehe Seite 219):

- 55 ml Mandelöl (*Prunus dulcis*)
- 5 ml Granatapfelkernöl
- max. 15 Tropfen der gewünschten Mischung
- 40 ml Rosenhydrolat

Zuerst geben Sie das fette Pflanzenöl in Ihre 100-ml-Lotionflasche, dann kommen die ätherischen Öle Ihrer bevorzugten Mischung dazu, zum Schluss geben Sie Rosenwasser in die Flasche.

- *Vor jedem Gebrauch wird gut geschüttelt!*
- *Am besten cremen Sie sich nach der abendlichen Dusche oder dem Bad damit ein.*

Lavendelgel für guten Schlaf

Zuerst benötigen Sie einen Frischpflanzenauszug aus Lavendel oder eine Lavendeltinktur. Das Rezept dazu finden Sie im Anhang (siehe Seite 218). Es ist nicht schwer!

- 1 g Xanthan (Gelbildner)
- 5 g Lavendel-Frischpflanzenauszug oder Lavendeltinktur
- 6 g pflanzliches Glycerin
- 50 ml Lavendelhydrolat (*Aqua Lavandula angustifolia*)
- 6 Tropfen Lavendel fein (*Lavandula angustifolia*)
- 3 Tropfen Kamille römisch (*Chamamaelum nobile*)
- 4 Tropfen Sandelholz (*Santalum album*)

Xanthan, Lavendeltinktur, Glycerin und Lavendelhydrolat werden mit einem Mixstab (Milchaufschäumer) gut gemischt. Es sollen keine Klümpchen in der Masse sein.

Danach mischen wir die ätherischen Öle hinein. (Wenn Sie sich sicherer fühlen, geben Sie noch ein paar Tropfen Konservierungsmittel dazu – allerdings ist es durch die Beigabe von Glycerin nicht wirklich nötig.)

- *Vor dem Schlafengehen auf den Puls auftragen. Es verhilft Ihnen zu einem ruhigen und ausgeglichenen Schlaf.*
- *Dieses Gel ist etwa 3 Monate haltbar.*

Kleine Seele, ich lasse dich gehen, denn ich weiß,
wir werden uns wiedersehen.

SCHWANGERSCHAFTSABBRUCH

Etwas anders verhält es sich beim bewussten Schwangerschaftsabbruch. Hier hat sich die Frau gezielt gegen die Schwangerschaft und das Austragen des Kindes entschieden.

Das kann jetzt einerseits aus sozialen Gründen geschehen, andererseits aber auch aus gesundheitlichen Überlegungen heraus entstanden sein.

Beides ist – ähnlich wie beim Abortus – mit einem Abschiednehmen verbunden, mit dem Loslassen eines kleinen Wesens, wie auch immer.

So einen Schwangerschaftsabbruch hatte ich auch zu verkraften, mit knapp 19 Jahren und dann noch dazu im Ausland, denn damals war das in Österreich illegal. Es fand sich zu dieser Zeit kaum jemand unter den Ärzten, der sich der Gefahr aussetzen wollte, seine Existenz zu verlieren. Heute ist auch das einfacher geworden. Die Legalisierung macht es den Frauen aber dennoch nicht leichter. Sich gegen ein Lebewesen zu entscheiden fällt immer noch extrem schwer.

Auch ein Schwangerschaftsabbruch aus gesundheitlichen Gründen ist schwierig für die Betroffenen. Vielleicht sogar noch mehr als aus sozialen Gründen. Aber ich möchte das nicht aufwiegen. Egal aus welchen Gründen: Immer noch ist es ein gesellschaftlich umstrittenes Thema.

Vielfach hat sich die liberale Meinung durchgesetzt, dass der Status und die Würde menschlichen Lebens an bestimmte Eigenschaften oder Fähigkeiten gekoppelt sind, die erst im Laufe der Schwangerschaft erworben werden.[×] Ab dem zweiten Schwangerschaftsdrittel ist der Embryo empfindungsfähig.

Dennoch: Die physische und psychische Gesundheit bzw. das Leben der Schwangeren haben auch im Angesicht der meisten Mediziner ein stärkeres Gewicht.

Eines vielleicht noch als Ergänzung: Ein Schwangerschaftsabbruch ist nach wie vor in vielen Ländern gesetzlich strafbar, ausgenommen, er fin-

× Schöne-Seifert, B., „Grundlagen der Medizinethik", Seite 162, Stuttgart 2007

det aus gesundheitlichen Gründen statt.

Dennoch sollte es meiner Meinung nach der Mutter bzw. den Eltern unbenommen sein, sich im Fall des Falles selbst dafür oder dagegen zu entscheiden.

Mit ätherischen Ölen oder auch mit Kräutern kann man eine Entscheidung nicht erleichtern. Wohl aber – falls es dazu kommt – nach dem Schwangerschaftsabbruch die Psyche stützen. Und dafür empfehlen sich die gleichen Anwendungen, wie ich sie auch unter dem Punkt *Abortus* beschrieben habe.

Beruhigende Mischung

- 2 Tropfen Bergamotte (*Citrus bergamiae*)
- 2 Tropfen Mimose (*Acacia dealbata*), in Alkohol verdünnt 10:90
- 1 Tropfen Sandelholz (*Santalum album*)
- 1 Tropfen Rosengeranie (*Pelargonium graveolens*)
- 1 Tropfen Ylang-Ylang (*Cananga odorata*)

Für die Duftlampe: 2–3 Tropfen je nach Raumgröße.

Für das Bad emulgieren Sie die Mischung mit Milch und Honig (je einen Esslöffel davon) ins Wasser.

Bitte nicht zu heiß baden!

Gegen depressive Verstimmung

- 3 Tropfen Osmanthus (*Osmanthus fragrans*)
- 5 Tropfen Grapefruit (*Citrus paradisi*)
- 1 Tropfen Tonka (*Dipteryx odorata*)

- ***Davon verwenden Sie bitte für Ihre Duftlampe jeweils nur 2–3 Tropfen.***

Ein altes chinesisches Sprichwort sagt:

„Osmanthus verschönt die Seele und bringt das Lächeln zurück."

Und wann, wenn nicht in so einer Situation, benötigen wir einen Sonnenstrahl für unser Herz!

Suchen ist gefährlich! Man entdeckt manchmal etwas, das man gar nicht finden wollte!

ICH MAG MICH, WIE ICH BIN

Können Sie das von sich sagen? Ehrlich? Lieben Sie sich selbst (zumindest ein bisserl)? Nein? Oje!

Mir ist es lange Zeit so gegangen: Es ist mir nämlich überhaupt nicht aufgefallen, dass ich mich selbst nicht liebte. Erst als mir einer meiner Freunde vor Jahren an den Kopf warf: *„Du liebst dich ja gar nicht selbst, du liebst es bloß, andere zu lieben!"* dachte ich darüber nach. Zuerst war ich ziemlich beleidigt. Ich gebe es zu! Ich meinte ja, mich selbst sehr wohl zu lieben. Aber als ich dann mit ihm darüber diskutierte, konnte ich nicht umhin, ihm recht zu geben.

Gerade wir Frauen stellen unsere Bedürfnisse gerne hinter die anderer zurück – sei es in der Familie, sei es im Beruf. Wir lernen bereits als kleine Mädchen, ein *angepasstes Kind* zu sein, und oft bleiben wir das dann auch unser ganzes Leben lang.

Aber muss das so sein?

Als mich mein Freund mit seinen Worten aufrüttelte, war ich immerhin bereits beinahe 50 Jahre alt. Zu spät, um noch etwas zu ändern? **Nein!**

Zuerst also diskutierten wir heftigst. Er meinte, bevor man jemanden anderen wirklich lieben könne, müsse man:

1) herausfinden, wie es sich anfühlt, sich selbst zu lieben.
2) seine eigenen Handlungen anderen gegenüber hinterfragen.

Das ist nicht sehr einfach und es kann ganz schön wehtun – nämlich sich selbst zu ergründen. Also beschäftigte ich mich mit mir. Viele Jahre hatte ich schon davor Tagebücher gefüllt mit meinen Gedanken. War das *echt* gewesen oder hatte ich mir etwas vorgemacht? Nun, man neigt dazu, nicht immer WIRKLICH ehrlich zu sich zu sein, nicht einmal, wenn man etwas Persönliches niederschreibt, fand ich heraus.

Meine Gefühle für mich zu analysieren war also nicht ganz leicht. **Aber:** Es geht! Und dann fragte ich mich natürlich auch: **Wie kann ich mich selbst eigentlich lieben?**

Glauben Sie mir, man denkt manchmal, man liebt sich ja eh schon und unbedingt. Aber man liebt oft auch nur das Bild, das andere von einem haben. Also alte Bilder ausradieren, nachdenken, zurück an den Start!

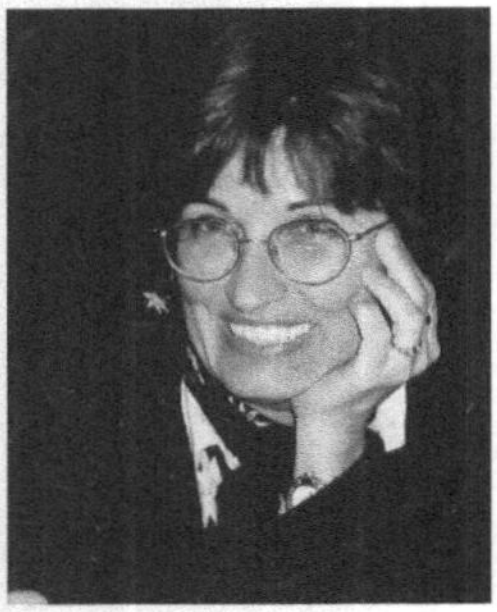

Heute kann ich sagen, dass diese paar Stunden der Diskussionen und des Nachdenkens mir in meiner persönlichen Entwicklung unglaublich gutgetan haben.

Heute fühle ich mich nicht mehr verpflichtet, unbedingt so zu sein, wie mich andere haben wollen (speziell vielleicht sogar mein Partner). Ich darf sein, wie ich bin, ich darf zu mir stehen und für mich einstehen!

Und das schönste Geschenk, das ich durch meine Selbstreflexion erhalten habe, ist eine innere Zufriedenheit und Ausgeglichenheit.

Geholfen hat mir dabei einiges: Meditationen und Natur (meist beides gemeinsam), Unterstützung durch den Duft ätherischer Öle, ein bisschen auch das Wälzen philosophischer Gedanken (ich habe Osho[×] verschlungen und es hat wohl auch ein wenig gedauert, bis ich seine Gedanken verstanden hatte) und das ehrliche Niederschreiben meiner Ideen.

Vielleicht haben Sie ja auch einmal Lust dazu, positive *Nabelschau* zu halten und zu sich selbst und Ihrem Innersten vorzudringen. Ich kann es Ihnen nur empfehlen! Und es ist nie zu spät dazu!

× „Das orangene Buch" - Die Osho Meditationen des 21. Jhs., erschienen 2008

Meditationsmischung für die Duftlampe

- 1 Tropfen Muskatellersalbei (*Salvia sclarea*)
- 1 Tropfen Vetiver (*Vetiveria zizanoides*)
- 1 Tropfen Ylang-Ylang (*Cananga odorata*)
- 3 Tropfen Grapefruit (*Citrus paradisi*)

Telefon in einen anderen Raum stellen, Kinder, Hunde und andere Lärmquellen entfernen, vielleicht eine Kerze aufstellen (Kerzenlicht ist für eine Meditation besser als das Licht einer normalen Lampe).

Falls Sie gerne mit Musik meditieren: Es gibt eine Unzahl an guten Meditations-CDs, Sie finden sicherlich die richtige für sich.

Eine andere Methode, zu sich selbst zu kommen, ist ein Spaziergang im Wald. Und das möglichst allein oder mit einer anderen Person, die sich ebenfalls still in die Energie der Bäume vertiefen möchte.

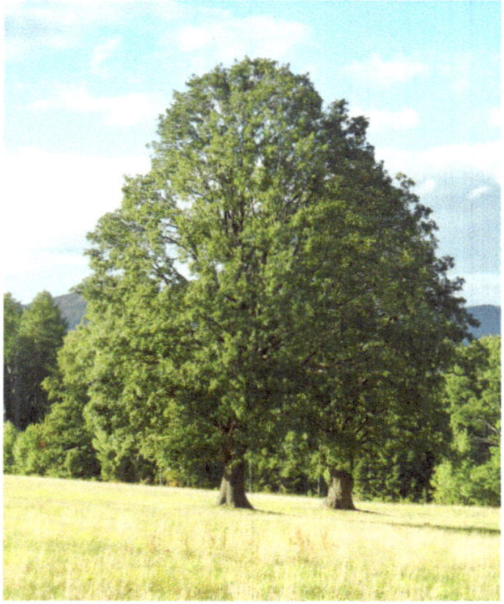

Umarmen Sie *Ihren* Baum! Sie werden es spüren – er gibt Ihnen Kraft und schenkt Ihnen Liebe. Vielleicht suchen Sie sich ja auch Ihren persönlichen *Seelenbaum*?

Und wenn Sie ein Tagebuch führen wollen, dann tun Sie es wirklich schonungslos ehrlich! Nur eine geschönte Variante Ihres Tages aufzuzeichnen bringt leider gar nichts.

Hilfreiche ätherische Öle für ruhige Stunden sollten Sie nicht zu stark aktivieren, sondern eher *entschleunigen*. Dafür eignen sich vor allem auch Öle wie Vanille und Tonka. Aber bitte dosieren Sie die Duftlampenmischungen nicht zu *heftig*, Sie könnten sonst Kopfschmerzen bekommen!

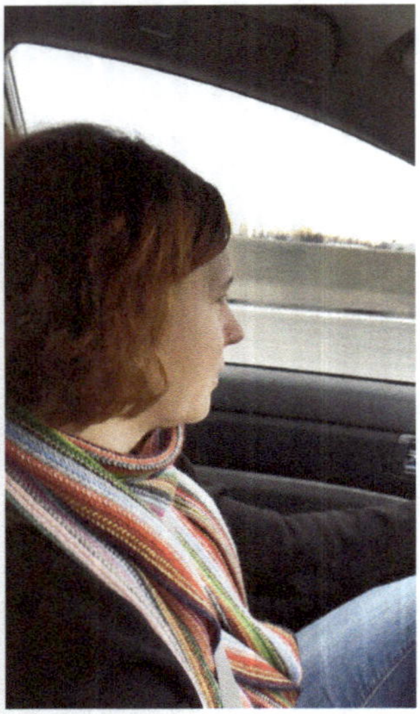

Es sind nicht die äußeren Umstände, die das Leben verändern,
sondern die inneren Veränderungen, die sich im Leben äußern.
Wilma Thomala

AUF DER SUCHE

Interessant erscheint mir, dass heutzutage viele Frauen zwischen 40 und 55 beginnen, sich völlig neu im Leben zu orientieren.

Dann, wenn die Kinder (so man welche in die Welt gesetzt hat) beginnen, selbstständig und flügge zu werden, ist oft auch in der Partnerschaft eine Flaute eingetreten. Und es entsteht eine gewisse Leere, die man anfangs nicht gleich wahrnimmt, die aber letztlich Unzufriedenheit mit sich bringt.

In meinen Kursen sitzen oft Frauen, denen es so geht und die sich auf die Suche nach einem neuen Lebensinhalt begeben haben.

Denn ehrlich: Das, was man schon erlebt, gesehen und gefühlt hat, das kann doch noch nicht alles gewesen sein?

Haben Sie Mut zur Veränderung!

Kindern eine gute Mutter, dem Partner Geliebte, eine gute Hausfrau zu sein (wann wird dieser Beruf endlich aufgewertet!), ist nicht Ihr ganzes Leben! Es kann ein erfülltes Leben sein, aber was ist mit Ihren Interessen und Plänen, die Sie vielleicht schon als junges Mädchen beflügelt haben? Müssen die für alle Zeit begraben sein?

Ausbildungen kosten vor allem auch Zeit, Engagement und Geld. Niemand weiß das besser als ich. Aber es lohnt sich allemal. Besuchen Sie Kurse in der Volkshochschule, gehen Sie in Museen, in Ausstellungen – oft tut sich da eine völlig neue Perspektive auf. Egal, ob es Sie in eine künstlerische Ecke zieht, in eine praktisch-manuelle oder in die Natur: An allen Ecken und Enden finden sich interessante Themen.

Und oft kostet so ein Schnupperkurs auch gar nichts oder zumindest nicht viel. Unser Leben hat uns so viel zu bieten, wir müssen die Chancen nur ergreifen, wenn sie sich uns offenbaren.

Ich selbst habe mit über 40 noch eine ganze Reihe Weiterbildungen besucht und mit 45 mein Leben komplett umgekrempelt. Um dann mit letztlich über 50 endlich *meinen* Weg zu finden. Haben Sie bitte keine Angst davor, Neues zu lernen, vielleicht sogar eine Prüfung zu absolvieren und eine neue Herausforderung als zukünftigen Beruf, als Chance zu sehen!

Sie verlieren nichts, aber Sie können viel dazugewinnen!

Hilfreiche Körperölmischung zur Entscheidungsfindung

- 25 ml Mandelöl (*Prunus dulcis*)
- 25 ml Jojobaöl (*Buxus chinensis*)
- 8 Tropfen Grapefruit (*Citrus paradisi*)
- 2 Tropfen Lavendel fein (*Lavandula angustifolia*)
- 2 Tropfen Lavandin (*Lavandula intermedia*)
- 1 Tropfen Narde (*Nardostachys jatamansi*)

- *Verwenden Sie diese Ölmischung morgens nach dem Aufstehen.*

Sie können daraus auch eine Schüttellotion (am besten mit Orangenblütenhydrolat) herstellen, wenn Ihnen das angenehmer ist.

Entscheidungshilfe einmal anders

Eine zusätzliche Möglichkeit wäre beispielsweise die sogenannte *Adenauer-Liste.* Nehmen Sie dazu ein Stück Papier, teilen Sie es mit einem Längsstrich in zwei Hälften. **Auf die eine Seite kommt „Was möchte ich", auf die zweite Hälfte schreiben Sie „Was möchte ich nicht".** Überlegen Sie, was Sie gerne oder was Sie keinesfalls tun wollen.

Auch wichtig: Muss ich damit unbedingt Geld verdienen oder will ich nur grundsätzlich etwas Sinnvolles tun? So eine Liste kann wirklich gute Dienste leisten – egal, ob es sich um Tätigkeiten oder Befindlichkeiten handelt. Ich verwende solche Listen immer dann, wenn ich eine Entscheidung für mich treffen muss. Denken Sie dabei bitte grundsätzlich einmal ausschließlich an sich – alles andere sollte erst nachher kommen!

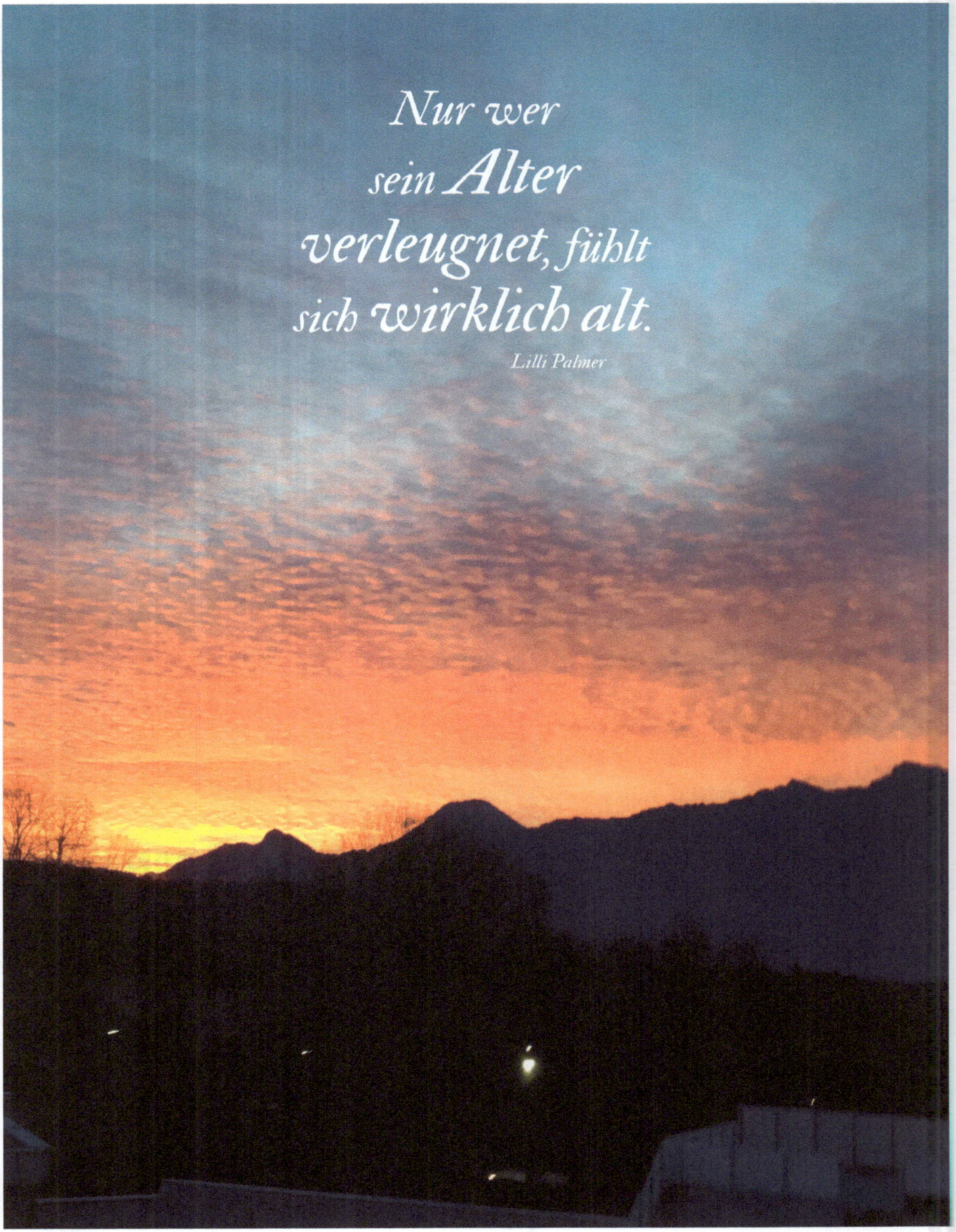
Nur wer
sein Alter
verleugnet, fühlt
sich wirklich alt.
Lilli Palmer

EIN WECHSELSPIEL – DAS KLIMAKTERIUM

Einmal ist mir heiß, dann wieder hab ich kalte Hände und Füße. Irgendwie fühlt sich mein Körper komisch an – es scheint, dass er nicht so richtig weiß, was er eigentlich will ... Ich bin im Wechsel.

So geht es vielen Frauen etwa ab dem 45. bis 50. Lebensjahr. Wechselhafte Zeiten sind angebrochen!

Das Wort *Klimakterium* für den Wechsel kommt aus dem Griechischen, von *klimakter* = kritischer Lebenszeitraum. Wir bezeichnen damit den Zeitraum der hormonellen Umstellung vor und nach der Menopause. Bei manchen Frauen beginnt diese Phase bereits sehr früh. Sie wird vor allem durch den Rückgang von Östrogen und Progesteron herbeigeführt.

Grundsätzlich ist dies ein natürlicher Vorgang, der kaum Beschwerden bereiten sollte. Aber viele Frauen leiden unter psychischen und physischen Beschwerden, vor allem dann, wenn sie ihren natürlichen Alterungsprozess nicht akzeptieren können oder wollen. Ob allerdings eine Frau unter klimakterischen Beschwerden leidet, hängt von ihrem kulturellen Hintergrund, ihrer Familiengeschichte und den persönlichen Erwartungen ab.

Wenn eine Frau grundsätzlich gesund ist, regelmäßig Bewegung macht, sich gesund ernährt, nicht raucht, ein allgemein zufriedenes Leben führt – und in einer guten Partnerschaft lebt – dann gibt es meist keine wirklichen Probleme. Man meint auch, dass viele jener Frauen, die unter PMS gelitten haben, auch im Wechsel Probleme hätten.

› Der **Beginn des Wechsels** zeichnet sich schon mit ca. 40–45 Jahren ab. Diese Phase nennt man bereits *Klimakterium.* In der Folge tritt dann die Prämenopause ein, jene Zeit, in der es zu unregelmäßigen Blutungen kommt, aber auch zu einer Dauerblutung.
Bereits etwa 5 Jahre vor der letzten Blutung sinkt die Östrogen- und Progesteronproduktion langsam ab. Dieser Zeitpunkt lässt sich al-

lerdings nur rückwirkend feststellen. Die Funktion der Eierstöcke lässt nach.

- Die eigentliche **Menopause** erwartet uns etwa mit 50–55 Jahren. Da findet die letzte *reguläre Menstruationsblutung* statt, die noch von den Eierstöcken gesteuert wird.
- Danach folgt dann die **Postmenopause**, in diesem Zeitraum müssen Körper und Psyche mit der nun tatsächlich eingetretenen körperlichen Veränderung zurechtkommen.

  Diese letzte Phase kann bis zum 70. Lebensjahr dauern – wobei ich aus meiner Praxis weiß, dass gerade in diesem Abschnitt oftmals die psychischen Probleme überhandnehmen.

Die weiblichen Sexualhormone im Blut sinken während der Zeit des Wechsels allmählich ab. Damit gehen auch körperliche Veränderungen einher. Viele der Beschwerden ähneln jenen des Prämenstruellen Syndroms.

Durch den Östrogenmangel kann es zu verschiedenen Symptomen kommen, die sich durch

- Hitzewallungen (bei ca. 60–80 % der Betroffenen)
- Schweißausbrüche
- Schlafstörungen (etwa 50–70 %)
- Erschöpfungszustände, Müdigkeit
- Launenhaftigkeit, Reizbarkeit
- Depression (bei ca. 40 % zutreffend, vor allem bei jenen Betroffenen, die unter PMS gelitten haben!)
- unregelmäßige Blutungen
- Osteoporose-Bereitschaft
- Mangel an sexuellem Interesse
- Trockenheit des Scheidenmilieus
- Konzentrationsschwierigkeiten, Gedächtnisstörungen
- Veränderungen an Haut und Haaren
- Harninkontinenz

bemerkbar machen (das sind einige Beispiele).

Diese Beschwerden können auftreten, müssen es aber nicht zwangsläufig tun!

Hier spielen erbliche Faktoren sicherlich auch eine große Rolle. Aber natürlich auch die eigene persönliche Einstellung zu diesem unausweichlichen Wandel unseres Körpers.

Werden im Klimakterium dem Körper Östrogene in größerer Menge zugeführt (wie das lange Jahre üblich war), so steigt das Schlaganfall-Risiko, die Möglichkeit für Brustkrebs, Thrombosen und Lungeninfarkt erhöht sich.

Diese überhöhten Östrogengaben, die uns Frauen zudem auch vorgegaukelt haben, dass wir kaum an Darmkrebs, Osteoporose und Herz-Kreislauf-Erkrankungen zu leiden hätten, werden seit einigen Jahren zum Glück vermieden. Heute wird – bei Problemen in der Menopause – meist ein Cocktail aus Östrogen und Gestagen bis zum 10. Tag eines Kalendermonats empfohlen, der einen Zyklus vortäuschen soll. Das Östrogen wird in diesem Fall durch das Gestagen im Zaum gehalten und so können Wechseljahresbeschwerden verringert werden.

Ich denke, wir können dem Wechsel und seinen Erscheinungen aber auch durchaus anders entgegentreten. Und ich darf sagen, dass ich diese Zeit bis zur Menopause mit natürlichen Methoden gut hinter mich gebracht habe.

Für andere Frauen hingegen bedeutet das Klimakterium quasi den Verlust ihrer Weiblichkeit. Und das kann natürlich schon massive psychische Beeinträchtigungen nach sich ziehen.

Allerdings ist auch erwiesen, dass mollige Frauen weniger unter Wechselbeschwerden leiden als überschlanke, sie sind auch weniger Osteoporose-anfällig. Das hängt damit zusammen, dass unsere Fettzellen ebenso in der Lage sind, Östrogene zu produzieren.

Mit dem Feststellen des Hormonstatus ist es dann endgültig: Ich bin im Wechsel (oder eben noch nicht).

Manchmal kommt zu alldem hinzu, dass die Schilddrüse ihre Funktion nicht mehr vollständig erfüllt. Oft hängt das mit Emotionen und auch mit körperlichen Gründen zusammen. Und die Nebenniere ist dann zeitweilig auch geschwächt, was wiederum mit Stress zu tun hat, aber auch mit falscher Ernährung.

Schauen wir uns die Funktion der Schilddrüse näher an, so sieht man, dass sie uns als Kommunikationsorgan dient. **Sie sitzt im Kehlkopfchakra.** Schluckt man im Laufe eines Lebens zu viel hinunter, entsteht hier auch eine Energieblockade. Und die kann man mit Medikamenten eher nicht lösen, aber beispielsweise mit Meditation.

Schilddrüsenprobleme gehören ärztlich abgeklärt – in manchen Fällen muss leider doch eine medikamentöse Therapie erfolgen.

Scheidentrockenheit

In der Vaginalwand befinden sich viele Drüsen, die jenes Sekret absondern, das die Schleimhaut feucht und geschmeidig hält. Wie wir wissen, ist diese Sekretion abhängig vom Gehalt an Östrogenen.

Die Vaginalschleimhaut trocknet – bedingt durch den zunehmenden Hormonmangel – aus und wird leider dadurch auch dünner und empfindlicher. Oftmals entsteht auch Brennen und Jucken als Folge dieser Trockenheit. Und unsere Lust auf Sex wird verringert.

Eine Schüttelemulsion kann hier erste Hilfe bringen (siehe Seite 39), aber auch Scheidenzäpfchen kann man anwenden. Letztere gibt es beispielsweise von Erika Pichler/Noreia über die Apotheke.

Tipp:

Auch Kokosöl eignet sich für die Scheidenschleimhaut. Es bringt uns relativ rasch Linderung, sollte allerdings immer nur kurzfristig eingesetzt werden, da sonst eine Umkehrwirkung entstehen könnte.

Verwenden Sie im Scheidenbereich ätherische Öle immer besonders sparsam!

Eine einfache Pflegesalbe kann auch beim bzw. vor dem Geschlechtsverkehr hilfreich unterstützen. Probieren Sie zuerst einmal eine kleine Menge!

Pflegesalbe

- 4 g Sheabutter
- 5 g Kakaobutter (möglichst unbehandelt)
- 5 ml Granatapfelsamenöl
- 2 Tropfen Rose persisch (*Rosa damascena*) in Jojoba 10:90 verdünnt

Die Kakaobutter vorsichtig aufschmelzen, dann die Sheabutter dazugeben, mit einem Mixstab kalt rühren und dann das Granatapfelsamenöl daruntergeben. Zum Schluss die Rose dazu.

Die Konsistenz sollte sehr weich sein und die Salbe sich gut schmieren lassen.

- *Ein wenig von der weichen Salbe auf die Fingerspitzen geben und die Scheide damit vorsichtig einstreichen.*
- *Geben Sie die Salbe eventuell wie ein Gleitgel auch auf den Penis des Mannes, bevor er in die Scheide eindringt.*

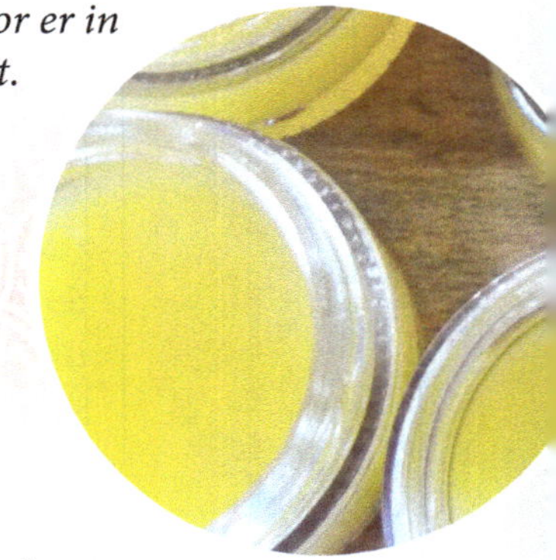

Hitzewallungen

Lästig, diese Hitzeanfälle! Immer dann, wenn ich sie nicht brauchen kann, steigt mir die Hitze zu Kopf! Nein, ich hatte diese Probleme selbst zum Glück nicht, allerdings meine Mutter. Da ging es scheinbar ohne Grund plötzlich los: Vom Dekolleté stieg die Röte auf, sie konnte gar nichts dagegen tun. Und natürlich in den unpassendsten Momenten! Und so plötzlich, wie sie kam, war sie auch wieder weg. Dazu diese Schweißausbrüche! Das Herz beginnt wie verrückt zu schlagen ...

Manchmal haben diese Hitzewallungen auch etwas mit nie ausgelebten Gefühlen, Gedanken und sexuellen Gelüsten zu tun. Irgendwie hat man sich vielleicht nie getraut, zu seiner Sexualität zu stehen, und hat diese

Gedanken immer weggeschoben. Erotische Erlebnisse gab es nur in Büchern und nicht in der Wirklichkeit. Ganz interessant war es für mich, dass meine Mutter im Alter – sie war damals schon über 80 Jahre alt – traurig meinte, sie bemerke erst jetzt, was sie im Leben an Erfüllung versäumt hätte.

Wir sollten es nicht so weit kommen lassen!

Aus medizinischer Sicht hängen die Hitzewallungen vor allem mit dem Abfall der Östrogene zusammen. Dadurch kommt es zu einer veränderten Thermo-Regulation im Gehirn. Im Lauf der Jahre gehen diese Beschwerden dann weitgehend zurück. **Zumeist kommen diese Hitzewallungen zwischen 2 und 4 Uhr früh vor.**

Meine Mutter litt lange Jahre unter Hitzewallungen, die auch in ihrem Gesicht immer sichtbar wurden: Wir nannten sie *Liebmorgenröte.*

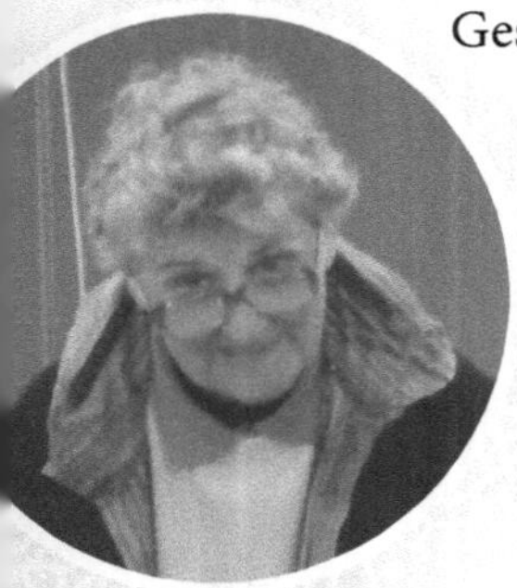

Auch ich hatte Hitzewallungen, allerdings immer nur kurz in der Nacht. Und da hatte ich meinen Erfrischungsspray immer zur Hand. Mein Lieblingsspray für diese *Beschwerden* ist Pfefferminzhydrolat. Ja, einfach dieses **Pfefferminz-Pflanzenwasser** und sonst gar nichts. Die Pfefferminze kühlt die Oberfläche der Haut (nicht aber die Körpertemperatur). Sie gehört aber bitte niemals in die Nähe der Augen!

Erfrischungsspray bei Hitzewallungen

Füllen Sie das Pfefferminzhydrolat in eine Sprayflasche und immer dann, wenn die Hitze aufsteigt:

- *Ein Mal sprühen! Fertig!*

Natürlich ist auch ein **kühlendes Gel** angenehm. Dieses Gel würde ich in einen Roll-on füllen und so können Sie es immer bei sich tragen und unauffällig benutzen, wenn es nötig sein sollte.

Kühlendes Gel

- 10 ml kosmetisches Basiswasser (das ist 96 %iger Alkohol für kosmetische Zwecke)
- 1 kleine Msp. Xanthan (nicht zu viel, sonst wird das Gel zu dick!)
- 2 Tropfen Pfefferminzöl (*Mentha piperita*)
- 10 ml Pfefferminzhydrolat

Das Basiswasser mit dem Xanthan verschütteln, das Pfefferminzöl hineinmischen und mit Pfefferminzhydrolat auffüllen.

Wenn es zu dick geworden ist, einfach noch Hydrolat dazumischen, bis die Konsistenz dünn genug ist, dass es im Roll-on verwendbar ist.

Pfefferminze

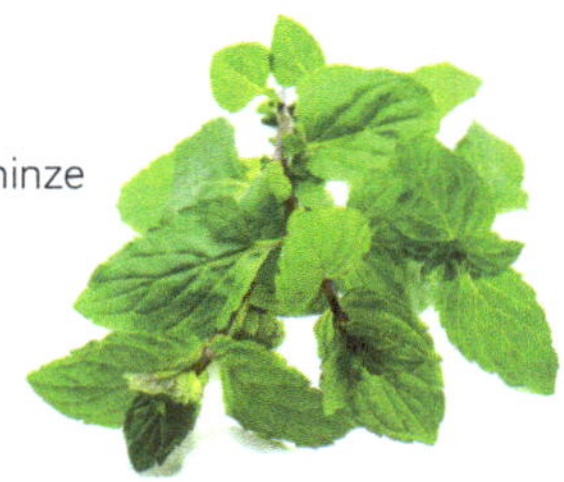

- ***Tragen Sie es auf den Puls auf oder im Halsgrübchen, es hilft wirklich rasch!***

Die **Rotkleetinktur** hilft bei Wechselbeschwerden sehr gut. Sie wirkt nervenberuhigend und ausgleichend sowie stärkend. In der Volksheilkunde hat der Rotklee schon seit Hunderten von Jahren seinen Platz. Schon meine Urgroßmütter wussten seine Kraft zu schätzen.

Im Rezeptheft von Urgroßmutter Karoline findet sich auch das Rezept.

Rotkleetinktur

- 1 Handvoll Rotkleeblüten (*Trifolium pratense*)
- 1 Handvoll Schafgarbenblüten (*Achillea millefolium*)
- 1 Handvoll Frauenmantelblüten und -blätter (*Alchemilla vulgaris*)

Rotklee

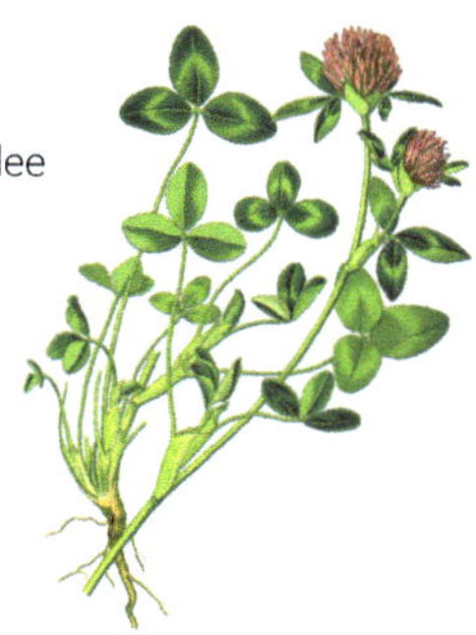

Die Blüten werden in ein ausreichend großes Glas gefüllt und mit klarem Schnaps (Zwetschke oder Marille, ca. 40 %ig) aufgefüllt. Eine Orangenschale (bio) kann man auch noch dazugeben. Glas verschließen.

6 Wochen mindestens warm und sonnig stehen lassen, täglich schütteln.

Danach abfiltern.

- ***Bei Bedarf nimmt man täglich zwei Mal ein kleines Stamperl (Schnapsgläschen, ca. 10 ml) davon ein.***

Ich bin stolz auf meine Falten – sie sind das Leben in meinem Gesicht!

Brigitte Bardot

Trockene Haut

Auch die Haut verändert sich im Wechsel. Sie wird zunehmend trockener, oftmals auch sogar schuppig, und empfindlich. Und sie beginnt zu spannen. Aber das Schlimmste: Wir bekommen Falten!

Man hört oft, dass die Veränderung der Haut mit unserem Hormonspiegel zusammenhängt, aber auch damit, dass die Kollagenschicht der Haut *dünner* wird.

Was ist Kollagen?

Kollagen ist eine Form des Bindegewebes, das aus Proteinen besteht. Es ist enorm zugfest, kann sich aber kaum dehnen. Sein Hauptbaustein ist die Aminosäure Glycin, sie kommt vor allem auch in Eiern, Milch, Nüssen, Kürbiskernen, Vollreis und Hülsenfrüchten vor. Glycin ist extrem wichtig für unseren Körper, es ist Bestandteil fast jeder Bindegewebsstruktur. Der Körper kann es selbst herstellen, denn es wird auch für die Synthese der Erbsubstanz benötigt.

Wenn nun die kollagenen Fasern in der Haut reißen – und das passiert häufiger, als man sich vorstellen kann – dann entstehen in der Lederhaut kleine Risse. Diese Risse werden oft auch als Schwangerschaftsstreifen bezeichnet. Ich nenne sie gerne auch *Silberstreifen*, denn nach einer anfänglichen bläulichen Färbung werden sie gerne silbrig. Sie sind leider nicht reversibel, d. h. sie heilen nie wieder, wenn es sie einmal gibt.

Was hat das mit dem Wechsel zu tun?
Es betrifft uns vor allem auch dann, wenn wir – wie es im Wechsel oftmals vorkommt – molliger werden.

Wie kann man die Haut in dieser Phase des Lebens unterstützen?

Die Hautpflege sollte auch eine Pflege von innen sein, das bedeutet: gesunde Ernährung. Denn wenn die Haut von innen her nicht ausreichend mit den richtigen Nährstoffen versorgt wird, funktioniert die Pflege von außen auch nicht!

Verwenden Sie gute Naturkosmetik, denn es ist nicht sinnvoll, die Haut mit Substanzen zu verkleben, die sie nicht atmen lassen.

Die einfachste Pflege besteht aus wertvollen nativen Pflanzenölen, guten Hydrolaten und Kräutertees.

Wichtige Zusätze zu unseren Pflegeprodukten sind jetzt vor allem Nachtkerzenöl, Granatapfelsamenöl und Borretschsamenöl. Ja, ich weiß, diese Öle sind leider nicht billig. Aber sie sind wirklich effektiv und man benötigt sie ja nur immer in kleinen Mengen.

Ich schätze **Schüttellotionen**, man stellt sie ebenfalls immer nur in kleinen Mengen her, damit sind sie immer frisch und ich muss mir keine Gedanken über die zu kurze Haltbarkeit machen.

Derzeit ist mein Favorit die folgende Pflegelotion:

Schüttellotion

- Lotionsflasche für 50 ml (wenn möglich, wäre ein sogenannter Airless-Spender dafür ideal)
- 25 ml Aprikosenkernöl oder Mandelöl
- 5 ml Granatapfelsamenöl
- 2 Tropfen Rose persisch (*Rosa damascena*) in Jojoba 10:90 (Nehmen Sie jene Rose, die Ihnen am besten *unter die Nase geht*.)
- 1 Tropfen Sandelholz (*Santalum album*)
- 2 Tropfen Jasmin sambac
- 4 Tropfen Grapefruit (*Citrus paradisi*)
- 20 ml Rosenhydrolat

Die Öle in die Flasche geben und mit Rosenhydrolat auffüllen.

Es sei Ihnen unbenommen, ein paar Tropfen Biokonservierungsmittel dazuzugeben, um vor Verkeimung sicher zu sein.

- *Vor jeder Anwendung gut schütteln.*
- *Ich verwende diese Schüttellotion für Gesicht und Dekolleté.*

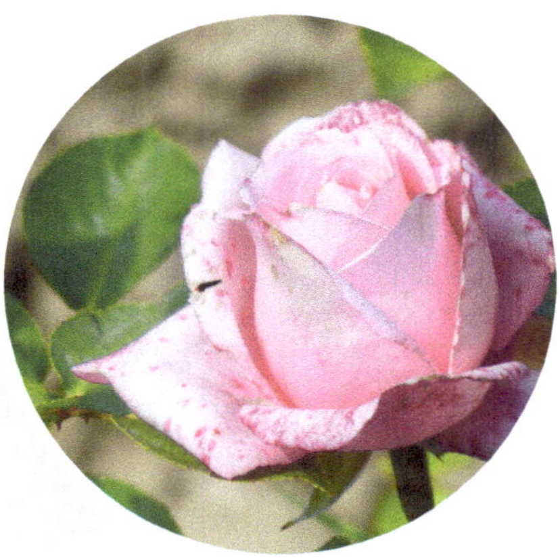

Für eine Körpermilch braucht man etwas mehr Material. Dafür nehmen wir eine 100-ml-Flasche. Das nachfolgende Rezept hilft auch gleich gegen leichte Wechselbeschwerden:

Körpermilch

- 8 g Emulsan
- 30 ml Traubenkernöl oder Mandelöl süß
- 50 ml Melissenhydrolat oder Rosenhydrolat
- 10 Tropfen Meristem-Extrakt
- 5 Tropfen D-Panthenol
- 2 Tropfen Patchouli (*Pogostemon cablin*)
- 2 Tropfen Rosengeranie (*Pelargonium graveolens*)
- 2 Tropfen Tonka (*Dipteryx odorata*)
- 4 Tropfen Sandelholz (*Santalum album*)
- 10 Tropfen Grapefruit (*Citrus paradisi*)
- evtl. ein paar Tropfen Bio-Konservierungsmittel

Zuerst werden Emulsan und fettes Öl in einem Glas im Wasserbad gemeinsam aufgeschmolzen. Parallel dazu erwärmt man das Hydrolat in einem anderen Glas auf die gleiche Temperatur. **Die sollte nicht höher sein als 65 °C!**

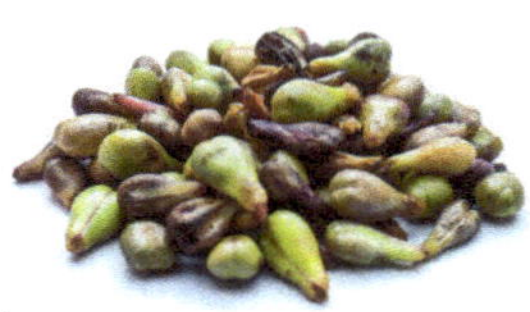

Traubenkerne

Anschließend wird das Hydrolat in die fette Phase eingerührt – **niemals umgekehrt** –, dann den Meristem-Extrakt dazugeben. Dieser wirkt besonders gut auf alternde Haut.

Dann geben wir das D-Panthenol in unsere Mischung (das ist ein Vitamin B_5-Komplex, gut für das Hautbild) und zum Schluss die ätherischen Öle. Gut rühren!

Bevor die Masse ganz erkaltet, füllt man sie in die Lotionsflasche.

- ***Wenn wir keine Konservierungsstoffe dazugegeben haben, hält die Körpermilch bei normaler Zimmertemperatur in der gut verschlossenen Flasche maximal 6 Wochen.***

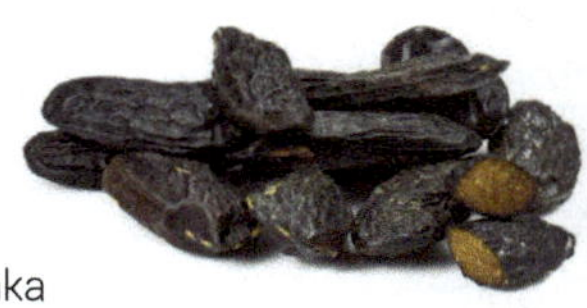

Tonka

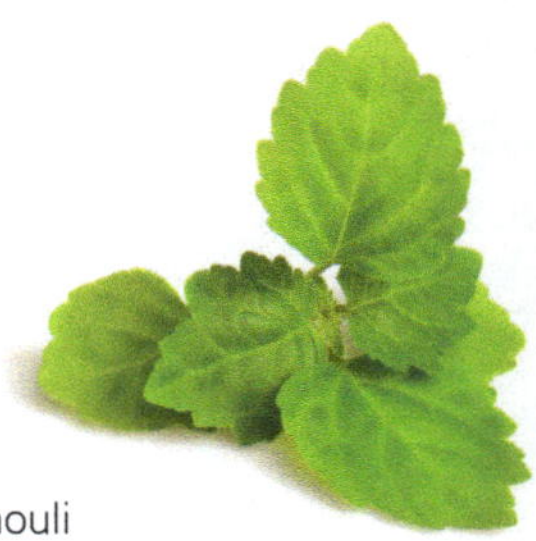

Patchouli

Osteoporose

Schon bei der Knochendichte-Messung gewesen? Und wurde festgestellt, dass die Knochen nicht mehr *halten*?

Hält unser Rückgrat nicht mehr, dann beugen wir uns. Aber ist das nötig? Ich meine, nein!

Schauen wir uns ein wenig um, so sehen wir, dass es viele Frauen gibt, die aufrecht durchs Leben gehen und bereits älter als 60 Jahre sind. Einige prominente Beispiele lassen uns immer wieder aufhorchen. Cher zum Beispiel (sie ist weit über 70). Tina Turner, heute beinahe 80. Joan Baez, 79 Jahre alt. Sie alle stehen im Licht der Öffentlichkeit und rocken die Bühnen immer noch.

Das sollte Ansporn für uns sein, das Älterwerden nicht als Last zu sehen.

Es ist die Lebenseinstellung, die uns lebendig sein lässt! Ich bin nun selbst auch schon 70 und ich freue mich über jeden Tag meines Lebens und habe auch die Muße, ihn zu genießen. Trotzdem – oder vielleicht gerade weil – ich meine Arbeit nach wie vor mag und eine Reihe von Hobbys habe, denen ich frönen kann.

Was das mit Osteoporose zu tun hat?
Die Entscheidung, gesund zu sein und zu bleiben, liegt vielfach auch in unseren Gedanken. Aber wir müssen schon auch etwas dazu tun. Bis zum 25. Lebensjahr baut unser Körper auf, danach beginnt er abzubauen. Man weiß, dass eine Frau im Laufe ihres Lebens etwa 38 % an Knochenmasse verliert, und das beginnt schon lange, bevor wir in den Wechsel kommen.

Osteoporose ist eine *schleichende* Erkrankung. Man spürt sie nicht. Wenn sie erkannt wird, ist es aus schulmedizinischer Sicht meist schon zu spät, etwas dagegen zu unternehmen.

Ihre Gefährlichkeit liegt vor allem darin, dass es bei einem Sturz zu extremen Brüchen kommen kann. Am häufigsten ist es dann der Oberschenkelhals, die Hüfte oder auch ein Wirbel, die dabei brechen können.

Osteoporose beginnt zuerst mit einer verringerten Knochendichte (Mediziner nennen das Osteopenie). Wenn allerdings die Knochendichte durch übermäßigen Abbau von Knochensubstanz und Knochenstruktur abnimmt, dann handelt es sich um Osteoporose.

Die Folgen von beiden sind Einbrüche der Wirbelkörper, Brüche von Oberschenkelhals, Speichen, Oberarmkopf oder Becken.

Auch bei Osteoporose gibt es die Möglichkeit einer familiären Veranlagung. Weitere Gründe können sein: die Entfernung der Gebärmutter oder der Eierstöcke, Essstörungen, Bewegungsmangel, Rauchen, chronische Magen- und Darmerkrankungen, die Entfernung der Schilddrüse, Nierenerkrankungen und einiges andere.

Die Knochensubstanz wird ab der Geschlechtsreife von den Geschlechtshormonen Östrogen und Testosteron gesteuert. Solange der Östrogenspiegel im Körper hoch genug ist, sind genügend Rezeptoren zum Andocken des Östrogens vorhanden. Sinkt der Östrogenspiegel, so verringert sich deren Zahl.

Aber Osteoporose hängt auch von der Knochenstruktur und dem Regenerationsvermögen der Knochen ab.

Ernährungstipp:

Mit rechtzeitiger richtiger Ernährung kann man für den Knochenaufbau einiges tun:

Z. B. mit den Spurenelementen Calcium, Magnesium, Zink und Mangan, aber auch mit Eiweiß, Vitaminen und vor allem Salz!

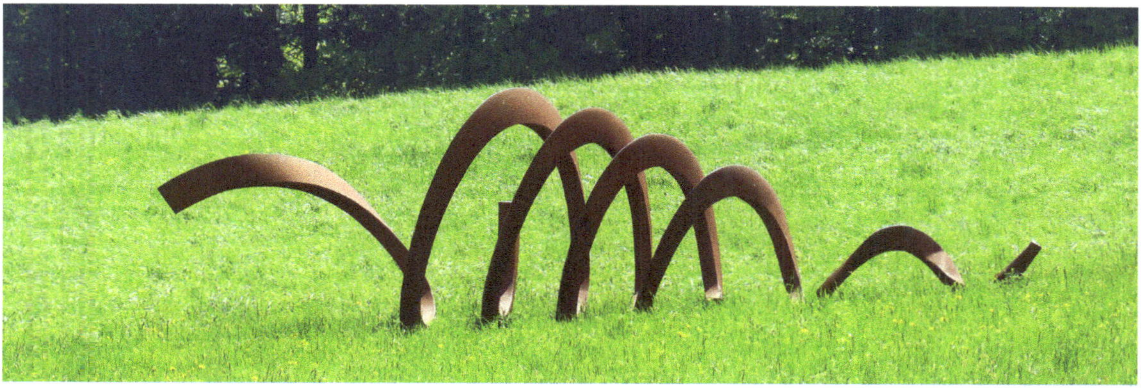

TUMORE DER WEIBLICHEN GESCHLECHTSORGANE

Vorweg: nicht jeder Tumor muss zwangsläufig bösartig sein! Aber die Diagnose Krebs wirft einen dann schon mal – zumindest kurzfristig – aus der Bahn. Diese Zeit, in der man nicht weiß, was wirklich auf einen zukommt, wirkt wohl wie ein Schock, der einen von den Füßen reißt. Die Frage „Warum passiert das gerade mir?" steht da ganz hoch oben in einer Reihe von Fragen, die oftmals nicht zu beantworten sind …

Hier können als *Erste Hilfe* jedenfalls alle jene ätherischen Öle eingesetzt werden, die uns *verwurzeln*, uns Kraft schenken, stehen zu bleiben, und Halt geben.

Hat sich herausgestellt, ob der betreffende Tumor bösartig oder gutartig ist, muss die Entscheidung getroffen werden, welcher Behandlung er bedarf. Auch macht man sich Gedanken, was nun die Zukunft bringen wird. Diese latente Unsicherheit führt zu starken Stimmungsschwankungen, zu Erschöpfung, zu Angst bis hin zur Panik.

Jetzt helfen vor allem angstlösende ätherische Öle:
wie Bergamotte, Lavendel fein, Neroli, Atlaszeder, Rose, Jasmin, Sandelholz …

Das Mammakarzinom

Das Mammakarzinom ist eine bösartige Veränderung der Brustdrüse. Neben dem Abtasten der Brust werden Mammografie und Ultraschallkontrolle als vorbeugende Maßnahmen eingesetzt.

Wie wird das Mammakarzinom behandelt?

› operativ
› Chemotherapie
› Strahlentherapie
› Hormontherapie

Es gilt für uns bei Mammakarzinom auf ätherische Öle mit östrogenähnlichen oder milchbildenden Inhaltsstoffen zu verzichten.

Hierher gehören vor allem folgende ätherische Öle, die man unbedingt vermeiden sollte: Fenchel süß, Anis, Muskatellersalbei, Rosengeranie, Schafgarbe, Zimt, Salbei und noch einige andere.

Lassen Sie sich unbedingt von einer erfahrenen Aromatherapeutin bei der Auswahl beraten.

Da oftmals bei Mammakarzinom die Lymphknoten in der Achselhöhle (Axilla) entfernt werden müssen, kann es zu Lymphstau im betroffenen Arm kommen. Ebenso kann es dazu durch die Bestrahlung der Lymphknoten kommen.

Lymphstau im Arm (in diesem Fall) bedeutet, dass die Finger und der gesamte Arm anschwellen können und die Lymphe nicht mehr richtig abtransportiert wird. Das kann in vielen Fällen auch schmerzhaft sein.

Ein Lymphstau gehört unbedingt behandelt!

Vor der Bestrahlung

Bei Bestrahlungen kann außerdem die Haut vor der Bestrahlung – etwa 2–3 Wochen vor Beginn der Therapie – auf diese für die Haut so stressige Behandlung mit pflegenden fetten Ölen vorbereitet werden. Als Ergänzung sollte man täglich ein Teelöfferl Sanddornfruchtfleischöl einnehmen, um den Körper einerseits zu schützen, aber andererseits auch das Immunsystem zu stärken.

Bewährt hat sich dabei diese Mischung, die man mindestens zwei Mal täglich auf den betroffene Arm auftragen sollte. Man kann sie auch bei anderen lymphatischen Problemen einsetzen:

Bei Lymphstau

- 60 ml Macadamianussöl (*Macadamia integrifolia*)
- 40 ml Jojobaöl (*Buxus chinensis*)
- 5 Tropfen Angelikasamen (*Angelica archangelica*)
- 10 Tropfen Grapefruit (*Citrus paradisi*)
- 5 Tropfen Immortelle (*Helichrysum italicum*)
- 6 Tropfen Linaloeholz (*Bursera delpechiana*)
- 8 Tropfen Myrte Anden oder Myrte Marokkanisch (*Myrtus communis*)

Während der Bestrahlungszeit sollte man darauf verzichten.

Nach der Bestrahlung

Nach der Strahlentherapie ist die Haut meist stark geschädigt. Dann sollte man ebenfalls mit einem Pflegeöl arbeiten. Dafür eignet sich meist auch ein Öl-Spray. Die Haut und auch die Schleimhaut können sich mithilfe von guten fetten Pflanzenölen relativ rasch wieder regenerieren.

Dazu verwendet man am besten Granatapfelsamenöl, Sanddornfruchtfleischöl oder Nachtkerzenöl in Form von Kapseln. Diese Kapseln können wir auch selbst herstellen, Gelatinekapseln gibt es in der Apotheke.

Myom in der Gebärmutter

Gar nicht so wenige Frauen im Alter zwischen 35 und 55 Jahren haben ein Myom in der Gebärmutter.

Myome sind üblicherweise gutartige Wucherungen aus Bindegewebe und glatter Muskulatur. Sie wachsen normalerweise langsam und müssen auch nicht unbedingt behandelt werden, wenn sie keine Schmerzen verursachen. Aber auch wenn sie Probleme machen sollten: Sie sind gut behandelbar.

Ein Myom ist KEINE Krebserkrankung!

- Die am häufigsten vorkommenden Myome sind die **intramuralen Myome**. Sie liegen innerhalb der Gebärmutterwand.
- Eine weitere Art ist das **submuköse Myom**. Dieses Myom bildet sich an der inneren Gebärmutterwand. Es wölbt sich in die Gebärmutterhöhle vor und verändert diese in Form und Größe. Diese Art der Myome kann gestielt sein.
- Dann kennt man noch die **subserösen Myome**. Diese Myome werden an der Außenwand der Gebärmutter gefunden und können über einen dünnen Gefäßstiel mit dem Uterus verbunden sein. Falls sich ein solches Myom um seinen eigenen Stiel dreht, dann kann das heftige Schmerzen bedingen.
- **Zervixmyome** sind ganz selten – sie wachsen am Gebärmutterhals.
- Und ebenso selten sind die **intraligamentären Myome**, die an den Bändern wachsen, welche die Gebärmutter halten.

Natürlich kann ein Myom – je nachdem, wo es liegt und wie groß es ist – auch Beschwerden verursachen, wie Schmerzen und ein Druckgefühl im Unterbauch, eine sichtbare Zunahme des Bauches, Schmerzen beim Geschlechtsverkehr, eine starke oder auch schmerzhafte Regelblutung, Zusatzblutungen, Probleme beim Wasserlassen, eventuell sogar Unfruchtbarkeit oder Schwangerschaftskomplikationen bzw. Fehlgeburten.

Ärztin oder Arzt werden Sie in diesem Fall über mögliche Behandlungsformen informieren.

Gebärmutterhalskrebs

Man weiß heute, dass für die Entstehung von Gebärmutterhalskrebs *Humane Papillomviren* verantwortlich zeichnen. Was sind diese HP-Viren eigentlich?

Humane Papillomviren sind mikroskopisch klein, bestehen in erster Linie aus Erbmaterial und besitzen eine schützende Eiweißhülle. Sie haben keinen eigenen Stoffwechsel (wie übrigens alle Viren). Man erkennt sie nur unter einem Elektronenmikroskop.

Nicht alle dieser Viren werden mit Krebs in Verbindung gebracht, lediglich sogenannte Hochrisiko-Typen, wie HPV 16 und HPV 18. Sie sind – wenn sie eine chronische Infektion hervorgerufen haben – an der Entstehung von Krebsvorstufen und Gebärmutterhalskrebs beteiligt.

Wissenschaftler haben in nahezu allen Zellproben, die aus Tumorzellen des Gebärmutterhalskrebses entnommen wurden, diese HP-Viren gefunden.

Irgendwann im Leben infiziert man sich mit HP-Viren, meistens wirken sie sich nicht negativ auf die Gesundheit aus. Aber bei einigen wenigen Frauen ist das trotzdem der Fall. Es dauert üblicherweise mehr als 15 Jahre, bevor ein Gebärmutterhalskarzinom auftritt.

Bei der Krebsfrüherkennung können etwaige vorhandene Vorstufen festgestellt und dann auch gut behandelt werden.

Einige Faktoren erhöhen allerdings das Risiko, diese Erkrankung zu bekommen:

- Rauchen (die krebserregenden Abbauprodukte des Tabakrauchs lassen sich beispielsweise oft in der Schleimhaut des Gebärmutterhalses nachweisen!)
- Infektionen im Genitalbereich mit sexuell übertragbaren Erregern, wie Herpes simplex oder Chlamydien
- Gebärmutterschleimhaut-Entzündungen

- Viele Schwangerschaften und Geburten (sieben und mehr)
- Hormonelle Verhütungsmittel, die länger als fünf Jahre ununterbrochen eingenommen werden
- Früher Beginn der sexuellen Aktivität
- Häufiger Partnerwechsel
- Geschwächtes Immunsystem

Vorbeugung

In erster Linie durch die sogenannte HPV-Impfung. Sie kann das Erkrankungsrisiko reduzieren. Allerdings schützt diese Impfung in den meisten Fällen lediglich vor einer Krebsvorstufe. Und sie sollte vor dem ersten Geschlechtsverkehr durchgeführt werden.

Kondome reduzieren das Ansteckungsrisiko ebenfalls.

Was kann man bei Diagnose Krebs sonst noch selbst tun?

Zuallererst geht es darum, sich wieder zu verwurzeln – die Diagnose hat einen ja quasi aus den Schuhen gekippt! **Dabei helfen auch ätherische Öle sehr gut.**

Verwurzeln – Vertrauen – Licht am Horizont

- 1 Tropfen Sandelholz (*Santalum album*)
- 2 Tropfen Rose persisch (*Rosa damascena*), destilliert
- 1 Tropfen Benzoe Siam (*Styrax tonkinensis*)
- 2 Tropfen Grapefruit (*Citrus paradisi*)
- 6 Tropfen Orange süß (*Citrus sinensis*)
- 30 ml fettes Öl

Mit dieser Mischung können Sie sich ein Körperöl herstellen, dazu benötigen Sie 30 ml fettes Öl (am besten Mandelöl oder Aprikosenkernöl).

Ölkompresse bei innerer Unruhe

- 1 EL Johanniskrautöl (*Hypericum perforatum*)
- 1 Tropfen Melisse (*Melissa officinalis*)
- 2 Tropfen Blutorange (*Citrus sinensis ssp. Mori*)

• *Auf dem Unterbauch und dem Solarplexus auftragen, warmes Schafwollpolsterl auflegen und für etwa ½ Stunde ruhen. Versuchen Sie zu schlafen.*

Mischung für einen Körperspray

- 8 Tropfen Orange süß (*Citrus sinensis*)
- 2 Tropfen Lavendel fein (*Lavandula angustifolia*)
- 2 Tropfen Sandelholz (*Santalum album*)
- 1 Tropfen Ylang-Ylang (*Cananga odorata*)
- 10 ml Wodka
- 90 ml Rosenhydrolat

Die Öle mit dem Wodka vermischen und mit Rosenhydrolat in eine 100-ml-Sprühflasche auffüllen.

Weitere Mischungsvorschläge finden Sie im Anhang (siehe Seite 236).

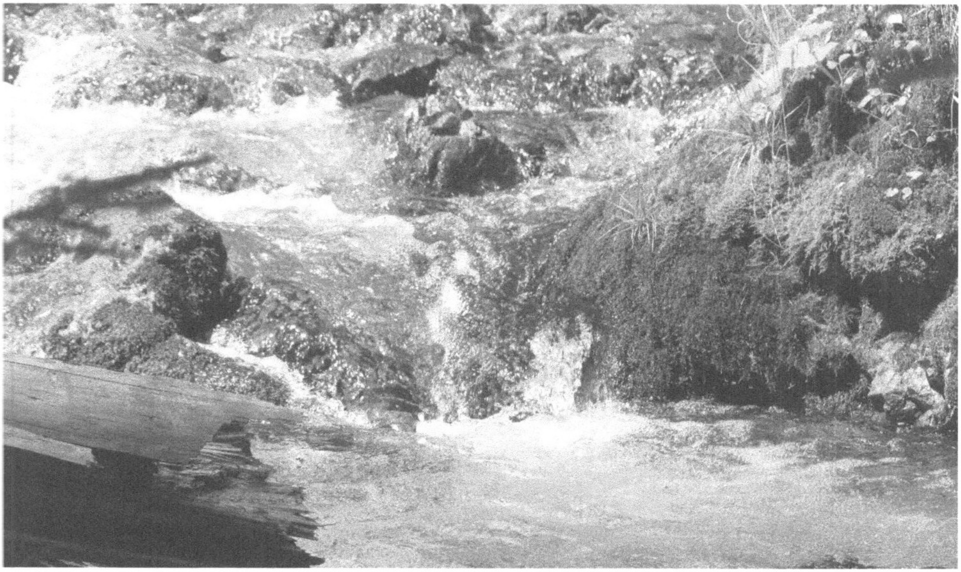

*Fliehe nicht vor deiner Vergangenheit,
es könnte sonst passieren, dass du für die Gegenwart blind wirst.*

PROBLEME, DIE JEDE FRAU BETREFFEN KÖNNEN

Einschlaf- und Durchschlafprobleme

Wir verbringen einen Großteil unseres Lebens im Bett. Irgendjemand hat einmal ausgerechnet, dass wir sage und schreibe 24 ½ Jahre unseres Lebens verschlafen. Jede zweite Frau und jeder vierte Mann klagt über Einschlaf- oder Durchschlafstörungen, wobei die Ursache meist Stress durch berufliche Belastungen, durch familiäre oder gesundheitliche Probleme ist.

Machen Sie sich einmal bewusst, ob einer dieser Faktoren auf Sie zutrifft. Einiges davon können Sie sicherlich ändern ...

Durch **Stress und Unruhe** ausgelöste Schlafstörungen können mit alternativen Schlafmitteln und Naturheilverfahren gelindert und abgebaut werden.

Tätigkeiten, die innere Erregung und Ärger verursachen, sollten abends vermieden werden. Arbeiten bis kurz vor dem Zubettgehen und intensive Diskussionen, z. B. mit dem Partner über Probleme, führen oft zu unbewusster innerer Anspannung, die das Einschlafen erschweren können.

Wenn man sich die **Organuhr aus der Meridiankunde** ansieht, dann erkennt man, dass vor allem nachts folgende Organe betroffen sind:

› 21–23 Uhr: Dreifach-Erwärmer (dem untersteht die Schilddrüse)
› 23–01 Uhr: Gallenblase
› 01–03 Uhr: Leber
› 03–05 Uhr: Lunge

Jetzt fragen Sie sich sicherlich, was das mit dem Schlafen zu tun hat.

Nun: Es ist vor allem sehr auffällig, dass alle Frauen zwischen 40 und 70, die Schilddrüsenstörungen haben, auch unter Schlafstörungen leiden. Die Schilddrüse lässt uns nicht wirklich zur Ruhe kommen, in Einklang mit uns und unseren Bedürfnissen sein.

Ähnlich verhält es sich, wenn wir beispielsweise Gallen- oder Leberprobleme durch falsches Essen oder auch durch Gallensteine haben.

Und bei massiven Erkältungen wie z. B. Bronchitis werden wir vermutlich auch zwischen 3 und 5 Uhr wach liegen, wenn der Lungenmeridian seine Arbeit verrichtet.

Vielfach belasten uns auch alte Gewohnheiten und Vorstellungen. Das verlangt aber auch danach, innere Ruhe zu finden. Je mehr wir Zerstreuung im Außen suchen, umso weniger inneren Frieden – und damit Schlaf – finden wir.

Wenn man nachts im Bett liegt und nicht schlafen kann und unruhig wird, sollte man aufstehen und etwas tun (z. B. aufräumen oder etwas lesen). Auch kleine Zwischenmahlzeiten oder Getränke einnehmen ist möglich. Gehen Sie erst dann wieder ins Bett, wenn Müdigkeit zu spüren ist.

Liegen Sie nachts wach im Bett, denken Sie einfach: *„Wie schön, dass ich noch nicht aufstehen muss“* und genießen Sie das entspannte Liegen.

Wichtig ist jedoch vor allem, dass unser Schlafzimmer und unser Schlafplatz frei von störenden Einflüssen sind. Mit dem Begriff *störungsfrei* verbinde ich nicht nur die Einflüsse von unterirdischen, nicht sichtbaren Wasseradern oder geopathischen Gitternetzen, mindestens ebenso wichtig sind die Einflüsse der Gegenstände in Ihrem Schlafzimmer.

Es gibt keine funktionierende Abschirmung gegen diese geopathogenen Belastungen. Das einzige wirksame und erprobte Mittel ist es, die störenden Gegenstände aus dem Schlafzimmer zu entfernen und das Bett auf einem neutralen und nicht belasteten Platz aufzustellen.

Reduzieren Sie – soweit das möglich ist – auch Dinge, die belastenden Charakter haben könnten, wie z. B. Bankordner, Buchhaltungsunterlagen und Ähnliches – die Gedanken kreisen letztlich sonst immer um die Arbeit, und das verhindert ebenfalls die Erholung im Schlaf.

Raumtemperatur, Lichtverhältnisse und Lärmpegel können den Schlaf erheblich beeinflussen.

Das Schlafzimmer sollte also so angenehm und gemütlich wie möglich gestaltet sein, ohne Gegenstände, die an den Beruf oder seelische Belastungen erinnern.

Übrigens noch etwas: Benutzen Sie Ihr Bett wirklich nur zum Schlafen!

Unser Körper stellt im Laufe der Entwicklung einen Zusammenhang zwischen dem Aufenthalt im Bett und dem Schlafzustand her. Er reagiert dann sozusagen automatisch auf das Zubettgehen mit erhöhter Einschlafbereitschaft. Aus diesem Grund sollten Sie im Bett weder arbeiten noch fernsehen oder essen, sonst verlernt unser Körper, dass das Bett mit dem Schlaf gekoppelt sein soll.

Ein Einschlafritual kann hilfreich sein. Gegen den Alltagsstress können wir oft nichts unternehmen, aber wir sollten ihn nicht mit ins Bett nehmen! Wir könnten beispielsweise ein Tagebuch führen, wo wir alles, was uns tagsüber beschäftigt hat, aufschreiben. **Wirkt wirklich wahre Wunder!**

Auch unregelmäßige Schlafzeiten sind meist Grund für Einschlafstörungen.

Und auch beim Schlafen und Einschlafen haben die Hormone wieder ihre Finger im Spiel!

Melatonin ist eines von drei Hormonen, die als Neurotransmitter im Gehirn unmittelbar miteinander arbeiten. Melatonin (es wird im Kleinhirn produziert) ist das *Schlafhormon*. Es wird während des Schlafs freigesetzt und auch immer weiter produziert, damit wir durchschlafen können.

Wenn wir erwachen, dann wird **Cortisol** in der Nebennierenrinde produziert. Cortisol benötigen wir, um tagsüber die notwendige Energie aufbringen zu können, unseren Tag auch zu bewältigen.

Tagsüber sollte der Körper dann unter normalen Umständen **Serotonin** produzieren. Serotonin wird auch als Glückshormon bezeichnet. Unser Körper erzeugt es beispielsweise auch dann, wenn Sonnenlicht auf die Netzhaut des Auges trifft. Von dort wird dann ein Impuls an das Gehirn gesendet – die Produktion von Serotonin startet.

Die Produktion dieser drei Hormone kann auch durch die Anwendung ätherischer Öle angeregt werden.

Erschweren Unruhe und Nervosität das Einschlafen, kann **Lavendel** helfen.

- *Einige Tropfen Lavendelöl in einer Duftlampe wirken beruhigend und entspannend.*
- *Ebenso wirkungsvoll bei Einschlafproblemen kann eine Tasse Lavendeltee sein.*

Ebenfalls sehr beruhigend wirkt die **Melisse**, die in verschiedenen pflanzlichen Präparaten enthalten ist oder aber als Melissengeist eingenommen werden kann.

- *Einen beruhigenden Tee erhält man, indem man pro Tasse 1 EL der Blätter mit kochendem Wasser übergießt und 5 Minuten ziehen lässt.*

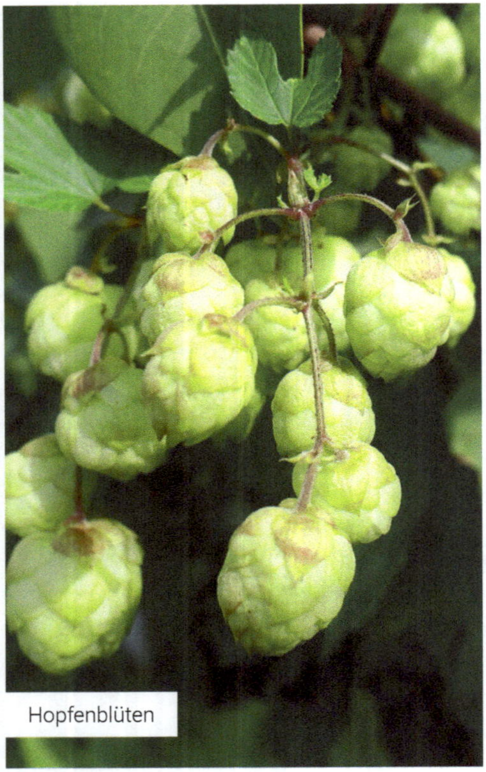

Hopfenblüten

Im Hochmittelalter wurde z. B. Hopfen als Schlafmittel entdeckt.

Als Hopfenkissen oder in Verbindung mit Baldrianwurzel als Extrakt zum Einnehmen wurde er Ende des 18. Jahrhunderts als natürliches Schlaf- und Beruhigungsmittel genutzt.

- *Schön ist ein entspannendes Bad vor dem Einschlafen mit einem duftenden Badesalz, sanfter Musik und dann gleich ins Bett mit einer Tasse Einschlaftee.*
- *Am allereinfachsten ist es allerdings, wenn Sie sich ins Schlafzimmer ein Fläschchen mit ätherischem Lavendelöl stellen – bitte achten Sie dabei auf eine wirklich gute Qualität –, vor dem Schlafengehen zwei Tropfen davon auf ein Papiertaschentuch geben und dieses neben Ihr Kopfkissen legen.*
- *Mögen Sie keinen Lavendel, so kann der gleiche Effekt auch mit Blutorangenöl hervorgerufen werden.*

Kräuterbad als Einschlafhilfe

- › 1 gehäufter EL Melissenblätter (*Melissa officinalis*)
- › 1 gehäufter EL Rosenblüten (*Rosa damascena*)
- › 1 gehäufter EL Lavendelblüten (*Lavandula angustifolia*)

In ein kleines Stoffsäckchen füllen und ins warme Badewasser hängen. Duftet wunderbar entspannend.

- *Lassen Sie sich für Ihr Bad ausreichend Zeit und genießen Sie das wohlig-warme Wasser, vielleicht hören Sie stimmungsvolle Musik dazu – Sie werden sehen, ein Teil des Stresses, der sich in Ihrem Nacken manifestiert hat, fällt rasch ab.*

Das Aufstehen fällt mir immer schwer!

Wir kennen eine Reihe ätherischer Öle, die das Aufstehen am Morgen unterstützen.

Eine Möglichkeit dazu wäre, sie in einen Roll-on zu füllen (gemeinsam mit Jojoba-Öl) und am Nachtkasterl zu platzieren.

Eine mögliche Mischung

- 5 ml Jojobaöl (*Buxus chinensis*)
- 2 Tropfen Rosmarin cineol (*Rosmarinus officinalis ct. 1,8-cineol*)
- 2 Tropfen Grapefruit (*Citrus paradisi*) oder Zitrone (*Citrus lemon*)

Die Zutaten in einem Roll-on gut vermischen und bei Bedarf einsetzen.

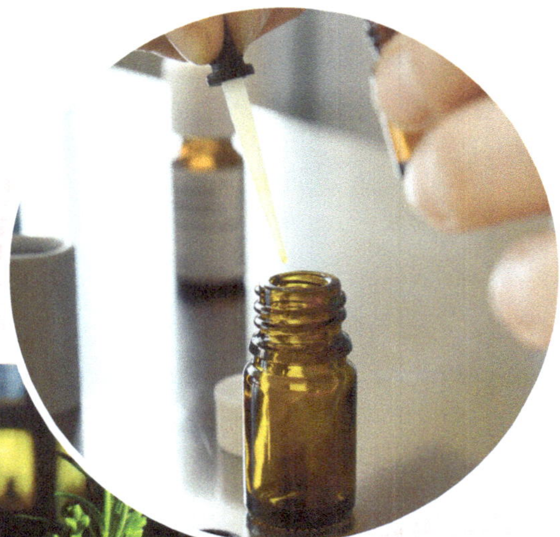

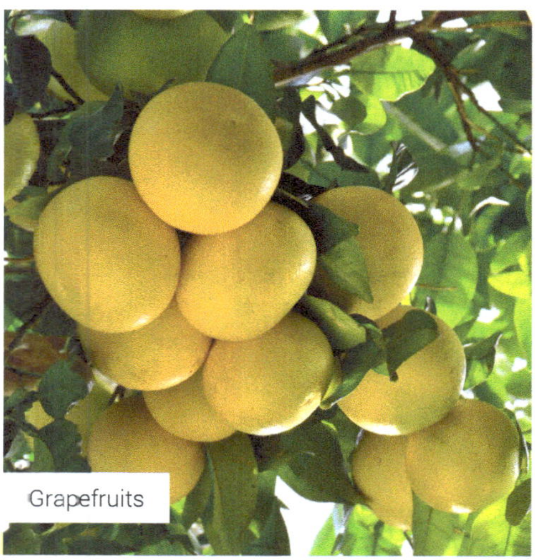

Grapefruits

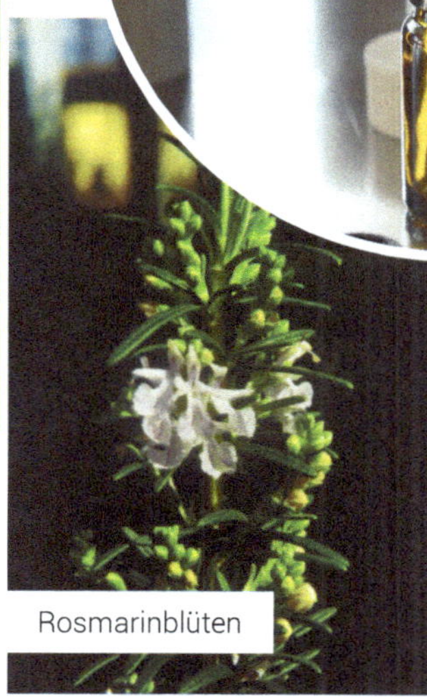

Rosmarinblüten

Das Leben ist Leid, Krankheit, Schmerz –
und zu kurz ist es auch!
Woody Allen

Gelenkschmerzen

Immer wieder kommt es – vor allem bei Wetteränderungen – zu Gelenkschmerzen. Diese Schmerzen können vielfache Ursachen haben. Es handelt sich sehr oft dabei um Abnützungserscheinungen, aber auch Schleimbeutelentzündungen, Gicht, chronische Polyarthritis, eine Arthrose, eine bakterielle Gelenkentzündung, Borreliose und – ja – auch Psoriasis können die Ursache dafür sein.

Zumeist haben wir es mit einer Arthrose zu tun, die sich im schlimmsten Fall zu einer Polyarthritis verwandeln kann.

Was ist der Unterschied?

Arthrose ist eine nicht-entzündliche Gelenkerkrankung. Vorwiegend entsteht sie durch einen Abbau des Gelenkknorpels. Diese Erkrankung ist die häufigste Ursache für Gelenkschmerzen. Wenn die Kniegelenke, die Hüften und die kleinen Fingergelenke wehtun, dann liegt die Ursache dafür in einem Umbauprozess des Knorpelgewebes und jenes Knochengewebes, das dem Gelenk nahe liegt. Das Gleichgewicht im Knorpelstoffwechsel wird gestört und der Abbau der Knorpelsubstanz erhöht sich.

Der Gelenkknorpel wird also aufgeraut und zunehmend abgebaut. Während das geschieht, versucht der Körper sich selbst zu reparieren und startet eine Neubildung von Knorpel- und Knochengewebe im Gelenkbereich.

Im Verlauf der Erkrankung kann es zu einem vollkommenen Verlust des Knorpels kommen, aber auch zu einer Entzündung der Gelenksinnenhaut oder zur Bildung einer Zyste.

Wichtig ist bei der Arthrose, das betroffene Gelenk so weit wie möglich zu entlasten und entzündungshemmende Maßnahmen zu setzen.

Die **chronische Polyarthritis** – sie wird auch rheumatoide Arthritis genannt – ist eine entzündliche Erkrankung des Körpers, deren Hauptmerkmal eine Gelenkentzündung darstellt. Es kann sich dabei lediglich um eine entzündliche Gelenkschwellung handeln, es kann aber auch bis hin zur Zerstörung der betroffenen Gelenke gehen. Die Ursache für das Entstehen von Polyarthritis ist nicht bekannt.

Es könnte eine Infektion der Auslöser sein, aber das ist nicht bewiesen. Aus irgendeinem bisher noch nicht bekannten Grund wird das Immunsystem fehlgesteuert. Es werden Botenstoffe gebildet, die eine Entzündung der Gelenksinnenhaut hervorrufen. Und diese Entzündung zieht eine Verdickung der Gelenksinnenhaut nach sich. Es entsteht ein tumorähnliches Gewebe, das den Knorpel überwuchert und zerstört.

Gelenkschmerzen durch Gicht sind die entzündlichen Reaktionen auf Ablagerung von Harnsäurekristallen in den Gelenken oder in der Gelenkumgebung. Sie treten vor allem auf, wenn im Blut ein erhöhter Harnsäurespiegel festgestellt werden kann.

- **Primäre Gicht** ist bedingt durch eine angeborene Stoffwechselstörung.
- **Sekundäre Gicht** ist meist die Folge einer anderen Krankheit (oder auch falscher Ernährung).

Akute Gichtanfälle treten meist nachts auf und sind begleitet von einer Schwellung, Überwärmung und dem Berührungsschmerz des betroffenen Gelenks. Meist ist es anfangs das Grundgelenk der großen Zehe, das davon betroffen ist. Aber auch andere Gelenke können mit einer Entzündung dieser Art auf die Harnsäurekristalle reagieren.

Bei **chronischer Gicht** ist der Harnsäurespiegel im Blut ständig erhöht. Die Harnsäurekristalle lagern sich dabei dann nicht mehr nur in den Gelenken an, auch in der Haut oder in Organen (Herz, Herzklappen, Augen). Wenn sie sich in der Niere ablagern, so können sich Steine bilden. Dann kann es zu schweren Nierenschädigungen kommen.

Einreibung bei Gelenkschmerzen

- 30 ml Johanniskrautöl (*Hypericum perforatum*)
- 3 Tropfen Lorbeer (*Laurus nobilis*)
- 2 Tropfen Wintergrün (*Gaulthera procumbens*)
- 1 Tropfen Rosmarin cineol (*Rosmarinus officinalis ct. 1,8-cineol*)

- *Mit dieser Mischung reibt man sich 1 Mal täglich die betroffenen Gelenke ein.*
- *Bitte tragen sie die Schmerzölmischung nur dort auf, wo der Schmerz sitzt. Sie ist nicht geeignet für eine Ganzkörperanwendung!*

Alternative Schmerzölmischung

- 5 Tropfen Cajeput (*Melaleuca cajeputi*)
- 2 Tropfen Wintergrün (*Gaulthera procumbens*)
- 2 Tropfen Rosmarin cineol (*Rosmarinus officinalis ct. 1,8-cineol*)
- 2 Tropfen Lavendel fein (*Lavandula angustifolia*)
- 5 Tropfen Grapefruit (*Citrus paradisi*)
- 10 ml Johanniskrautöl (*Hypericum perforatum*)

ACHTUNG BEI HOHEM BLUTDRUCK:
In diesem Fall sollte man diese Mischungen NICHT verwenden!

Schmerzen, allgemein und besonders

Schmerzen haben viele unterschiedliche Gesichter. Immer aber wird man dankbar sein, ein helfendes Produkt zu Hause zu haben.

Schmerzlinderndes Massageöl

- 30 ml Mandelöl (*Prunus dulcis*)
- 20 ml Jojobaöl (*Simmondsia chinensis*)
- 3 Tropfen Lavandin Super (*Lavandula intermedia*)
- 2 Tropfen Wacholderbeere (*Juniperus communis*)
- 2 Tropfen Rosmarin 1,8-cineol (*Rosmarinus var. 1,8-cineol*)
- 5 Tropfen Grapefruit (*Citrus paradisi*)

Alternative

- 20 ml Johanniskrautöl (*Hypericum perforatum*)
- 4 Tropfen Wacholderbeere (*Juniperus communis*)
- 1 Tropfen Lavendel fein (*Lavandula angustifolia*)
- 3 Tropfen Grapefruit (*Citrus paradisi*)

Schmerzlinderung bei Migräne

- 4 Teile Mädesüßblüten (*Filipendula ulmaria*)
- 5 Teile Pfefferminzkraut (*Mentha piperita*)

1 Teelöffel der Mischung mit einer Tasse kochendem Wasser überbrühen, 8–10 Minuten ziehen lassen. Abseihen.

- *Ein bis zwei Tassen täglich.*

Alternativ

- *2 Mal täglich jeweils 10 Tropfen Mutterkraut-Tinktur einnehmen.*

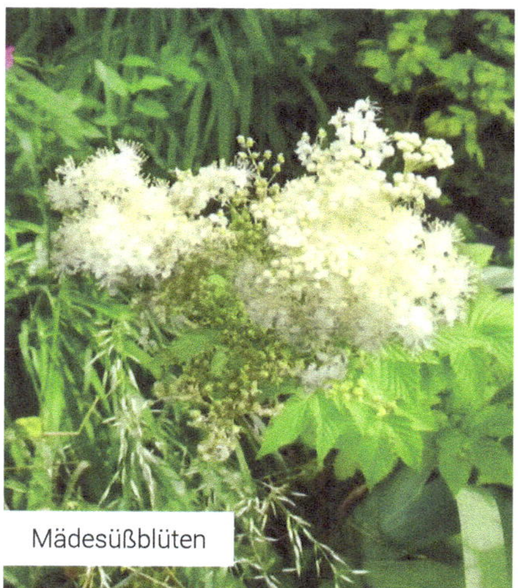

Mädesüßblüten

„Alle Fälle"-Roll-on für unterwegs

Roll-on für die Handtasche gegen Kopfschmerz

- 10 ml Jojobaöl (*Buxus chinensis*)
- 3 Tropfen Muskatellersalbei (*Salvia sclarea*)
- 6 Tropfen Grapefruit (*Citrus paradisi*) oder Bitterorange (*Citrus aurantium*) oder Bergamotte (*Citrus bergamiae*), ganz nach Geschmack
- 1 Tropfen Narde (*Nardostachys jatamansi*) oder Vetiver (*Vetiveria zizanidoides*)

- *Rasch auf den Puls aufgetragen, hilft der Duft dabei, mit der in Unordnung geratenen Gefühlswelt wieder auf Gleich zu kommen.*

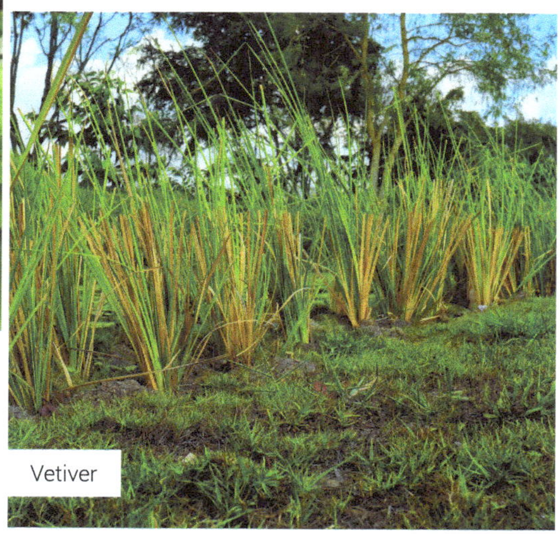

Vetiver

Kopfschmerzen einmal anders behandeln

Wie schon zuvor geschrieben: Kopfschmerzen treten vor allem auch im Zusammenhang mit der Menstruation auf. Natürlich können sie auch aus anderen Gründen vorkommen.

Was tun wir dagegen?
Man kann mit einer **kühlen Kompresse** oftmals schon die Kopfschmerzen lindern.

Aber eine **sanfte Kopfmassage** mit einem Tropfen Zitronenöl auf den Handflächen verteilt, hilft meist sofort.

Wie geht's?

- *Wir geben einen Tropfen ätherisches Zitronenöl auf die Handflächen, verreiben den Tropfen und riechen intensiv daran.*
- *Danach legt man die Handflächen auf die Schläfen – wieder tief einatmen – und im Anschluss daran mit den Händen von den Schläfen bis in den Nacken streichen (bitte OHNE DRUCK).*
- *Eine Hand bleibt nun im Nacken liegen, die zweite Hand legen wir auf die Stirn. Tief einatmen.*

- *In dieser Reihenfolge ein paar Mal wiederholen – der Kopfschmerz ist rasch gelindert, wenn nicht sogar ganz weg.*

Probieren Sie's aus!

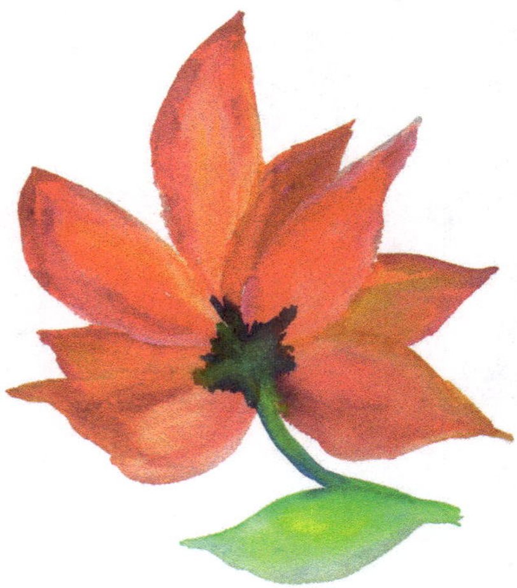

Eine Frau ohne Bauch ist wie ein Himmel ohne Sterne.

Arabisches Sprichwort

Ein leidiges Thema – das Gewicht!

Ich kenne kaum eine Frau, die sich nicht zumindest ein Mal in ihrem Leben mit einem Gewichtsproblem herumgeschlagen hat. Meist hat man zu viel davon und eher selten zu wenig. Bei mir selbst ging es zeitweilig auch auf und ab mit den Kilos, heute eher *auf*.

Woran kann das liegen?

In meinen jungen Jahren, so zwischen 18 und 23, hatte ich quasi *Idealmaße* und ein für mich ideales Gewicht, mit damals knapp 50 kg.

Nach meiner ersten Schwangerschaft fühlte ich mich noch monatelang dick und aufgequollen. Das gab sich dann aber wieder nach dem Abstillen und ich kehrte zurück zu einem für mich *erträglichen* Gewicht zwischen 50 und 54 kg. Nach meiner zweiten Schwangerschaft ging es ebenfalls zum Glück wieder auf dieses Maß zurück.

Doch dann! Es begann genau genommen mit den Kochkünsten meines zweiten Mannes und in Kooperation mit dem Klimakterium: Ich nahm zu und zu ... die Hormone trugen ihren Teil dazu bei, dass ich heute um mindestens 10 kg zu viel auf die Waage bringe. Das macht mich nicht wirklich unglücklich, aber von Zeit zu Zeit überkommt mich die Versuchung einer Diät, die ich dann sowieso nicht durchhalte. Irgendwie scheine ich, was meine Ernährung betrifft, inkonsequent zu sein – ich esse lieber alles, was mir schmeckt und gesund ist.

Ich denke, dass es vielen Frauen so geht wie mir. Hat man sich denn doch durchgerungen und mit einer Diät angefreundet, so ist das wie mit einem Jojo zu vergleichen: Man hungert sich mühsam drei Kilo herunter (was man meist auch nicht wirklich sehen kann) und kaum hört man mit der Diät auf, sind sie wieder am Körperchen angelagert. Und das meist an einer Stelle, wo man sie nun wirklich nicht mehr haben möchte!

Also habe ich für mich beschlossen, zu meinem Körper zu stehen, so wie er nun mal ist.

Ich weiß ja, dass er gesund und nicht übermäßig ernährt wird. Und dass vielfach in meinem Alter nun wirklich die Hormone daran mitbeteiligt sind.

Denken wir nur daran, was täglich so nach dem Mittagessen passiert: Wir werden müde, fühlen uns schlapp und haben bald einmal Heißhunger nach Süßem oder Verzehren uns nach Kaffee.

Schuld daran ist der sinkende Serotonin-Spiegel. **Serotonin** ist ein Neurotransmitter (Botenstoff) bzw. ein Hormon, das auch außerhalb des zentralen Nervensystems im Körper verbreitet ist. Es beeinflusst unser Schmerzempfinden, unsere Schlaf- und Wachgewohnheiten und vor allem unseren Gemütszustand. Erzeugt wird es im Gehirn in den sogenannten Raphe-Kernen, die im Hirnstamm zu finden sind, andererseits aber zu einem großen Teil in der Schleimhaut des Magen-Darm-Traktes. Sinkt also der Serotonin-Spiegel im Körper ab, so werden wir entweder aggressiv, depressiv oder ängstlich. **Na fein!**

Und was tun wir dagegen?

Serotonin ist in vielen Nahrungsmitteln vorhanden und wir können auf diesem Umweg unseren Körper anregen, selbst Serotonin zu bilden. Es findet sich besonders in kohlenhydratreichen Speisen. Aber auch ätherische Öle können uns vor einem zu hohen Schokolade-Konsum ein wenig schützen:

Wohlfühl-Duftlampenmischung für den Nachmittag

- 1 Tropfen Benzoe Siam (*Styrax tonkinensis*)
- 1 Tropfen Neroli (*Citrus aurantium flos.*)
- 2 Tropfen Orange süß (*Citrus sinensis*)

Und dass die Hormone nicht nur im Klimakterium oder danach unser Wohlbefinden beeinflussen, sondern dass die Hormone gerne auch in Form einer Erkrankung der Schilddrüse in unseren Haushalt eingreifen, ist leider erwiesen. Und das kann teilweise wirklich fatale Folgen haben!

Die Schilddrüse

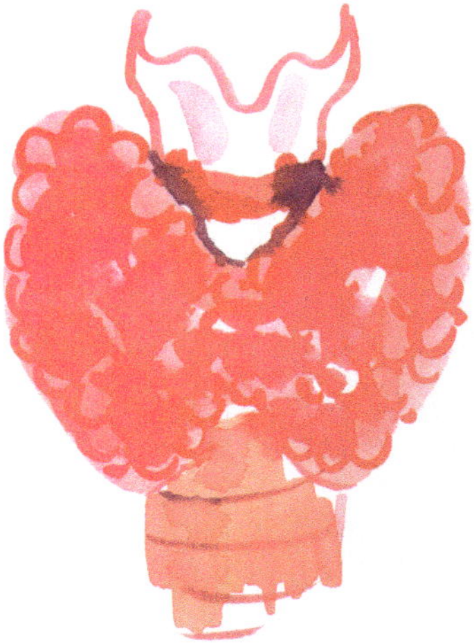

Zuerst ein wenig Hintergrundinformation zur Schilddrüse: Sie befindet sich im Hals unterhalb des Kehlkopfes und besteht aus einem rechten und einem linken Lappen, die miteinander über einen Isthmus (eine Art Steg) verbunden sind.

Das Gewebe der Schilddrüse besteht aus Zellen, den *Thyreozyten*, die kleine Bläschen (Follikel) einschließen. Diese Bläschen enthalten eine Flüssigkeit namens *Thyreoglobulin*, die aus einer Art Mischung von Jod und der Aminosäure Tyrosin zusammengesetzt ist. Hier werden die Schilddrüsenhormone Thyroxin (T4) und Trijodothyronin (T3) gespeichert. Das für ihre Entstehung nötige Jod wird aus dem Blutkreislauf aufgenommen.

Diese Schilddrüsenhormone sind fettlöslich und können so ins Blut diffundieren. Auf diese Weise nehmen sie Einfluss auf unseren Stoffwechsel.

Die Bildung der Schilddrüsenhormone wird vom thyreotropen Hormon (TSH) kontrolliert. Wann es freigesetzt wird, hängt mit einem Hormon zusammen, das wir bereits kennengelernt haben: dem Releasing Hormon des Hypothalamus.

Steigen die Hormone an, so wird die Produktion gedrosselt, sinken sie, wird die Produktion wieder angekurbelt.

Zwischen den Bläschen, die in ein gut durchblutetes Bindegewebe eingebunden sind, finden wir die sogenannten C-Zellen.

Diese Zellen sondern Calcitonin ab. Das ist ein Peptidhormon, das den Kalzium- und Phosphatspiegel im Blut senkt, indem es auf das Knochengewebe einwirkt.

Nebenschilddrüsen

Dabei handelt es sich um vier kleine, ovale Epithelkörperchen, die in die Rückseite der Schilddrüse eingebettet sind und aus dichtem Gewebe bestehen. Sie sondern PTH (Parathormon) ab, das den Kalziumgehalt im Blut anhebt und die Phosphatkonzentration reduziert. Sie regeln gemeinsam mit den Zellen der Schilddrüse den Kalzium-Phosphat-Haushalt unseres Körpers.

Schilddrüsenunterfunktion (Hypothyreose)

Hier ist das Niveau des Grundstoffwechsels drastisch herabgesenkt und die Körpertemperatur sinkt. Die Herzfrequenz wird niedriger, der arterielle Blutdruck (die Systole) sinkt, man wird rascher müde. Oft kommen Schwellungen im Gesicht dazu. Man bemerkt sie oft zuerst an den schweren Augenlidern.

Bei Schilddrüsenunterfunktion hilft manchmal eine Pflegeölmischung zum Auftragen:

Pflegeölmischung

- 1 Tropfen Zitrone (*Citrus lemon*)
- 1 Tropfen Rosmarin cineol (*Rosmarinus officinalis ct. 1,8-cineol*)
- 10 ml Mandelöl (*Prunus dulcis*)

Die Zutaten gut vermischen und bei Bedarf einsetzen.

- ***Das Öl wird sanft auf dem Hals aufgetragen.***

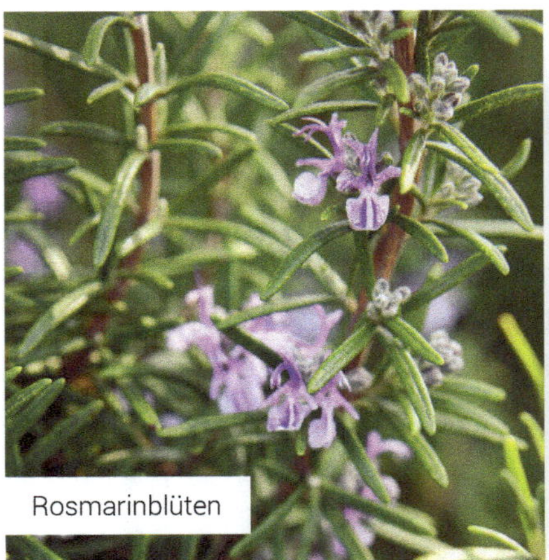

Rosmarinblüten

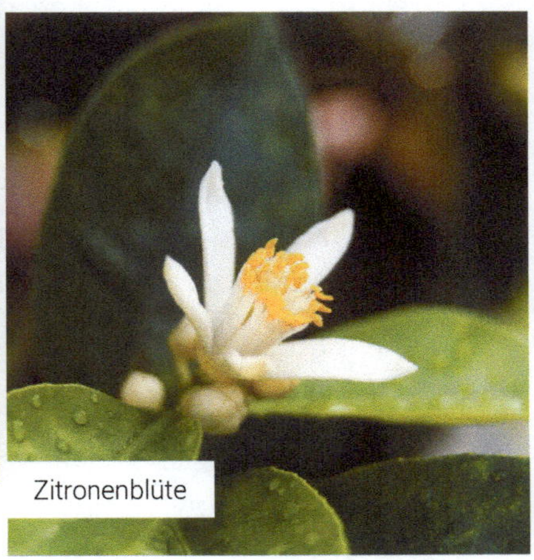

Zitronenblüte

Schilddrüsenüberfunktion (Hyperthyreose)

Bei der Überfunktion beschleunigt sich der Grundstoffwechsel, man wird hyperaktiv. Die Körpertemperatur steigt an. Es kommt zu einem erhöhten Abbau von Aminosäuren im Körper, man wird dünner. Der Blutzuckerwert steigt an, man ist nie müde und in der Folge emotionell instabil.

Pflegeölmischung bei Schilddrüsenüberfunktion

- 1 Tropfen Zirbelkiefer (*Pinus cembra*)
- 1 Tropfen Lavendel fein (*Lavandula angustifolia*)
- 2 Tropfen Grapefruit (*Citrus paradisi*)
- 10 ml Jojobaöl (*Buxus chinensis*)

Die Zutaten gut vermischen und bei Bedarf einsetzen.

- *Das Öl wird sanft auf dem Hals aufgetragen.*

Hashimoto-Tyreoiditis

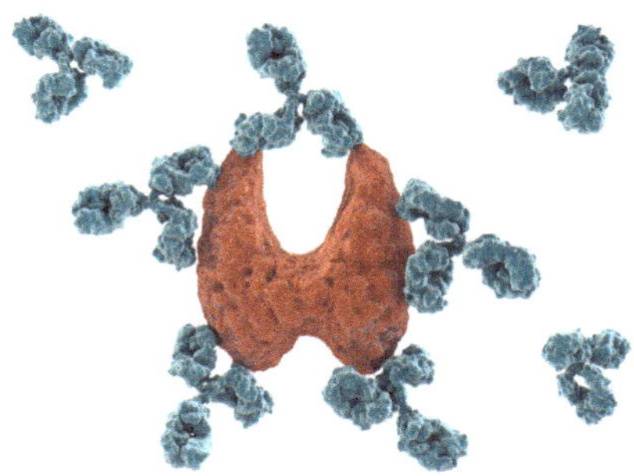

Hashimoto ist eine Autoimmunerkrankung und führt zu einer chronischen Entzündung der Schilddrüse. Diese Erkrankung kann mit einer Vergrößerung der Schilddrüse einhergehen, dem Kropf (oder *Struma*). Andererseits aber auch mit einer Verkleinerung der Schilddrüse.

Auf Dauer kommt es zu einer Schilddrüsenunterfunktion, bei der das Schilddrüsengewebe teilweise zerstört wird.

Es ist eine unheilbare chronische Erkrankung, die aber gut zu behandeln ist, wenn sie erkannt wurde.

Hashimoto – so vermutet man – könnte eine genetische Erkrankung sein, aber auch durch Stress, Viruserkrankungen (Pfeiffer'sches Drüsenfieber, Gürtelrose) oder Probleme mit der Nebennierenrinde entstehen.

Wichtig ist bei allen unerklärlichen Symptomen vor allem eines:
Lassen Sie auch eine Untersuchung der Schilddrüse durchführen und die folgenden Hormonwerte feststellen:

- **TSH** (Thyroidea-stimulierendes Hormon)
- **T3** (Trijodthyronin) – es gibt auch ein freies T_3 (fT_3), das mitbestimmt werden sollte.
- **T4** (Tetrajodthyronin) – auch hier gibt es ein freies T_4 (fT_4), das untersucht werden sollte.

Außerdem sollte ein Sonogramm der Schilddrüse durchgeführt werden.

Nicht nur Hashimoto-Thyreoiditis kann die Schilddrüse angreifen, auch **Morbus Basedow**. Es ist ebenso eine Autoimmunerkrankung und führt zu einer Überproduktion an Schilddrüsenhormonen.

Bei allen Schilddrüsenerkrankungen kommen Sie vermutlich nicht um eine medikamentöse Behandlung herum.

Ausgleichend kann dieser Tee wirken:

Tee

- 1 Teil Melisse (*Melissa officinalis*)
- 1 Teil Stinkender Storchenschnabel (*Geranium robertianum*)
- 1 Teil Herzgespann (*Leonurus cardiaca*)

1 EL der Mischung mit einer Tasse kochend heißem Wasser übergießen, 10 Minuten ziehen lassen und dann abseihen.

- *2 Tassen pro Tag*

Bei einer Vergrößerung der Schilddrüse kann eventuell eine **Hamamelis-Salbe** hilfreich sein.

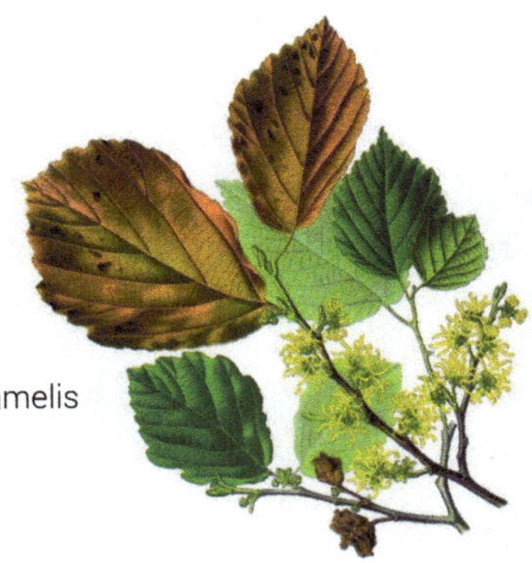

Hamamelis

Blasenentzündung

Frauen sind leider sehr häufig von Blasenentzündung oder Harnröhrenentzündung betroffen. Eigentlich logisch, wenn wir uns die anatomischen Bereiche der Frau ansehen! Die Harnröhre ist wesentlich kürzer als jene des Mannes, die Harnröhreneinmündung ist sehr nah an der Scheide und der Darmausgang ist auch gleich dabei.

Die Ursachen einer Blasenentzündung können sehr unterschiedlich sein:

- Extrem parfümierte Reinigungsmittel und übertriebene Hygiene
- Falsche Richtung bei der Intimhygiene: *Escherichia coli* kann eine sehr unangenehme Folgeerscheinung sein!
- Veränderter Hormonhaushalt, vor allem im Wechsel
- Entzündungen der Scheide
- Starke sexuelle Aktivität – mechanische Reizung (*Honeymoon Cystitis*)
- Schwangerschaft (Druck)

Die Symptome sind

- Vermehrter Harndrang
- Schmerzen
- Brennen beim Urinieren
- Blut im Harn
- Fieber

Erste Maßnahmen:

- **Viel trinken!** (Brennnesseltee, Preiselbeersaft, Wasser ...) Die harnableitenden Organe sollen gut gespült werden
- Stressabbau, Ruhe
- Nasse Badebekleidung sofort wechseln, kalte Sitzflächen vermeiden, für Wärme sorgen

Einreibung bei Blasenentzündung

- 50 ml Mandelöl (*Prunus dulcis*)
- 3 Tropfen Thymian linalool
- 3 Tropfen Cajeput (*Melaleuca cajeputi*)
- 3 Tropfen Manuka (*Leptospermum scoparium*)
- 2 Tropfen Zitrone (*Citrus lemon*)
- 3 Tropfen Eucalyptus radiata
- 4 Tropfen Lavendel fein (*Lavandula angustifolia*)

In eine dunkle Flasche mischen.

- *Im Unterbauchbereich auf der Körpervorderseite sowie im Lendenwirbelbereich am Rücken 2–3 Mal täglich einreiben.*

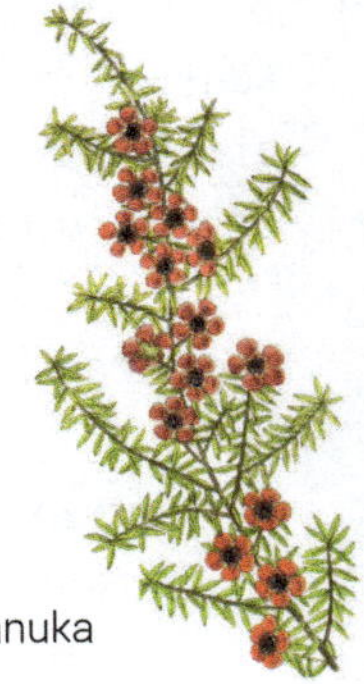
Manuka

Ölkompressen und Sitzbäder helfen und beruhigen!

Ölkompressen

Man gibt 2 Tropfen ätherisches Öl auf 1 Esslöffel fettes Öl, benetzt damit eine angewärmte Kompresse und legt diese auf den Unterleib. Ein Baumwollhandtuch und darüber ein Wolltuch geben und liegen lassen, solange die Kompresse warm ist.

Sitzbad (Beispiel)

Verwenden Sie für Ihr Sitzbad beispielsweise das ätherische Öl der Bergamotte (*Citrus bergamiae*). Die Bergamotte wirkt durch ihre entzündungshemmenden Inhaltsstoffe besonders gut auf unsere Harnwege ein und kann so durchaus rasch lindern.

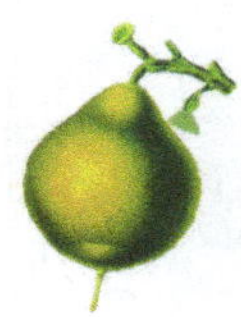

Tee bei Blasenentzündung

Auch Tees helfen uns dabei, mit einer Blasenentzündung fertig zu werden. Es ist in diesem Fall wichtig, die Niere und die Blase zu spülen. Allgemein empfiehlt es sich, den Flüssigkeitskonsum auf etwa 2–3 Liter pro Tag zu erhöhen. Diese Flüssigkeitsmenge in Form von Kräutertees zu sich zu nehmen ist gar nicht wirklich schwer.

Es gibt natürlich fertige Teemischungen in der Apotheke zu kaufen, aber folgende Pflanzen helfen sehr gut und man kann sich daraus auch selbst seine eigene Mischung herstellen:

Brennnessel, Goldrute, Bärenträubel, Birkenblätter, Ackerschachtelhalm (Zinnkraut), aber auch Hauhechelwurzel und Echinacea wirken hervorragend.

Inkontinenz

Ein paar Worte sollten wir auch zu diesem Thema *verlieren*, denn es leiden viel mehr Frauen unter Inkontinenz, als man glaubt. Dieser unkontrollierte Harnabgang gehört zu jenen Dingen, über die man meist nicht oder nur äußerst ungern spricht. Es kann durch diesen unkontrollierten Harnabgang zu körperlichen, seelischen und sozialen Einschränkungen kommen! Und: Dafür muss man sich nun wirklich nicht genieren!

Beteiligt daran sind die Blasenmuskeln, der Schließmuskel der Blase und die Beckenbodenmuskulatur – sie alle sorgen im Normalfall für eine funktionierende Blasenkontrolle.

Wann kommt es bei Inkontinenz zu Harnverlust?

- Stressinkontinenz
- Belastungsinkontinenz
- Harnverlust beim Niesen, Husten, schweren Heben
- Beim Laufen und Stiegensteigen
- Bereits beim Gehen
- Dranginkontinenz (plötzlicher Harndrang und unwillkürlicher Harnabgang v. a. bei Östrogenmangel, Veränderung der Schleimhäute, aber auch nach Schlaganfall oder bei Tumoren)
- Überlaufinkontinenz bei überfüllter Blase

Die häufigste Form ist die Stress- und Dranginkontinenz bzw. eine Mischform daraus.

Helfen kann hier vor allem ein Beckenbodentraining.

Dafür gibt es seit einigen Jahren auch spezielle *Trainingsgeräte*, die für mich allesamt eine gewisse Ähnlichkeit mit einem Vibrator ohne Vibrationen haben. Vielleicht könnte ja auch ein Vibrator beim Beckenbodentraining helfen?

Krampfadern und Hämorrhoiden

Nicht nur Frauen sind von Krampfadern betroffen, hier möchte ich aber besonders auf die Anwendung ätherischer Öle bei Krampfadern und Hämorrhoiden eingehen.

Als Krampfadern werden oberflächlich erweiterte Venen bezeichnet. In diesen Venen können sich auch Thrombosen entwickeln, ebenso wie z. B. ein Ulcus cruris.

Hämorrhoiden wiederum sind arteriovenöse Gefäßpolster, die sich am unteren Ende des Mastdarms befinden. Wenn sich dieser Gefäßpolster nach unten bewegt oder sich erweitert, dann kann es zu Jucken und Brennen am Darmausgang kommen, aber auch zu hellroten Blutungen beim Stuhlgang, in schweren Fällen auch zu Schmerzen.

Ätherische Öle, die helfen können:

- Zypresse (*Cupressus sempervirens*)
- Virginia-Zeder (*Juniperus virginiana*)
- Rosengeranie (*Pelargonium graveolens*)
- Grapefruit (*Citrus paradisi*)
- Myrte (*Myrtus communis*)
- Lavendel fein (*Lavandula angustifolia*)
- Wacholder (*Juniperus communis*)
- Cajeput (*Melaleuca cajeputi*)
- Schafgarbe (*Achillea millefolium*)
- Kamille blau (*Matricaria chamomilla*)
- Kamille römisch (*Chamaemelum nobile*)

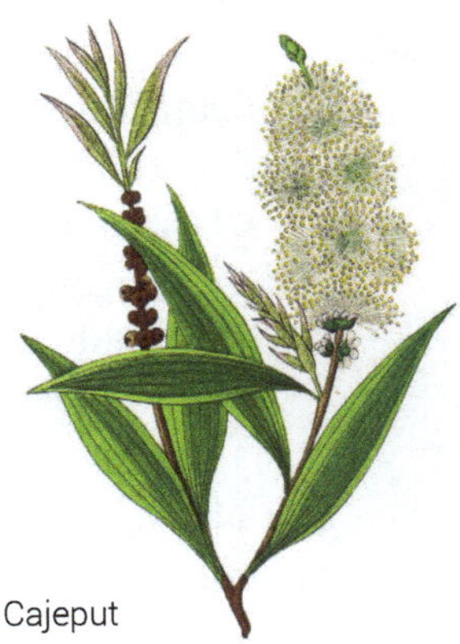

Cajeput

Eine bewährte Mischung zum Auftragen – geht sowohl bei Krampfadern als auch bei Hämorrhoiden – ist dieses Rezept:

Mischung zum Auftragen

- 20 ml Ringelblumenöl (*Calendula officinalis*)
- 2 Tropfen Virginia-Zeder (*Juniperus virginiana*)
- 1 Tropfen Lavendel fein (*Lavandula angustifolia*)
- 3 Tropfen Grapefruit (*Citrus paradisi*)

In eine dunkle Flasche mischen.

- ***Mischung bei Bedarf auftragen.***

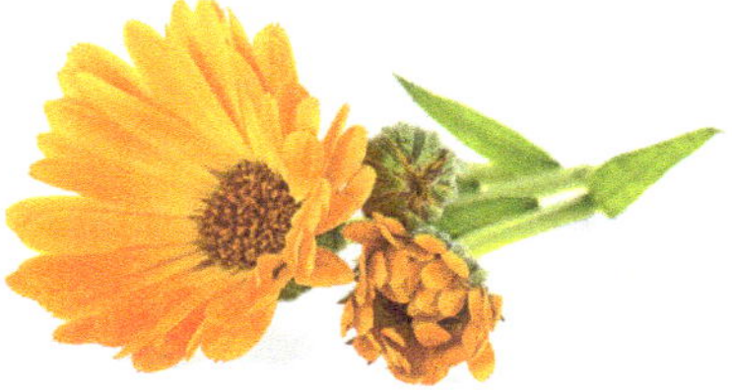

Ringelblumen

Tee gegen chronische Hämorrhoiden (zum Trinken!)

- 3 Teile Schafgarbe (*Achillea millefolium flos.*)
- 2 Teile Kamillenblüten (*Matricaria chamomilla*)
- 3 Teile Gänsefingerkraut (*Argentina anserina*)
- 1 Teil Fenchel, angestoßen (*Foeniculum dulce semen*)

1 gehäufter Teelöffel für 250 ml Wasser. Mit dem kochend heißen Wasser übergießen, 8 Minuten lang ziehen lassen, abseihen.

- ***1–2 Mal täglich eine Tasse.***

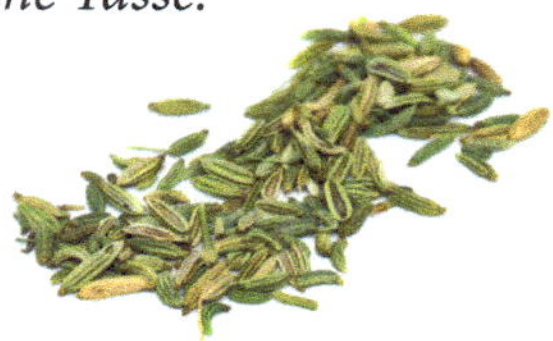

Fenchelsamen

Hämorrhoidensalbe

- 20 g Sheabutter
- 20 g Johanniskrautöl (*Hypericum perforatum*)
- 2 g Bienenwachs
- 1 Tropfen Rosengeranie (*Pelargonium graveolens*)
- 1 Tropfen Wacholder (*Juniperus communis*)
- 2 Tropfen Lavendel fein (*Lavandula angustifolia*)
- 1 Tropfen Zypresse (*Cupressus sempervirens*)
- 3 Tropfen Grapefruit (*Citrus paradisi*)

Sheabutter, Johanniskrautöl und Bienenwachs werden miteinander sanft aufgeschmolzen. Dann kommen die ätherischen Öle dazu. Gut verrühren und in eine kleine Dose füllen.

- ***Bei Bedarf auftragen.***

Wenn die Venen schmerzen, hilft auch eine Topfenauflage recht gut.

Topfenwickel

- 5 Tropfen Lavendel fein (*Lavandula angustifolia*)
- 6 Tropfen Zypresse (*Cupressus sempervirens*)
- 7 Tropfen Zitrone (*Citrus lemon*)
- 20 ml Ringelblumenöl (*Calendula officinalis*)
- 250 g Topfen

Mischen Sie zuerst die ätherischen Öle mit dem fetten Pflanzenöl, danach vermischt man alles mit dem Topfen.

- *Bevor der Topfen warm wird, entfernt man ihn wieder. Sie können die Dauer mit Hilfe eines nassen Handtuchs etwas verlängern, aber normalerweise reichen ca. 20 Minuten für diese Anwendung.*
- *Sie müssen übrigens nicht die ganze Topfenmasse auf Ihren Beinen verstreichen, die Hälfte sollte genügen. Den Rest kann man bis zum nächsten Tag im Kühlschrank aufbewahren.*
- *Diese Mischung kann man übrigens auch bei Beschwerden im Wochenbett verwenden.*

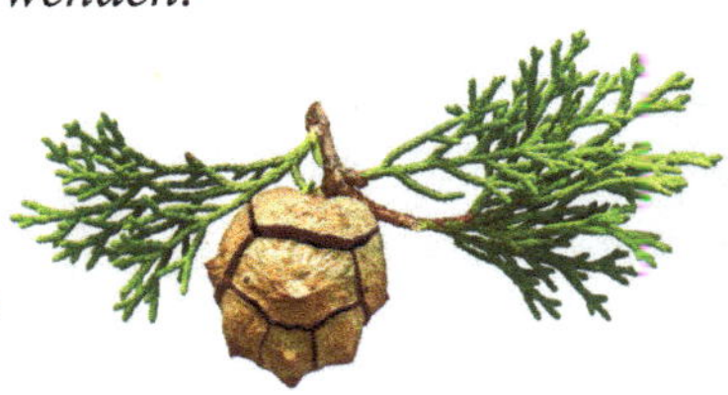

Zypresse

Für eine Venenpflegesalbe empfehle ich gerne das folgende Rezept.

Venenpflegesalbe

- 25 g Kokosöl
- 10 ml Jojobaöl
- 3 g Bienenwachs
- 1 Tropfen Zypresse (*Cupressus sempervirens*)
- 2 Tropfen Sandelholz (*Santalum album*)
- 1 Tropfen Lavendel fein (*Lavandula angustifolia*)
- 2 Tropfen Zitrone (*Citrus lemon*)
- 2 Tropfen Grapefruit (*Citrus paradisi*)

Kokosöl, Jojobaöl und Bienenwachs werden gemeinsam aufgeschmolzen. Nehmen Sie die Masse vom Herd. Nun kommen die ätherischen Öle dazu.

- *Morgens und abends mit der Salbe (sie sollte eher weich sein) die Beine von unten nach oben ohne Druck einstreichen.*

Es ist ganz leicht selbst herzustellen

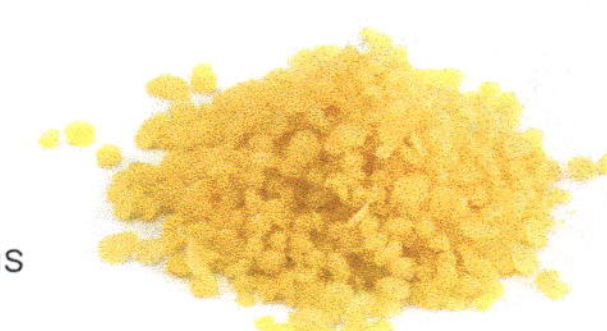

Bienenwachs

… bitte komm nicht näher mit dein' riesengroß'n G'sicht,
nicht küssen, bitte nicht küssen!

Songtext von Ludwig Hirsch

Bitte nicht küssen!

Oje, gerade dann, wenn man sie nicht braucht, blüht sie auf der Lippe, die Fieberblase!

Aber woher kommt sie und warum?

Der Begriff *herpes* kommt aus dem Griechischen und heißt *schleichen.* **Herpes simplex** ist eine Viruserkrankung, die man sich oft schon als Kind einfängt. Etwa ein Drittel der Menschen haben in den ersten fünf Jahren ihres Lebens Kontakt mit dem Virus.

Herpes-Viren haben die Fähigkeit, sich im Körper oft jahrelang zu verstecken. *Herpes simplex* lebt mit Hilfe von Nervenzellen und wir leben mit ihnen. Und eines Tages beginnt irgendwo an einer Lippe ein kleiner ziepsender Schmerz – ein paar Stunden später blüht bereits die Fieberblase!

Wenn das Herpesvirus – es hat den ergreifenden Namen HSV-1 – in unsere Mundhöhle gelangt, dann heftet es sich vor allem an die Mund- und Lippenschleimhäute. Die Viren in den Bläschen, die sich dann bilden, können von Antikörpern neutralisiert werden, aber leider eben nicht alle.

Und diese verursachen dann bei körperlichen oder psychischen Problemen möglicherweise ein Wiederaufflammen der Fieberblasen. Solche Auslösefaktoren können UV-Strahlung, Fieber oder Immunschwächen sein. Und auch Alter und damit einhergehend Hormonveränderungen können eine Rolle spielen.

Also bei der nächsten Fieberblasenattacke:
Bitte nicht küssen!

Allerdings können wir vorbeugen. Ich habe dazu eine Lippenbalsam-Rezeptur ganz speziell gegen *Herpes simplex* kreiert.

Auf der nächsten Seite geht's weiter.

Lippenbalsam

- 20 g Sheabutter
- 1 g Bienenwachs
- 6 g Nachtkerzenöl
- 6 g Wildrosenöl
- 8 g Erdnussöl
- 4 Tropfen Cajeput (*Melaleuca cajeputi*)
- 4 Tropfen Sandelholz (*Santalum album*)
- 6 Tropfen Zitrone (*Citrus lemon*)
- 2 Tropfen Lavendel fein (*Lavandula angustifolia*) oder Lavandin (*Lavandula intermedia*)
- 3 Tropfen Ravintsara (*Cinnamomum camphora*)
- 3 Tropfen Melisse (*Melissa officinalis*)

Bienenwachs im Wasserbad zusammen mit dem Erdnussöl erwärmen und aufschmelzen. Dann vom Herd nehmen und die Sheabutter, das Nachtkerzen- und das Wildrosenöl einrühren. Die ätherischen Öle kommen noch dazu und dann rasch die Masse in kleine Döschen abgefüllt.

- *Zur Lippenpflege benutzen, vor allem in Zeiten, wo man eine Infektion befürchten muss.*
- *In der Akutphase einer Lippenherpes-Attacke hilft am besten, mit Melissenhydrolat Kompressen auf die betroffene Stelle zu legen. Und nach dem Abheilen gleich mit dem Lippenbalsam die wunde Haut versorgen.*

Die unangenehmere Variante: Herpes genitalis

Sozusagen der Bruder des *Herpes-simplex*-Virus HSV-1 ist das *Herpes genitalis*-Virus HSV-2.

Diese Variante erhält man durch sexuelle Kontakte im Normfall. Das Virus siedelt sich in den Schleimhäuten und den Oberhautzellen der Geschlechtsorgane an. Es schleicht sich dann über die Nervenzellen dieses Bereiches in die Zonen des unteren Rückenmarks. Die Erkrankung kann immer wieder einmal aufflammen, allerdings wird sie mit der Zeit seltener. Eine Frau kann das Virus während der Schwangerschaft und später auch bei der Geburt an ihr Kind weitergeben.

Bei *Herpes genitalis* entstehen die Bläschen in gleicher Weise wie beim Lippenherpes: Zuerst spannt die Haut und fühlt sich entzündet an, danach kommen die Bläschen.

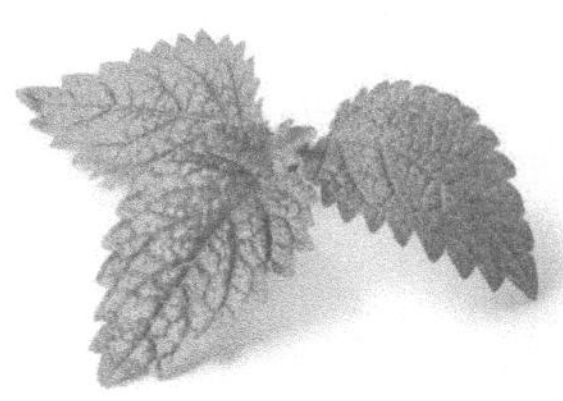

Melissenblätter

- *Hier hilft rasch und zuverlässig wiederum das Melissenhydrolat. Machen Sie sich eine feuchte Einlage damit, sie beruhigt die gereizte Haut und zumeist kommt es auf diese Weise dann gar nicht zur Blasenbildung.*

Auch nicht fein: Gürtelrose

Noch einen Verwandten der Herpes-Brüderschaft gibt es, das *Varicella-Zoster*-Virus. Es ist für Gürtelrose und Windpocken verantwortlich.

Windpocken bekommen üblicherweise Kinder – dabei gelangt das Virus über den Mund in den Körper. Es vermehrt sich in den oberen Atemwegen und geht dann ins Blut über. Später breitet es sich über die Haut aus und bildet dort die juckenden kleinen Bläschen, die mit der Zeit wieder abheilen. Haben Sie Windpocken als Kind gehabt, werden Sie diese kaum noch einmal bekommen.

Das Virus bleibt jedoch - wie seine Verwandten - im Körper und kann dort jahrzehntelang schlafen.

Wenn es wieder aktiv wird, dann zumeist in Form der Gürtelrose. Dabei entsteht ein schmerzhafter Ausschlag in einem bestimmten Hautareal. Das Virus breitet sich nämlich gekonnt entlang eines Rückenmarknervs aus (egal welcher – man kann über die betroffene Körperzone auf diesen Nerv schließen). Gürtelrose kann einen Menschen öfters heimsuchen.

Erste Hilfe bieten

Ölmischung zum Auftupfen

› 10 Tropfen Ravintsara (*Cinnamomum camphora*)
› 1 EL Johanniskrautöl (*Hypericum perforatum*)

- *Nur auf der betroffenen Stelle auftragen.*

Saft der Hauswurz

Schneiden Sie ein Blatt von einer Hauswurz (*Sempervivum tectorum*) ab. Der Saft der Hauswurz beruhigt und lindert die Entzündung.

- *Drücken Sie den Saft über der betroffenen Stelle aus.* ***Fertig.***

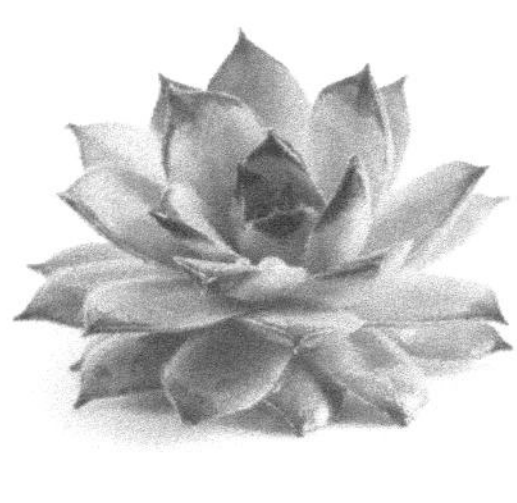

Hauswurz

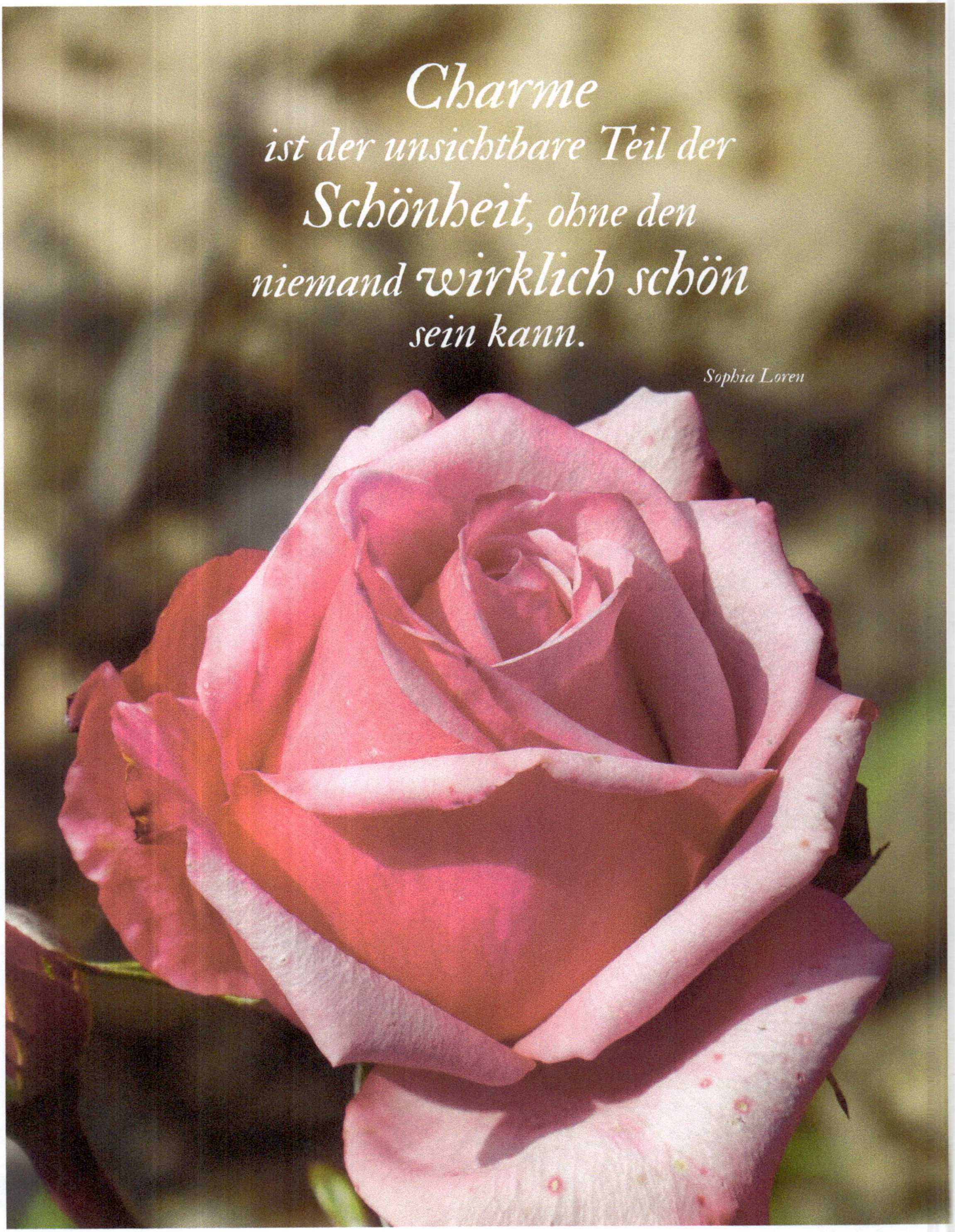
Charme
ist der unsichtbare Teil der
Schönheit, ohne den
niemand wirklich schön
sein kann.
Sophia Loren

Zum guten Schluss: NOCH EIN BISSERL WAS FÜR DIE SCHÖNHEIT

Unsere Haut ist der Spiegel unserer Seele. Sie zeigt nach außen, wie wir uns innen fühlen. Die Spuren, die das Leben hinterlässt, sind oft unübersehbar – wir bekommen Falten und Flecken. Auch unsere Umwelt beeinflusst unsere Hautbeschaffenheit, ebenso wie unsere Ernährung.

Die Haut ist unser größtes Organ und sie hat viele Funktionen auszuüben. Sie steht quasi *an vorderster Front*, nur teilweise geschützt durch unsere Kleidung.

Das Beste, was Sie für Ihre Haut tun können, ist eigentlich recht einfach: gesunde Ernährung, wenig Stress, ausreichend Schlaf, nicht rauchen, wenig Alkohol – und damit sollte man eigentlich eine schöne Haut haben.

Stimmt leider nicht immer. Aber es kann helfen.

Wenige Frauen besitzen eine ebenmäßige und schöne, gesunde Haut. Aber wir können für jede Haut wohl das Beste tun, ohne übermäßig (oder die falschen) Kosmetika daraufzukleistern. Achten Sie unbedingt darauf, die für Ihren Hauttyp richtigen Pflegemittel einzusetzen. Waschen mit den falschen Produkten kann z. B. den Säureschutzmantel Ihrer Haut maßgeblich schädigen.

Es würde den Umfang dieses Buches bei weitem sprengen, wollte ich Ihnen nun für jeden Hauttyp komplette Pflegeserien zusammenstellen. Dafür gibt es eine Reihe von guten Büchern und auch Websites, wo Sie die passenden Rezepte finden können (siehe Seite 264).

Die Rezepte, die Sie im nachstehenden Teil finden, sind allgemein gültige, erprobte Rezepturen.

Dennoch beginne ich erst mal mit einer kleinen Übersicht über die unterschiedlichen Hauttypen. Jede von uns hat ihre eigene Zusammensetzung des auf der Haut befindlichen Säureschutzmantels.

Aber auch das *Darunter* ist unterschiedlich und aus diesem Grund kann diese Übersicht nur eine kleine Hilfestellung für Sie sein, sich und Ihre eigene Haut einzuordnen.

Normale Haut

Was man unter *normaler Haut* versteht, bedeutet im landläufigen Sinn, dass die Haut eher feinporig und gut durchblutet ist. Sie besitzt einen matten, samtigen Schimmer, ist weich und glatt. Dieses Ideal einer schönen Haut kommt kaum einmal vor.

Sollten Sie die glückliche Besitzerin eines solchen Hautprofils sein, so benötigen Sie für die Pflege Produkte, die gleichzeitig Feuchtigkeit spenden und rückfettend wirken.

Trockene Haut

Hier hat man meist ein Spannungsgefühl und oft auch juckende Stellen. Bei trockener Haut ist fast immer der Säureschutzmantel der Haut gestört und die Haut verliert zu viel Feuchtigkeit. Wenn Sie eine trockene Haut haben, sollten Sie vor allem auf Kosmetika mit einem größeren Anteil an Alkohol und Duftstoffen verzichten.

Besonders im Winter leidet die Haut dann, vor allem auch, weil sich die natürliche Talgproduktion reduziert, die trockene Heizungsluft und die Kälte draußen kommen dazu. Diese Haut benötigt eine reichhaltige Pflege – im Winter vor allem auch eine Kälteschutzcreme.

Empfindliche Haut

Sie geht meist einher mit trockener Haut. Irritationen können aber auch bei allen anderen Hauttypen auftreten. Diese Haut reagiert vor allem auf Witterungseinflüsse sehr stark, aber natürlich auch auf Produkte mit künstlichen Konservierungsstoffen und einem Zuviel an Alkohol.

Wenn Sie unter empfindlicher Haut leiden, sollten Sie vor allem Produkte mit Nachtkerzenöl, Granatapfelsamenöl oder Wildrosenöl bevorzugen. Diese Wirkstofföle helfen beim Ausgleichen.

Fettige Haut

Fettige Haut produziert in den Talgdrüsen ein ausgesprochenes Zuviel an Fett, vor allem im Gesicht, am Dekolleté und auf der Kopfhaut. Der Fettfilm auf der Haut stört die Durchblutung, es entstehen Hautunreinheiten (Pickel, Akne), die sich auch oftmals entzünden.

Fettige Haut verträgt durchaus gut alkoholhältige Kosmetika. Aber sie sollten möglichst wenig Fett enthalten. Leichte Cremes und Lotionen wirken sich immer positiv aus.

Mischhaut

Darunter versteht man vor allem die Gesichtshaut, die nicht einheitlich einem Typ zugeordnet werden kann. Meist sind die Wangen mit trockener Haut und Nase, Kinn und Stirn mit fettiger Haut *gesegnet.* Was kann man hier pflegerisch tun? Am besten wäre es, wenn Sie bei Mischhaut jeder Hautpartie die ihr entsprechende Pflege zukommen lassen könnten. Nur lässt sich das leider kaum verwirklichen. Reichhaltige Pflege dort, wo ich Falten verhindern möchte und die Trockenheit lindern, leichte Produkte auf Stirn, Nase und Kinn.

Reife Haut

Mit den hormonellen Erscheinungen des Klimakteriums verändert sich unsere Haut wiederum. Sie wird dünner und empfindlicher, meist auch trockener. Die Elastizität reduziert sich, Falten kommen und bleiben. Feuchtigkeitsspendende Produkte von außen und Kieselerde, Kalzium und Magnesium von innen können helfen, die Zellen zu erneuern und zu verbessern. Und vitaminreiche Ernährung sollte auf dem Speiseplan stehen.

Dann sollte auch die Haut bis ins Alter schön und gesund bleiben können, Falten hin oder her!

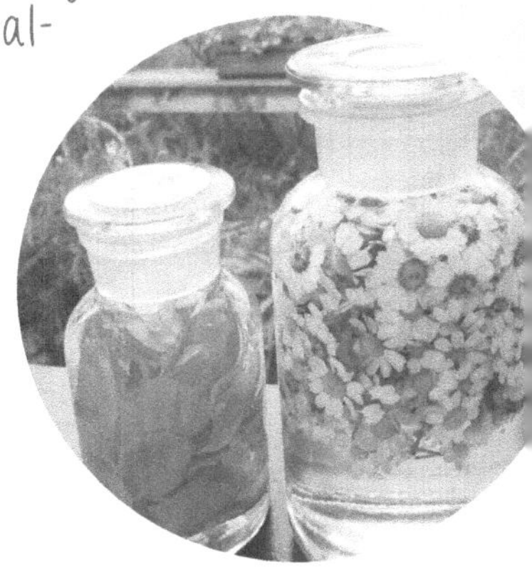

ALLGEMEINE GRUNDREZEPTE

Duschgel

- 50 ml destilliertes Wasser
- 20 ml Betain
- 25 ml Tensidmischung, Facetensid oder Coco Glucosid
- 4 ml Glycerin, natürlich[×]
- max. 20 Tropfen ätherisches Öl

Wasser leicht anwärmen, dann die anderen Zutaten dazugeben.

Mit max. 20 Tropfen ätherischer Öle nach Wahl beduften.

Frischpflanzenauszug

Manchmal ist ein Frischpflanzenauszug hilfreich, vor allem, wenn man keine Zeit dazu hat, eine Tinktur anzusetzen.

- Mörser
- Weingeist (96 %iger Alkohol)
- Entsprechende Kräuter
- Stoffsieb

Die Kräuter kommen in den Mörser und werden zusammen mit dem Weingeist angerieben.

Bitte geben Sie den Weingeist immer schlückchenweise dazu, sonst können Sie die Pflanzen nicht gut mörsern.

Wenn in der Mörserschale die Pflanzen schon sehr gut zerquetscht sind, wird zuerst durch ein Stoffsieb abgeseiht. Dafür eignet sich sehr gut ein Passiertuch.

Anschließend eine Weile stehen lassen, die Pflanzenschwebstoffe im Alkohol beginnen sich zu setzen.

Dann wird nochmals abgeseiht.

- ***Jetzt kann der Frischpflanzenauszug verwendet werden.***

Körperpuder

Eine ganz milde Alternative zu einem Deo ist Körperpuder.

- Schraubverschlussglas
- 20 g weiße Heilerde (*Bolus alba*)
- 70 g Maisstärke
- 5 g Weingeist (Alkohol 96 %ig) oder Kosmetisches Basiswasser
- 20 Tropfen ätherische Öle n. G.

Dazu mischen Sie in einem Schraubverschlussglas die Heilerde und Maisstärke.

Dann geben Sie den Weingeist oder das Basiswasser dazu, sowie die ätherischen Öle.

× Glycerin wird meist als Glycerol 86 %ig verkauft.

Keine Angst vor dem Alkohol:
Er verdunstet und der Puder kann mit einem Pinsel ganz leicht aufgetragen werden. Die Gerüche werden durch die Stärke und die Tonerde gebunden.

Ölkompressen und feucht-warme Wickel

Eine warme Ölkompresse setzt man vor allem bei Muskelverspannungen ein, aber – als feucht-warmen Wickel – auch für einen Leberwickel oder im Wochenbett bei schmerzhaftem Milcheinschuss.

Man kann Ölkompressen auf zwei unterschiedliche Arten machen, bei beiden Möglichkeiten bereitet man sich zuvor die entsprechende Ölmischung vor.

Möglichkeit 1:

- *Die Mischung auf das betroffene Hautareal auftragen, anschließend einfach ein (feucht)warmes Handtuch darüberlegen und mit einem trockenen Tuch abdecken.*

Möglichkeit 2:

- *Die Ölmischung auf ein kleines Handtuch auftragen, dieses in ein Plastiksackerl stecken und entweder mit einem Termophor oder auf dem Heizkörper anwärmen. Danach aus dem Plastiksackerl nehmen und auf die schmerzende Stelle auflegen, mit einem zweiten Tuch abdecken.*

Bei beiden Varianten unbedingt auf die Temperatur achten und entfernen, wenn die Kompresse oder der Wickel ausgekühlt sind.

Schüttellotion

Mein Favorit in der Körperpflege ist sehr gut abzustimmen auf die Bedürfnisse der jeweiligen Hautbeschaffenheit – und rasch hergestellt ist so eine Schüttellotion allemal!

- Pflanzenöl
- Etwa 20 Tropfen ätherisches Öl
- Hydrolat oder destilliertes Wasser

Bei einer Gesamtmenge von 100 ml, berechnen wir wie folgt:
Für trockene Haut:
- 70 ml fettes Pflanzenöl
- 30 ml Hydrolat oder destilliertes Wasser

Für normale Haut:
- 60 ml fettes Pflanzenöl
- 40 ml Hydrolat

Für fettige Haut:
- 40 ml fettes Pflanzenöl
- 60 ml Hydrolat

Grundsätzlich wird in die Lotionsflasche immer zuerst das fette Pflanzenöl gegeben, darauf kommen dann die ätherischen Öle Ihrer Wahl.

Für 100 ml Gesamtvolumen nehmen wir etwa 20 Tropfen unserer bevorzugten Mischung ätherischer Öle.

Und zuletzt kommt das Hydrolat oder das destillierte Wasser dazu.

Falls Sie die Schüttellotion konservieren wollen, geben Sie bitte nach Vorschrift einige Tropfen Biokons dazu.

- *Immer vor der Verwendung gut schütteln!*

Vollbad

Für ein Vollbad können Sie entweder

- 2–3 Esslöffel Meersalz
- 1 Esslöffel Honig oder
- 1 Tiegelchen Kaffeeobers bzw. 1 Esslöffel Milch

zum Emulgieren der ätherischen Öle ins Badewasser verwenden.

- *Das Badewasser sollte eine Temperatur von 38 °C haben.*

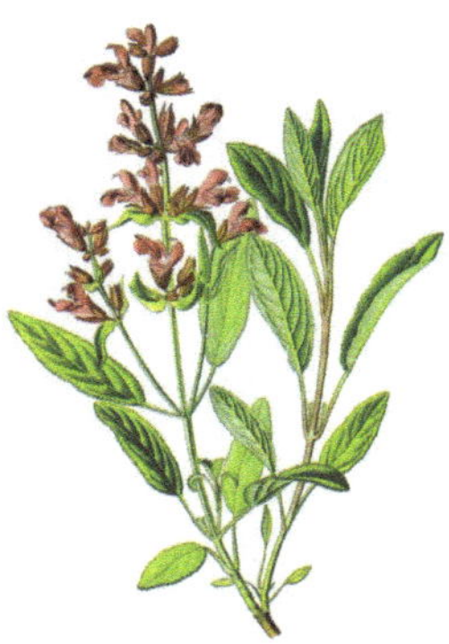

Salbei

Zahncreme selbst gemacht

Auch das ist nicht schwierig!

- 60 ml Hydrolat (am besten eignen sich Salbei, Pfefferminze oder Bergamotteminze)
- 5 ml Glycerin, pflanzlich
- weiße Heilerde (so viel, dass mit dem Hydrolat und dem Glycerin eine geschmeidige Paste entsteht)
- 10 Tropfen ätherische Öle nach eigenem Geschmack

Füllen Sie die Paste in einen kleinen Tiegel – mit Spatel oder Zahnbürste entnehmen.

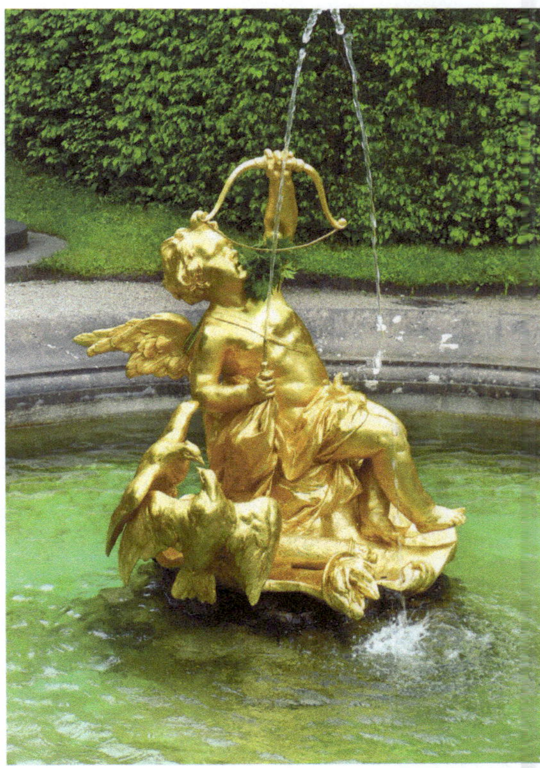

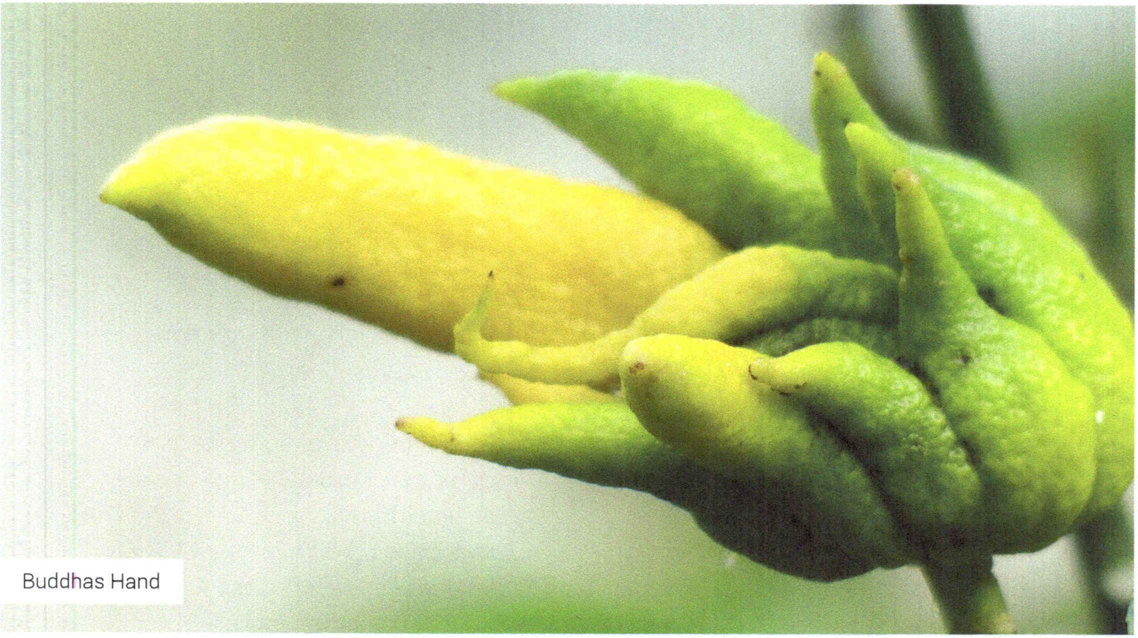

Buddhas Hand

REZEPTE – REZEPTE – REZEPTE

Vorweg eine Bemerkung:

Es gibt auf dem Markt bereits eine große Anzahl an Konservierungsstoffen. Da ich nicht weiß, welche Sie bevorzugen (einige sind ja auch Allergie-Auslöser) und ich selbst immer nur so geringe Mengen herstelle, dass sie innerhalb von wenigen Tagen verbraucht sind, habe ich nicht in allen Rezepten darauf hingewiesen, die Produkte zu konservieren.

Viele ätherische Öle wirken antiviral, antibakteriell und antimykotisch und machen nach meiner Erfahrung eine Konservierung nicht immer nötig. Dennoch empfiehlt es sich, bei wässrigen Zubereitungen (Cremes, Schüttellotionen) bei Bedarf einen Konservierungsstoff einzusetzen.

Dort, wo Alkohol oder Glycerin als Bestandteil des Produktes angegeben sind, sollte das nicht nötig sein, ebenso bei Salben, die keine wässrigen Bestandteile haben.

Handdesinfektionsspray

- 20 ml Korn oder Wodka
- 5 Tropfen Ravintsara (*Ravensara aromatica Sonnerat*)
- 6 Tropfen Zitrone (*Citrus lemon*)
- 2 Tropfen Virginia-Zeder (*Juniperus virginiana*)
- 1 Tropfen Cistrose (*Cistus ladaniferus*)
- 30 ml Aqua bi-dest (zweifach destilliertes Wasser)

Wenn alle ätherischen Öle mit dem Alkohol vermischt sind, kommt noch das Aqua bi-dest dazu.

Alles gut verschütteln.

DEOS

Ein Deo sollte keine Aluminiumsalze enthalten, denn diese verengen die Schweißdrüsen und vermindern so deren Produktion. Auf diese Weise kann nur ein Teil des produzierten Schweißes abfließen.

Man hat auch in Studien herausgefunden, dass Aluminiumsalze Veränderungen im weiblichen Brustgewebe verursachen können.[×]

Aus diesem Grund stelle ich gerne meine Deos mit unbedenklichen Mitteln selbst her.

× www.medizin-transparent.at/brustkrebs-durch-deos.

Deo-Creme „Frischekick"

- 20 g Sheabutter
- 15 g Kakaobutter
- 1 EL Maisstärke
- 1 EL Speisenatron
- 5–8 Tropfen Zitrone (*Citrus lemon*) oder Bergamotte (*Citrus bergamiae*)

Sheabutter und Kakaobutter langsam aufschmelzen, Maisstärke und Speisenatron unterrühren.

Zum Schluss die ätherischen Öle einrühren und alles in eine Dose füllen. Erst nach dem Erkalten verschließen.

Deo-Spray „Sanfte Brise"

- 25 ml kosmetisches Basiswasser (96 %iger Alkohol, vergällt)
- 1 Msp. Zitronensäure
- einige Tropfen Aquakons (biologisches Konservierungsmittel)
- 2 Tropfen Sandelholz (*Santalum album*)
- 1 Tropfen Rose persisch (*Rosa damascena*)
- 6 Tropfen Grapefruit (*Citrus paradisi*)
- 25 ml Hydrolat nach Wahl (Pfefferminze, Teebaum, Salbei ...)

Das Basiswasser, Zitronensäure, Aquakons und die ätherischen Öle mischen.

Das Hydrolat dazugeben und gut schütteln.

In eine Sprühflasche füllen.

Deo-Spray „Ferienlaune"

- 100-ml-Sprühflasche
- 5 ml Alkohol (Wodka, Korn)
- 9 Tropfen Myrte (*Myrtus communis*)
- 3 Tropfen Lavandin (*Lavandula intermedia*)
- 10 Tropfen Zitrone (*Citrus lemon*)
- 95 ml Myrtenhydrolat
- evtl. paar Tropfen Aquakons

Füllen Sie den Alkohol in eine 100-ml-Sprühflasche und geben die ätherischen Öle dazu. Anschließend kommt das Myrtenhydrolat hinein.

Eventuell auch ein paar Tropfen Aquakons dazugeben.

Vor Gebrauch gut schütteln.

Myrte

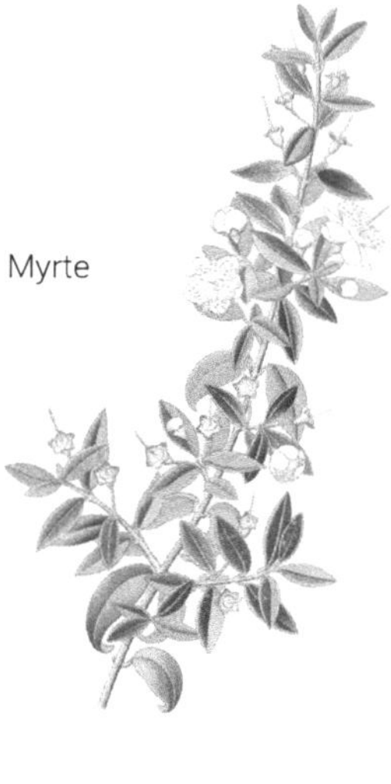

Deo-Roll-on „Orient"

- 50-ml-Roll-on-Behälter
- 1 Msp. Xanthan (nicht zu viel nehmen!)
- einige Tropfen Alkohol zum Anfeuchten des Xanthans
- 50 ml destilliertes Wasser
- Einige Tropfen Zitronensäure (flüssig)
- 1 Tropfen Patchouli (*Pogostemon cablin*)
- 1 Tropfen Ylang-Ylang (*Cananga odorata*)
- 1 Tropfen Jasmin sambac
- 8 Tropfen Blutorange (*Citrus sinensis ssp. Mori*)

Xanthan, einige Tropfen Alkohol zum Anfeuchten des Xanthans und das destilliertes Wasser mit einem Milchschäumer zu einem glatten Gel verrühren.

Einige Tropfen Zitronensäure (flüssig) dazugeben und mit den ätherischen Ölen vermengen.

Alles in das Roll-on einfüllen.

Fertig!

- ***Natürlich soll das nur eine Anregung für eine Duftmischung sein – Sie können auch selbst kreativ werden!***

GESICHTSREINIGUNG UND -PFLEGE

Reinigung mit Zitrone

Der Saft der Zitrone klärt die Haut, das Olivenöl wirkt extrem ausgleichend.

› Saft von 2 kleinen Zitronen
› ⅛ l Olivenöl

Den Saft der zwei kleinen Zitronen mit dem Olivenöl mischen. Vor Gebrauch gut schütteln.

- *Mit einem Reinigungspad auftragen, kurz einwirken lassen und abwischen.*

Zitronenmaske

Sind Sie müde und abgespannt, dann wirkt sich das auch auf Ihre Gesichtshaut aus.

Ich habe in meinem Rezeptheft eine Gesichtsmaske gefunden, die angeblich von Marlene Dietrich erfolgreich eingesetzt wurde.

Diese Creme-Packung ist aber wirklich etwas für Schleckermäulchen!

› Eigelb
› 1 TL Bienenhonig
› Spritzer Zitronensaft
› 1–2 TL Sahne, ungeschlagen

Verrühren Sie das Eigelb mit dem Bienenhonig. Dazu kommen ein Spritzer Zitronensaft und die Sahne.

- *Diese Mischung tragen Sie auf die Gesichtshaut auf – nach etwa einer halben Stunde sollte sie wieder herunter.*
- *Weil sie so köstlich schmeckt, hat mein Mann gemeint, eigentlich sollte man sie ja abschlecken! Auch eine Möglichkeit …*

Veilchenöl

Für ein Veilchenöl benötigen Sie frische Veilchenblüten, am besten von Duftveilchen.

› Schraubverschlussglas
› Handvoll Veilchenblüten
› Mandelöl

Geben Sie eine Handvoll davon in ein Schraubverschlussglas und gießen Sie Mandelöl darüber. Die Blüten müssen gut bedeckt sein.

Man lässt das Glas bei Zimmertemperatur etwa 2–3 Wochen an einem nicht zu hellen Platz stehen.

Nach dieser Zeit abseihen.

Kontrollieren Sie bitte immer, ob sich Schlieren gebildet haben, dann müsste das Öl weggeschüttet werden!

- *Mit diesem Veilchenöl können Sie nun Ihr Gesicht pflegen.*
- *Angenehm ist es, wenn Sie damit eine Schüttelemulsion herstellen (wie im Grundrezept), mit Rosenhydrolat beispielsweise.*

Pflegeöl bei Hautschädigungen (Neurodermitis und Psoriasis)

- 10 ml Nachtkerzenöl (*Oenothera biennis*)
- 10 ml Mandelöl (*Prunus dulcis*)
- 80 ml Aloe-vera-Gel
- 3 Tropfen Neroli (*Citrus aurantium flos.*)
- 3 Tropfen Cistrose (*Cistus ladaniferum*)
- 2 Tropfen Rose, destilliert (*Rosa damascena*)

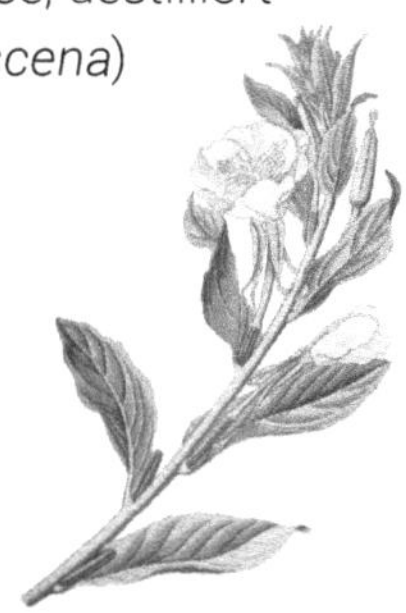

Nachtkerze

GUTES FÜR DIE BEINE

Gegen Juckreiz, beispielsweise an den Schienbeinen, kann man sich mit dieser Mischung Erleichterung verschaffen.

Bei Juckreiz

- 50 ml Aloe-Vera-Öl oder -Gel
- 2 Tropfen Atlaszeder (*Cedrus atlantica*)
- 3 Tropfen Lavendel fein (*Lavandula angustifolia*)

Hilfe bei Krampfadern

Bei Krampfadern ist es besonders wichtig, dass sie OHNE DRUCK nur *eingestrichen* werden. Bitte immer dem Herzen zu streichen!

- 50 ml Johanniskrautöl (*Hypericum perforatum*)
- 2 Tropfen Muskatellersalbei (*Salvia sclarea*)
- 2 Tropfen Cajeput (*Melaleuca cajeputi*)
- 1 Tropfen Lavendel fein (*Lavandula angustifolia*)
- 5 Tropfen Grapefruit (*Citrus paradisi*)

Venenmischung

- 50 ml Macadamianussöl (*Macadamia integrifolia*)
- 5 Tropfen Lavendel fein (*Lavandula angustifolia*)
- 5 Tropfen Cajeput (*Melaleuca cajeputi*)
- 10 Tropfen Grapefruit (*Citrus paradisi*)

HAARE WIE SEIDE

Oftmals leiden unsere Haare und unsere Kopfhaut unter Stress, aber auch die Hormone können daran beteiligt sein, dass sie uns buchstäblich zu Berge stehen.

Ich habe einige kleine Hilfsmittel dagegen gefunden, die ich Ihnen nicht verheimlichen möchte:

Haarshampoo

- 40 ml Betain
- 110 ml Rosmarinhydrolat
- 50 ml Facetensid
- 15 ml Rosmarinextrakt, alkoholisch
- 2 Tropfen Sandelholz (*Santalum album*)
- 3 Tropfen Lavendel fein (*Lavandula angustifolia*)
- 2 Tropfen Rosmarin cineol (*Rosmarinus officinalis ct. 1,8-cineol*)
- 5 Tropfen Bergamotte (*Citrus bergamiae*)

Betain, Rosmarinhydrolat und Facetensid werden in einem Becher gemischt.

Dazu gibt man den Rosmarinextrakt und – für den Duft – die ätherischen Öle.

- *Nach der Haarwäsche mit einem Schuss Apfelessig spülen.*

Haarwasser

Hilfe gegen stressbedingten oder hormonellen Haarausfall

- 20 ml kosmetischer Alkohol
- 10 Tropfen Atlaszeder (*Cedrus atlantica*)
- 6 Tropfen Bay (*Pimenta racemosa*)
- 6 Tropfen Rosmarin verbenon (*Rosmarinus officinalis ct. Verbenon*)
- 4 Tropfen Lavandin (*Lavandula intermedia*)
- 2 Tropfen Bergamotte (*Citrus bergamiae*)
- 2 Tropfen Ylang-Ylang (*Cananga odorata*)
- 30 ml Rosmarinhydrolat

Alles gut verschütteln. Mit dem Rosmarinhydrolat aufgießen.

Vor der Anwendung immer gut verschütteln.

- *Das Haarwasser zart auf die Kopfhaut aufsprühen. Nicht ausspülen!*

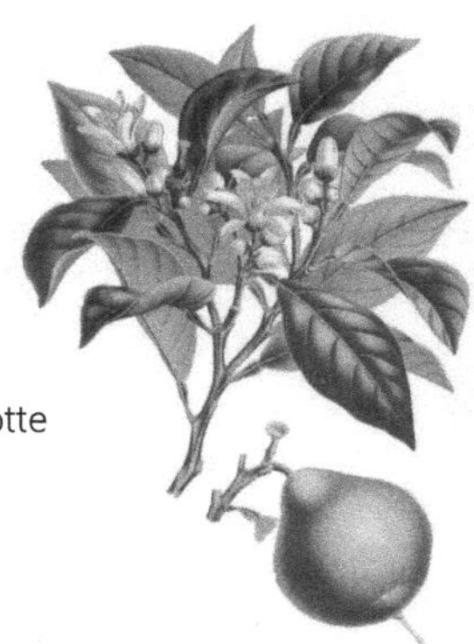

Bergamotte

Haarbalsam

Dieser Balsam hilft gegen trockene und brüchige Haarspitzen.

- 5 g Monoi de Tahiti (fettes Pflanzenöl mit exotischem Duft)
- 20 ml Wildrosenöl
- 10 Tropfen Seidenprotein
- 1 Tropfen Jasmin sambac
- 1 Tropfen Ylang-Ylang (*Cananga odorata*)
- 2 Tropfen Osmanthus (*Osmanthus fragrans*)
- 4 Tropfen Blutorange (*Citrus sinensis ssp. Mori*)

- *Wenig davon in die noch feuchten Haarspitzen einmassieren. Nicht ausspülen!*

HANDCREME UND HANDBALSAM

Erste Hilfe für rissige Hände

Die erste Hilfe für rissige Hände ist – einfache Zitrone!

Es fühlt sich zwar im ersten Moment ein wenig klebrig an, das gibt sich aber rasch und die Haut ist glatt und zart!

- *Ein paar Tropfen Zitronensaft auf den Handflächen verteilen, fertig!*

Weihrauchbalsam für strapazierte Hände

- 5 g Weihrauch
- altes Reinderl
- 50 ml Rapsöl
- Stofftuch
- 70 g Sheabutter
- 5 Tropfen Lavendel fein (*Lavandula angustifolia*)
- 10 Tropfen Orange süß (*Citrus sinensis*)

Den Weihrauch leicht anmörsern (ich nehme dazu immer Weihrauch aus dem Oman), in das alte Reinderl geben und mit 50 ml Rapsöl übergießen.

Langsam bei ca. 60 °C ausziehen lassen (dauert ca. ¾ Stunden). Über Nacht an einem warmen Ort stehen lassen (mit einem Tuch abdecken).

Am nächsten Tag nochmals kurz anwärmen, durch ein Stofftuch abseihen und danach das gewonnene Weihrauch-Rapsöl mit Sheabutter mit dem Mixstab durchmischen. Es entsteht eine glatte Salbe.

In diese Salbe rühre ich Lavendel fein und Orange süß ein.

In Tiegel füllen.

- *Die Salbe ist besonders heilsam und vor allem nach Gartenarbeit zu empfehlen.*

Ringelblumensalbe Gärtnerin

- 50 ml Ringelblumenöl (*Calendula officinalis*)
- 60 g Sheabutter
- 6 Tropfen Lavendel fein (*Lavandula angustifolia*)
- 12 Tropfen Rosenholz (*Aniba rosaeodora*)
- 20 Tropfen Grapefruit (*Citrus paradisi*)
- 10 Tropfen Meristemextrakt

Ringelblumenöl und Sheabutter miteinander gut vermixen – am besten mit dem Mixstab.

Mit den ätherischen Ölen und dem Meristemextrakt mischen und in Tiegel füllen.

Orangenhandcreme

- 30 g Jojobaöl **(Achtung: Gramm!)**
- 10 g Lanolin anhydrid (ca. 1 gehäufter Teelöffel)
- 3 g Kakaobutter
- 3 g Bienenwachs
- 40 ml Nerolihydrolat oder Rosenhydrolat
- 10 Tropfen Orange süß (*Citrus sinensis*)
- 5 Tropfen Bergamotte (*Citrus bergamiae*)
- 2 Tropfen Patchouli (*Pogostemon cablin*)

Jojobaöl, Lanolin anhydrid, Kakaobutter und Bienenwachs im Wasserbad auf ca. 60 °C erwärmen (Bienenwachs schmilzt bei ca. 60–65 °C).

Wenn das Bienenwachs geschmolzen und alles gut gemischt ist, kommt dazu das Nerolihydrolat oder Rosenhydrolat – vorher auf ca. 60 °C erwärmen!

Gut miteinander verrühren!

Vor dem Erkalten gibt man die ätherischen Öle dazu.

Abfüllen in kleine Tiegel.

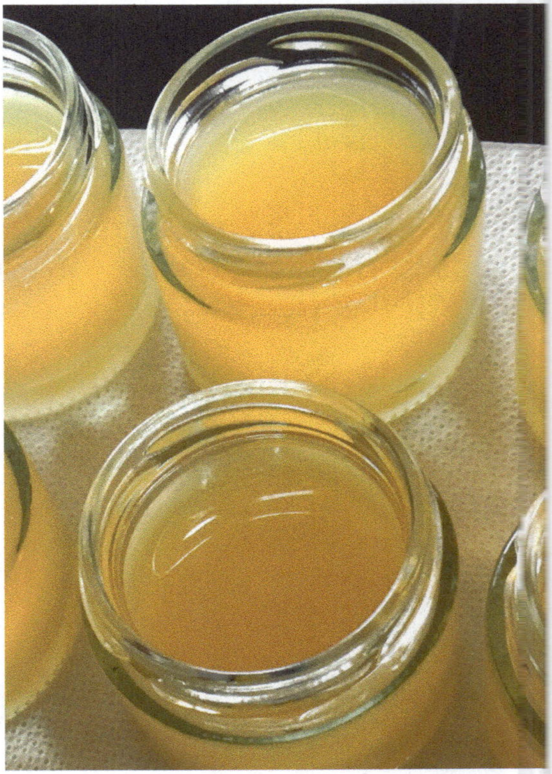

STREICHELZARTE FÜSSE

Fußpflege bei rauen Fersen

- 50 g Sheabutter
- 50 ml Ringelblumenöl (*Calendula officinalis*)
- 6 Tropfen Palmarosa (*Cymbopogon martinii*)
- 5 Tropfen Thymian ct. Linalool
- 10 Tropfen Lavendel fein (*Lavandula angustifolia*)
- 8 Tropfen Bergamotte (*Citrus bergamiae*)
- 15 Tropfen Grapefruit (*Citrus paradisi*)

Wintersalbe für die Füße

- 50 ml Jojobaöl (*Buxus chinensis*)
- 1 TL Lanolin anhydrid (aus der Apotheke)
- 18 g Bienenwachs
- 15 g Kakaobutter
- 6 Tropfen Sandelholz (*Santalum album*)
- 8 Tropfen Bergamotte (*Citrus bergamiae*)
- 5 Tropfen Palmarosa (*Cymbopogon martinii*)
- 6 Tropfen Myrrhe (*Commiphora molmol*)
- 4 Tropfen Orange süß (*Citrus sinensis*)

Im Wasserbad Jojobaöl, Bienenwachs, Kakaobutter und Lanolin aufschmelzen.

Anschließend die ätherischen Öle einrühren und alles in Tiegel füllen.

Fußpilz-Prophylaxe

- 20 ml Jojobaöl (*Buxus chinensis*)
- 10 ml Mandelöl (*Prunus dulcis*)
- 5 Tropfen Berg-Bohnenkraut (*Satureja montana*)
- 2 Tropfen Thymian ct. thymol
- 4 Tropfen Palmarosa (*Cymbopogon martinii*)
- 1 Tropfen Lavendel fein (*Lavandula angustifolia*)

- *Vorsichtig auf die gefährdeten Stellen auftragen.*

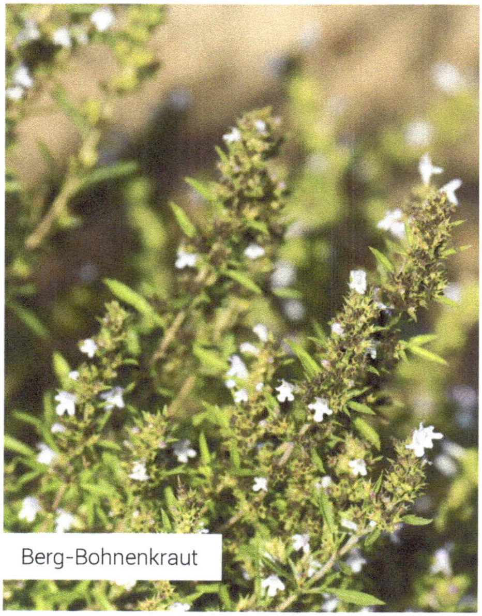

Berg-Bohnenkraut

UND WAS MAN SONST SO GEBRAUCHEN KANN

Narbenpflegesalbe

- 50 g Sheabutter
- 1 g Bienenwachs
- 30 g Olivenöl
- 5 g Wildrosenöl
- 4 Tropfen Lavendel fein (*Lavandula angustifolia*)
- 5 Tropfen Cistrose (*Cistus ladaniferus*)
- 3 Tropfen Rosengeranie (*Pelargonium graveolens*)
- 5 Tropfen Weihrauch arabisch (*Boswellia sacra*)
- 8 Tropfen Orange süß (*Citrus sinensis*)

Hustenbalsam

Wenn's im Hals kratzt und der Husten sich ankündigt, dann hilft ein einfacher Hustenbalsam.

Er wirkt auf jeden Fall entzündungshemmend, antiviral und antibakteriell und ist außerdem mukolytisch (schleimverflüssigend), so dass etwaiger Schleim gut abgehustet werden kann.

- 25 ml Jojobaöl (*Buxus chinensis*)
- 25 ml Mandelöl (*Prunus dulcis*)
- 8 Tropfen Cajeput (*Melaleuca cajeputi*)
- 4 Tropfen Lavandin (*Lavandula intermedia*)
- 8 Tropfen Ravintsara (*Ravensara aromatica Sonnerat*)

Erkältungsbad für abends

- 4 Esslöffel Totes-Meer-Salz
- 5 Tropfen Weißtanne (*Abies alba*)
- 3 Tropfen Myrte (*Myrtus communis*)
- 2 Tropfen Lavandin (*Lavandula intermedia*)

• *Bad bei ca. 38 °C*

Badesalz

Empfiehlt sich besonders als Badezusatz für eine Frühjahrskur.

- 4 Esslöffel Totes-Meer-Salz
- 1 Tropfen Myrte (*Myrtus communis*)
- 1 Tropfen Zypresse (*Cupressus sempervirens*)
- 1 Tropfen Wacholderbeere (*Juniperus communis*)
- 1 Tropfen Weihrauch arabisch (*Boswellia sacra*)
- 4 Tropfen Grapefruit (*Citrus paradisi*)

• *Bad bei ca. 38 °C*

Immunsystem stärken – Körperöl

Mit diesem Körperöl können Sie auf einfache Weise Ihrem Immunsystem in Grippezeiten helfen.

- 25 ml Hanföl (*Cannabis sativa*)
- 25 ml Mandelöl (*Prunus dulcis*)
- 4 Tropfen Manuka (*Leptospermum scoparium*)
- 6 Tropfen Zitrone (*Citrus lemon*)

- *Täglich nach dem Duschen oder Baden den Körper damit eincremen, Arme, Beine, Rücken und Bauch dabei nicht auslassen.*

CELLULITE

Diese *Orangenhaut*, die man so überhaupt nicht brauchen kann, findet sich vor allem auf den Oberschenkeln und kann so manche unschöne *Delle* produzieren.

Worum handelt es sich dabei eigentlich?

Cellulite ist eine nicht entzündliche Veränderung des Unterhautfettgewebes, lokalisiert auf den Oberschenkeln und auch am Gesäß. Sie beruht auf einer schwachen Struktur des Bindegewebes.

Wenn es Sie beruhigt: Etwa 80 % aller Frauen bekommen mit fortschreitendem Alter Cellulite. Heute finden wir allerdings die Orangenhaut bereits bei jüngeren Frauen.

Auch hier haben die Hormone ihre Finger im Spiel! Denn bei Veränderungen des Hormonspiegels schon während des Monatszyklus schwellen im Fettgewebe der Unterhaut kleine Pölsterchen an – Cellulite wird also auch durch Östrogen begünstigt.

Was ganz gut dagegen hilft, sind einerseits Lymphdrainage, Wechselduschen, Kneippen, Gymnastik, Meersalzbäder und Körperwickel.

Unterstützen kann man diese Anwendungen natürlich auch mit einer Pflegecreme oder einem Massageöl. Auch Algenpräparate können ein wenig helfen.

Wichtig ist, dass man Cellulite nicht mit Zellulitis verwechselt.

Bei Zellulitis handelt es sich um einen entzündlichen Prozess, der ebenfalls im Unterhautfettgewebe stattfindet, aber durch eine bakterielle Infektion entsteht.

Massageöl bei Cellulite

- 50 ml Mandelöl (*Prunus dulcis*)
- 10 Tropfen Grapefruit (*Citrus paradisi*)
- 5 Tropfen Wacholderbeere (*Juniperus communis*)
- 5 Tropfen Zypresse (*Cupressus sempervirens*)
- 2 Tropfen Fenchel süß (*Foeniculum dulcis*)

Mit den hier genannten ätherischen Ölen kann man auch eine wunderbare Schüttellotion zur Pflege herstellen:

Schüttellotion

- 30 ml Mandelöl (*Prunus dulcis*)
- oben genannte Mischung ätherischer Öle
- 20 ml Rosenhydrolat (*Aqua rosae*)

In Mandelöl die oben genannte Mischung ätherischer Öle geben und dann mit Rosenhydrolat auffüllen.

- *Vor Gebrauch immer gut schütteln!*

Tee bei Cellulite

Er kann auch ein wenig dazu beitragen, die Ablagerungen und auch Flüssigkeit aus dem Unterhautfettgewebe zu reduzieren.

- *Dazu trinken Sie kurmäßig für 2 Wochen 3 x 1 Tasse Fencheltee pro Tag.*

GELENKSCHMERZEN, RHEUMA, ARTHRITIS

Gelenkprobleme können nicht nur im Alter eintreten, auch jüngere Frauen haben manchmal beispielsweise bei Wetterumschwung oder durch Sportverletzungen Gelenkschmerzen.

Rheumatische Beschwerden sind ebenfalls nicht an ein bestimmtes Alter gebunden. Wohingegen Arthritis meist erst später auftritt.

Ich möchte Ihnen hier meine besten Mischungen vor allem gegen Gelenkschmerzen notieren. Selbstverständlich sind diese Ölmischungen auch gegen Muskelschmerzen bzw. Muskelkater verwendbar. **Bitte erhöhen Sie aber keinesfalls die Tropfenanzahl, es könnten die Mischungen andernfalls hautreizend sein.**

Hilfe bei Gelenkschmerzen (Nr. 1)

- 30 ml Johanniskrautöl (*Hypericum perforatum*)
- 3 Tropfen Lorbeer (*Laurus nobilis*)
- 2 Tropfen Wintergrün (*Gaultheria procumbens*)
- 1 Tropfen Rosmarin cineol (*Rosmarinus officinalis ct. 1,8-cineol*)

ACHTUNG BEI HOHEM BLUTDRUCK:
In diesem Fall sollte man diese Mischungen NICHT verwenden!

Hilfe bei Gelenkschmerzen (Nr. 2)

- 30 ml Johanniskrautöl (*Hypericum perforatum*)
- 1 Tropfen Lorbeer (*Laurus nobilis*)
- 2 Tropfen Rosmarin cineol (*Rosmarinus officinalis ct. 1,8-cineol*)
- 1 Tropfen Wacholder (*Juniperus communis*)
- 4 Tropfen Zitrone (*Citrus lemon*)

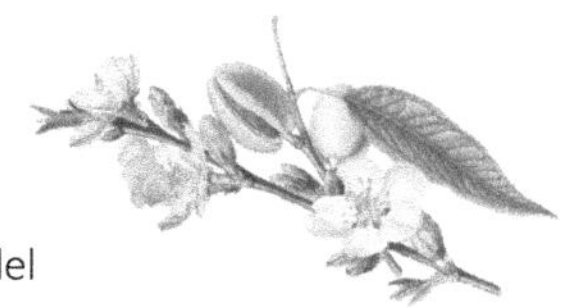

Mandel

BESONDERE MISCHUNGEN

Bauchölmischung bei PMS

- 20 ml Mandelöl (*Prunus dulcis*)
- 1 Tropfen Majoran (*Origanum majorana*)
- 1 Tropfen Fenchel (*Foeniculum dulcis*)
- 1 Tropfen Kamille römisch (*Chamaemelum nobilis*)
- 1 Tropfen Muskatellersalbei (*Salvia sclarea*)
- 3–4 Tropfen Blutorange (*Citrus aurantium ssp. Mori*)

Alles in einer Braunglasflasche mischen.

- ***Für sanfte Bauchstreichungen verwenden.***

Bauchölmischung bei krampfartigen Beschwerden während der Regel

Variante 1

- 20 ml Mandelöl (*Prunus dulcis*)
- 2 Tropfen Muskatellersalbei (*Salvia sclarea*)
- 3 Tropfen Kamille römisch (*Chamaemelum nobilis*)
- 5 Tropfen Orange süß (*Citrus sinensis*)

Variante 2

- 50 ml Mandelöl süß (*Prunus dulcis*)
- 1 Tropfen Geranie (*Pelargonium graveolens*)
- 4 Tropfen Rose, destilliert (*Rosa damascena*) oder alternativ Jasmin sambac
- 6 Tropfen Grapefruit (*Citrus paradisi*)

Kompresse bei Monatsbeschwerden

- 2 Tropfen Schafgarbe (*Achillea millefolium*)
- 2 Tropfen Kamille römisch (*Chamaemelum nobilis*)
- 1 TL Mandelöl (*Prunus dulcis*)
- 1 Tasse warmes Wasser
- 1–2 EL Lavendelhydrolat
- Waschhandschuh

Die ätherischen Öle und das Mandelöl miteinander vermischen und auf dem Unterbauch auftragen – **bitte mit warmen Händen**!

Zuvor wärmen Sie noch eine Tasse Wasser an, mischen 1–2 Esslöffel Lavendelhydrolat hinein und tränken damit einen Waschhandschuh.

Waschhandschuh gut auswringen und auf den ölbestrichenen Unterbauch auflegen. Ein trockenes Handtuch darüberlegen und eventuell noch eine Wärmeflasche oder ein Schafwollpolsterl auflegen.

- *Gut zudecken und etwa eine Stunde ruhen.*

SPEZIELLES FÜR WECHSELHAFTE ZEITEN

Massageöl gegen Wechselbeschwerden

- 25 ml Mandelöl (*Prunus dulcis*)
- 20 ml Jojobaöl (*Buxus chinensis*)
- 5 ml Nachtkerzenöl (*Oenothera biennis*)
- 3 Tropfen Rose, destilliert, verdünnt in Jojoba 10:90 (*Rosa damascena*)
- 2 Tropfen Geranie (*Pelargonium graveolens*)
- 2 Tropfen Muskatellersalbei (*Salvia sclarea*)
- 1 Tropfen Zypresse (*Cupressus sempervirens*)

Duftlampenmischung

- 2 Tropfen Rosengeranie (*Pelargonium graveolens*)
- 1 Tropfen Kardamom (*Elettaria cardamomum*)
- 1 Tropfen Patchouli (*Pogostemon cablin*)
- 2 Tropfen Atlaszeder (*Cedrus atlantica*)
- 8 Tropfen Grapefruit (*Citrus paradisi*)

Hautpflege für reife Haut

- 25 ml Macadamianussöl (*Macadamia integrifolia*)
- 20 ml Jojobaöl (*Buxus chinensis*)
- 5 ml Granatapfelsamenöl oder Wildrosenöl
- 2 Tropfen Rosengeranie (*Pelargonium graveolens*)
- 3 Tropfen Narde (*Nardostachys jatamansi*)
- 3 Tropfen Rose persisch (*Rosa damascena*), destilliert
- 10 Tropfen Orange süß (*Citrus sinensis*)

Kühlendes Fußbad

hilft auch bei geschwollenen Füßen oder Knöcheln

- 1 Esslöffel Apfelessig
- 8 Tropfen Grapefruit (*Citrus paradisi*)

PFLEGE FÜR DIE SCHEIDE

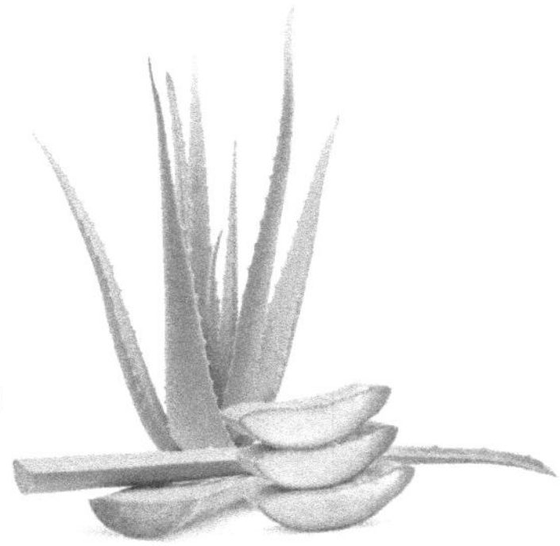

Aloe Vera

Sitzbad bei Vaginalmykose[×]

- 2 EL Meersalz
- 6–8 l Wasser
- 3 Tropfen Lavendel fein (*Lavandula angustifolia*)
- 1 Tropfen Geranie (*Pelargonium graveolens*)
- 1 Tropfen Cajeput (*Melaleuca cajeputi*)

Alles in eine Wanne mit dem Wasser und einer Temperatur von ca. 37 °C geben.

- ***Etwa 20 Minuten den Intimbereich damit baden.***

Vaginalpilzmischung (1)

- 20 ml Mandelöl (*Prunus dulcis*)
- 1 Tropfen Rose persisch (*Rosa damascena*), destilliert
- 1 Tropfen Lavendel fein (*Lavandula angustifolia*)
- 3 Tropfen Palmarosa (*Cymbopogon martinii*)
- 3 Tropfen Manuka (*Leptospermum scoparium*)
- 1 Tropfen Weihrauch arabisch (*Boswellia sacra*)

- ***Mischung vorsichtig auf den Vaginalbereich auftragen.***

Vaginalpilzmischung (2)

- 20 ml Mandelöl (*Prunus dulcis*)
- 2 Tropfen Lavendel fein (*Lavandula angustifolia*)
- 4 Tropfen Manuka (*Leptospermum scoparium*)
- 2 Tropfen Palmarosa (*Cymbopogon martinii*)
- 1 Tropfen Benzoe Siam 50:50 (*Styrax tonkinensis*)
- 3 Tropfen Kanuka (*Kunzea ericoides*)

Intimöl

- 30 ml Aloe-Vera-Öl (*Aloe barbadensis*)
- 3 Tropfen Sanddornfruchtfleischöl, fettes Öl (*Hippophae rhamnoides*)
- 2 Tropfen Thymian ct. Linalool
- 1 Tropfen Cistrose (*Cistus ladaniferus*)
- 2 Tropfen Palmarosa (*Cymbopogon martinii*)
- 1 Tropfen Zitrone (*Citrus lemon*)

× Vaginalpilz

BLASE UND NIERE

Bei Blasenentzündung hilft unter Umständen auch eine dieser beiden Mischungen, die auf den Unterbauch und den Rücken im Nierenbereich aufgetragen werden.

Ölmischung 1

- 5 Tropfen Wacholder (*Juniperus communis*)
- 5 Tropfen Bergamotte (*Citrus bergamiae*)
- 3 Tropfen Sandelholz (*Santalum album*)
- 5 Tropfen Lavendel fein (*Lavandula angustifolia*)
- 5 Tropfen Eucalyptus radiata
- 50 ml Johanniskrautöl (*Hypericum perforatum*)

Ölmischung 2

- 3 Tropfen Thymian ct. Linalool
- 3 Tropfen Cajeput (*Melaleuca cajeputi*)
- 3 Tropfen Manuka (*Leptospermum scoparium*)
- 2 Tropfen Zitrone (*Citrus lemon*)
- 3 Tropfen Eucalyptus radiata
- 4 Tropfen Lavendel fein (*Lavandula angustifolia*)
- 50 ml Johanniskrautöl (*Hypericum perforatum*)

STRESS, BURN-OUT UND ANDERE BEFINDLICHKEITEN

Erste-Hilfe-Ölspray in Stresssituationen

- 20-ml-Spray-Fläschchen
- 10 ml Jojobaöl (*Buxus chinensis*)
- 1 Tropfen Neroli (*Citrus aurantium flos.*)
- 2 Tropfen Petit Grain (*Citrus aurantium*)
- 3 Tropfen Orange süß (*Citrus sinensis*)
- 10 ml Nerolihydrolat

Jojobaöl und die ätherischen Öle in das Spray-Fläschchen füllen und mit Nerolihydrolat auffüllen.

- *Bei Bedarf ein bis zwei Sprühstöße rund um Kopf und Nacken sprühen.*
- *Löst Stress und beruhigt, aber ist nicht einschlaffördernd!*

Hilfe gegen Stress

Mit diesem Massageöl kann man sich gut entspannen.

- 50 ml Mandelöl (*Prunus dulcis*)
- 6 Tropfen Atlaszeder (*Cedrus atlantica*)
- 3 Tropfen Rose, (*Rosa damascena*) destilliert in Jojoba 10:90

- 4 Tropfen Blutorange (*Citrus sinensis ssp. Mori*)
- 2 Tropfen Lavendel fein (*Lavandula angustifolia*)

Duftlampenmischung gegen Stress und Burn-out

- 5 Tropfen Bergamotteminze (*Mentha citrata*)
- 2 Tropfen Rosengeranie (*Pelargonium graveolens*)
- 1 Tropfen Koriander (*Coriandrum sativum*)
- 1 Tropfen Patchouli (*Pogostemon cablin*)
- 2 Tropfen Atlaszeder (*Cedrus atlantica*)

Duftlampenmischung zur Entspannung bei Stress

- 4 Tropfen Grapefruit (*Citrus paradisi*)
- 2 Tropfen Myrte (*Myrtus communis*)
- 2 Tropfen Zypresse (Cupressus sempervirens)
- 2 Tropfen Lavendel fein (*Lavandula angustifolia*)

- ***Bitte nur 2–3 Tropfen der zwei oben genannten Mischungen in die Duftlampe geben!***

Massagemischung bei Stress und Burn-out

- 100 ml Johanniskrautöl (*Hypericum perforatum*) oder Mandelöl (*Prunus dulcis*)
- 5 Tropfen Bergamotte (*Citrus bergamiae*)
- 4 Tropfen Grapefruit (*Citrus paradisi*)
- 2 Tropfen Zypresse (*Cupressus sempervirens*)
- 1 Tropfen Basilikum (*Ocimum basilicum*)

Rasche Salbe gegen Nervosität und Stress

- 20 g Sheabutter
- 5 ml Jojobaöl (*Buxus chinensis*)
- 1 Tropfen Patchouli (*Pogostemon cablin*)
- 1 Tropfen Lavendel fein (*Lavandula angustifolia*)
- 1 Tropfen Myrrhe (*Commifora molmol*)
- 1 Tropfen Rosenholz (*Aniba rosaeodora*) oder Sandelholz (*Santalum album*)
- 2 Tropfen Bergamotte (*Citrus bergamiae*)

Sheabutter langsam bei niedriger Temperatur aufschmelzen. Das Jojobaöl einrühren. Die ätherischen Öle dazugeben.

Auf der nächsten Seite geht's weiter.

Alles zusammenrühren und in eine kleine Dose füllen.

- *Hält recht gut, ist etwa 6 Monate verwendbar.*
- *Es wird auf den Puls am Handgelenk aufgetragen.*

Seelenunterstützung bei Krebserkrankungen

› 20 ml Mandelöl (*Prunus dulcis*)
› 1 Tropfen Rose persisch (*Rosa damascena*), destilliert
› 1 Tropfen Neroli (*Citrus aurantium flos.*)
› 1 Tropfen Jasmin sambac
› 1 Tropfen Lavendel fein (*Lavandula angustifolia*)

- *Eine sanfte Massage am Solarplexus mit dieser Ölmischung beruhigt und gibt Zuversicht und Kraft.*

Erschöpfung

Zuerst mischen wir die ätherischen Öle in ein kleines Fläschchen:

› 4 Tropfen Atlaszeder (*Cedrus atlantica*)
› 4 Tropfen Rose persisch (*Rosa damascena*), destilliert – Sie können gerne auch Rose verdünnt in Jojoba dazu verwenden!
› 2 Tropfen Muskatellersalbei (*Salvia sclarea*)
› 2 Tropfen Koriander (*Coriandrum sativum*)
› 2 Tropfen Sandelholz (*Santalum album*)
› 6 Tropfen Grapefruit (*Citrus paradisi*) oder Bergamotte (*Citrus bergamiae*)

10-ml-Roll-on

› 4 Tropfen der Mischung
› 10 ml Jojobaöl (*Buxus chinensis*)

Die Ölmischung ins Jojobaöl geben.

- *Bei Bedarf die Ölmischung auf den Puls auftragen.*

Duftlampe

- *max. 3 Tropfen der Mischung*

Bad

› 6 Tropfen der Mischung
› 1 TL Honig

Die Ölmischung in Honig vermischen und ins Badewasser emulgieren.

Duftlampenmischung gegen Erschöpfungszustände

› 5 Tropfen Rosmarin cineol (*Rosmarinus officinalis ct. 1,8-cineol*)
› 2 Tropfen Lavandin (*Lavandula intermedia*)
› 10 Tropfen Bergamotte (*Citrus bergamiae*)

Duftlampenmischung bei Überängstlichkeit

- 1 Tropfen Rose persisch (*Rosa damascena*), destilliert
- 1 Tropfen Muskatellersalbei (*Salvia sclarea*)
- 1 Tropfen Atlaszeder (*Cedrus atlantica*)
- 3 Tropfen Orange süß (*Citrus sinensis*)

- ***Bitte nur 3–4 Tropfen der beiden vorher genannten Mischungen in die Duftlampe geben!***

Roll-on gegen Flugangst

Nicht jeder besteigt völlig relaxed ein Flugzeug, viele Menschen leiden unter Flugangst, aus welchem Grund auch immer. Die Fluggesellschaften bieten dagegen sogar ein Training an.

Hier eine Mischung für einen Roll-on, die erwiesenermaßen sehr hilfreich ist.

- 1 Tropfen Melisse (*Melissa officinalis*)
- 1 Tropfen Neroli (*Citrus aurantium flos.*)
- 1 Tropfen Lavendel (*Lavandula angustifolia*)
- 3 Tropfen Zitrone (*Citrus lemon*)
- 10 ml Jojobaöl (*Buxus chinensis*)

Ängste allgemein – Duftlampenmischung

- 2 Tropfen Zypresse (*Cupressus sempervirens*)
- 1 Tropfen Lavendel fein (*Lavandula angustifolia*)
- 5 Tropfen Blutorange (*Citrus sinensis ssp. Mori*)

- ***Davon gibt man 3 Tropfen in die Duftlampe.***
- ***Man könnte sich aber auch einen Roll-on damit machen, dann mischt man 10 ml Jojobaöl mit 4 Tropfen der Ölmischung.***

Ängste allgemein – Roll-on

- 3 Tropfen Bergamotte (*Citrus bergamiae*)
- 2 Tropfen Blutorange (*Citrus sinensis ssp. Mori*)
- 1 Tropfen Thymian linalool
- 2 Tropfen Benzoe Siam (*Styrax tonkinensis*)
- 10 ml Jojobaöl (*Buxus chinensis*)

Zuerst stellen Sie die Mischung aus ätherischen Ölen her.

Davon geben Sie in einen 10-ml-Roll-on 2–3 Tropfen und füllen ihn mit Jojobaöl auf.

- ***Den Rest können Sie bis zu 3 Monate aufbewahren oder für Ihre Duftlampe verwenden.***

Beruhigende Massagemischung – Einschlafhilfe

- 50 ml Mandelöl (*Prunus dulcis*)
- 3 Tropfen Orange süß (*Citrus sinensis*)
- 2 Tropfen Lavendel fein (*Lavandula angustifolia*)
- 2 Tropfen Sandelholz (*Santalum album*) oder Ho-Blatt (*Cinnamomum camphora Sieb*)
- 1 Tropfen Tonka (*Dipteryx odorata*)

- *Mit dieser Mischung entweder nur die Füße sanft massieren oder auch den Rücken.*

Handstreichung gegen Traurigkeit

- 50 ml Mandelöl (*Prunus dulcis*)
- 2 Tropfen Rose, destilliert (*Rosa damascena*)
- 1 Tropfen Atlaszeder (*Cedrus atlantica*)
- 1 Tropfen Jasmin sambac
- 2 Tropfen Neroli (*Citrus aurantium flos.*)
- 5 Tropfen Grapefruit (*Citrus paradisi*)

- *Mit dieser Mischung die Hände und Arme sanft massieren, eventuell auch den Nacken.*

ERFREULICHES

Zum Ende meiner Rezeptsammlung darf ich natürlich einige nette Stimulanzien an Sie weitergeben.

Dazu gehören Massageöle und Duftlampenmischungen, die das Wohlfühlen in ihren Mittelpunkt stellen.

Erotisierendes Massageöl

- 30 ml Mandelöl (*Prunus dulcis*)
- 15 ml Jojobaöl (*Buxus chinensis*)
- 5 ml Granatapfelsamenöl (*Punica granatum*)
- 6 Tropfen Rose Absolue (*Rosa centifolia*)
- 2 Tropfen Jasmin sambac
- 1 Tropfen Tonka (*Dipteryx odorata*)
- 1 Tropfen Narde (*Nardostachys jatamansi*)
- 5 Tropfen Orange süß (*Citrus sinensis*)

- *Vor der Partnermassage das Öl ganz sanft auf ca. 25 °C erwärmen, dann ist die Wirkung stärker.*

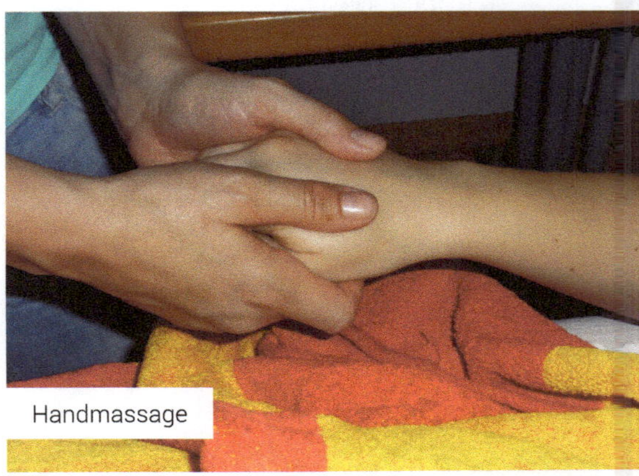

Handmassage

Sinnliches Massageöl

- 30 ml Mandelöl (*Prunus dulcis*)
- 20 ml Jojobaöl (*Buxus chinensis*)
- 1 Tropfen Jasmin sambac
- 1 Tropfen Muskatellersalbei (*Salvia sclarea*)
- 2 Tropfen Sandelholz (*Santalum album*)
- 1 Tropfen Ylang-Ylang (*Cananga odorata*)
- 5 Tropfen Grapefruit (*Citrus paradisi*)

Verwöhnöl

- 50 ml Macadamianussöl (*Macadamia integrifolia*)
- 3 Tropfen Rose, destilliert (*Rosa damascena*)
- 2 Tropfen Neroli (*Citrus aurantium flos.*)
- 1 Tropfen Ylang-Ylang (*Cananga odorata*)
- 4 Tropfen Orange süß (*Citrus sinensis*)
- 1 Tropfen Tonka (*Dypterix odorata*)

Wellness-Massage

- 25 ml Mandelöl (*Prunus dulcis*)
- 25 ml Jojobaöl (*Buxus chinensis*)
- 6 Tropfen Orange süß (*Citrus sinensis*)
- 4 Tropfen Rosenholz (*Aniba rosaeodora*)
- 3 Tropfen Rosmarin cineol (*Rosmarinus officinalis ct. 1,8-cineol*)

Massageöl für Partnermassage

- 30 ml Mandelöl (*Prunus dulcis*)
- 2 Tropfen Patchouli (*Pogostemon cablin*)
- 2 Tropfen Champaca (*Michelia champaca*)
- 1 Tropfen Koriander (*Coriandrum sativum*)

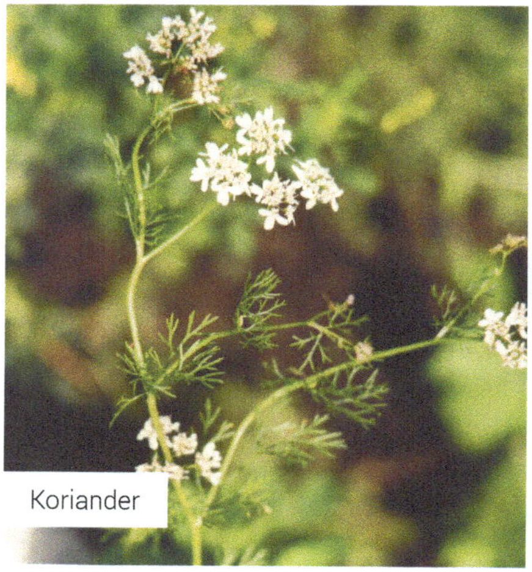

Koriander

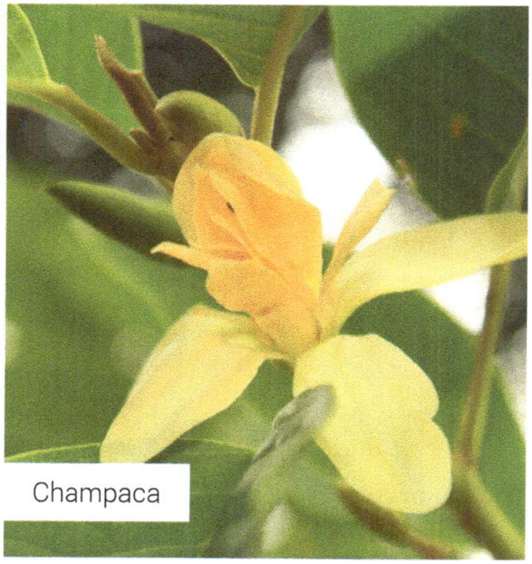

Champaca

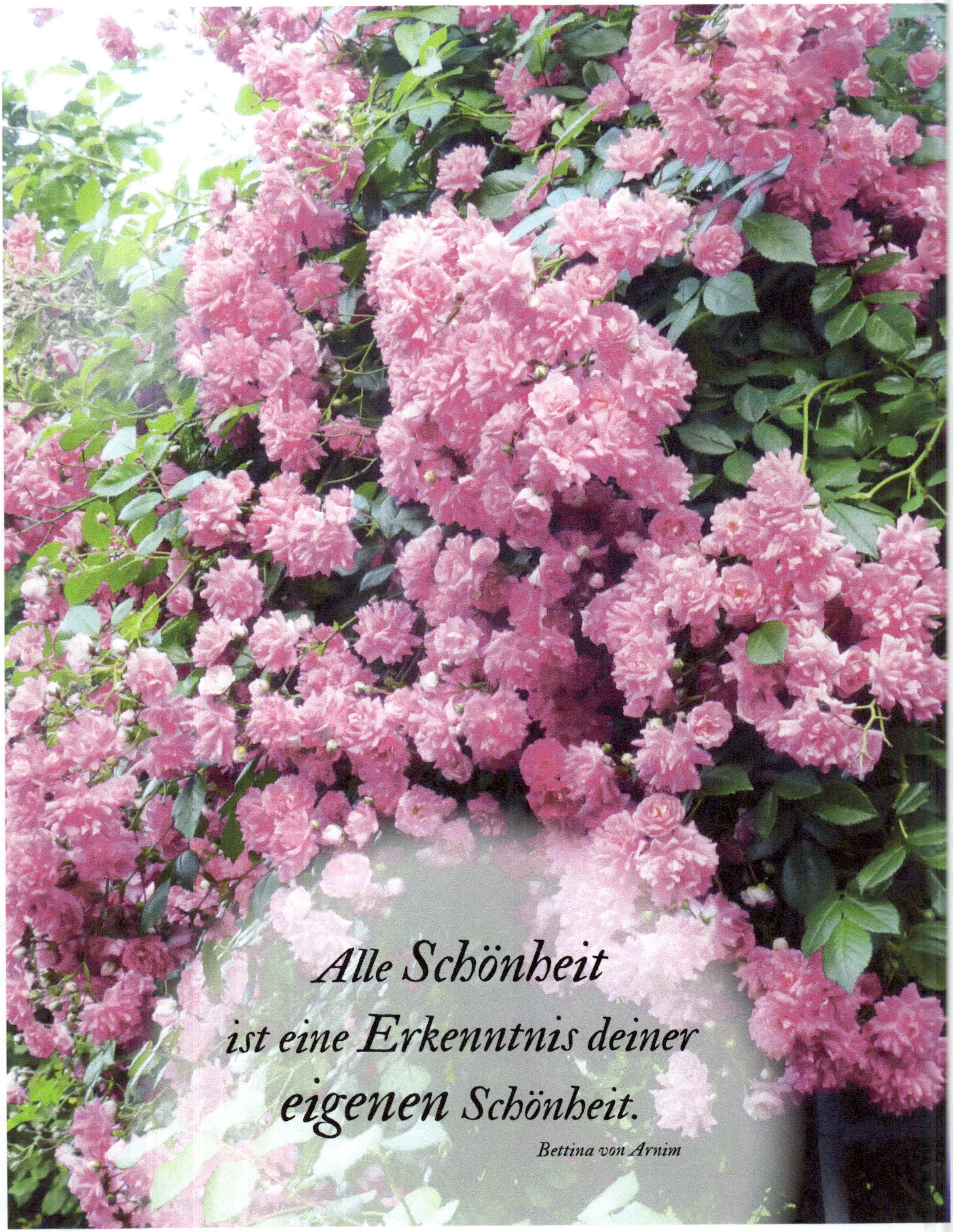
Alle Schönheit
ist eine Erkenntnis deiner
eigenen Schönheit.
Bettina von Arnim

WAS SOLLTE IN DER ALTERNATIVEN HAUSAPOTHEKE VORRÄTIG SEIN?

Natürlich könnte man viele Kräuter und ätherische Öle ansammeln. Aber besonders sinnvoll wäre das nicht, denn jeder Kräutertee, jedes ätherische Öl und auch jedes fette Pflanzenöl hat ein gewisses Ablaufdatum. Daher ist es besser, nur eine kleine feine Auswahl daheim zu haben und damit auch das Auslangen zu finden.

Meiner Erfahrung nach greift man gerne zu Altbewährtem, in meinem Fall sind das die folgenden Tees, ätherischen Öle, Tinkturen und fetten Pflanzenöle.

Fette Pflanzenöle

Achten Sie beim Kauf fetter Pflanzenöle bitte unbedingt auf eine gute Qualität, auch wenn wir diese Öle hauptsächlich *nur* als Transportmittel für ätherische Öle auf unseren Körper benötigen sollten.

Es gibt noch viele ausgezeichnete fette Öle, die als Basisöl für Streichungen, Massagen, Einreibungen und Naturkosmetik geeignet sind. Aber: Sie werden nicht alle auf einmal benötigen! Testen Sie eins nach dem anderen und Sie werden *Ihre* fetten Pflanzenöle finden. **Fette Pflanzenöle richtig aufzubewahren ist nicht schwierig!**

Sie sollten kühl, aber nicht kalt gelagert sein.

Der Platz im Kühlschrank ist für die hochwertigen Öle leider falsch! Sie sollten dunkel stehen dürfen und bei einer Temperatur von etwa 20 °C. (Kälter muss es nicht sein.)

Ich bewahre meine fetten Öle in einem Schrank im Arbeitszimmer auf. Und nur, wenn es im Sommer zu heiß wird, wandern die Ölflaschen in den Keller.

FETTE PFLANZENÖLE

APRIKOSENKERNÖL *Prunus armeniaca*	Gleichwertig mit Mandelöl; für alle Hauttypen geeignet. Das Öl ist gut haltbar. Der große Anteil an Gamma-Tocopherol (Vitamin E) macht das Aprikosenkernöl besonders wertvoll. Die Pangamsäure (Vitamin B_{15}) macht das Öl sehr gut geeignet für reife Haut.
JOJOBAÖL *Simmondsia chinensis*	Für alle Hauttypen geeignet, nur äußerlich einsetzen. Es hält große Temperaturschwankungen aus. Es besteht etwa zur Hälfte aus Wachsestern, dadurch wird das Jojobaöl nicht ranzig. Es eignet sich sehr gut für die Herstellung von Salben, Cremes und Roll-ons. Es bildet einen luftdurchlässigen Film, der weder klebt noch schmiert.
JOHANNISKRAUTÖL *Hyperici oleum*[×]	Gibt es als Mazerat (Ölauszug) mit unterschiedlichen Basisölen zu kaufen. Ich verwende Johanniskrautöl gerne als schmerzlinderndes Öl, sei es bei Rückenschmerzen oder bei Gelenkschmerzen. Es eignet sich auch sehr gut für einen schmerzlindernden Balsam.
MACADAMIANUSSÖL *Macadamia ternifolia*	Es kann anstelle von Mandelöl eingesetzt werden. Es ist für beinahe jeden gut verträglich und besitzt eine gut pflegende Eigenschaft. Die wichtigsten ungesättigten Ölsäuren im Macadamianussöl sind Ölsäure, Palmitoleinsäure und Linolsäure.
MANDELÖL, SÜSS *Prunus dulcis*	Für alle Hauttypen geeignet, besonders bei empfindlicher, trockener und gereizter Haut. Mandelöl enthält wertvolle ungesättigte Fettsäuren: Ölsäure und Linolsäure. Mandelöl ist sehr gut für das Mazerieren von Pflanzen, also für einen Ölauszug geeignet.
NACHTKERZENÖL *Oenothera biennis*	Nur als Zusatzöl in einer Mischung verwenden. Sehr hilfreich sind die Nachtkerzenölkapseln zum Einnehmen, sowohl bei Hautproblemen als auch bei hormonellen Beschwerden. Die enthaltene Gamma-Linolensäure hilft gegen Stressfaktoren, Hautekzeme und hormonelle Störungen. Bei der Einnahme werden Herz- und Kreislauf, Leber und Galle positiv beeinflusst.
RINGELBLUMENÖL *Calendula officinalis*	Ringelblumenöl ist ein Mazerat. Es ist ein hervorragendes Öl für die Wundheilung und Narbenbildung und hilfreich gegen Juckreiz. Wenn Sie noch stillen, ist es ein wunderbares Öl gegen wunde Brustwarzen. Gut einsetzbar auch bei PMS, es wirkt besonders ausgleichend!
WEIZENKEIMÖL *Triticum aestivum*	Aus den Keimlingen dieses Süßgrases wird das Weizenkeimöl hergestellt. Weizenkeimöl verbessert die Blutzirkulation in den peripheren Gefäßen und ist bei schwach durchbluteter Haut einsetzbar. Es verbessert die Elastizität der Haut und bindet die Feuchtigkeit in den Zellen. Das Bindegewebe wird gestärkt, der Stoffwechsel der Haut wird reguliert. Das Weizenkeimöl nur verdünnt anwenden.

× Fettes Öl von *Hypericum perforatum* als Mazerat, erhältlich in Sesamöl, Erdnussöl, Olivenöl oder – selbst gemacht – am besten in Mandelöl.

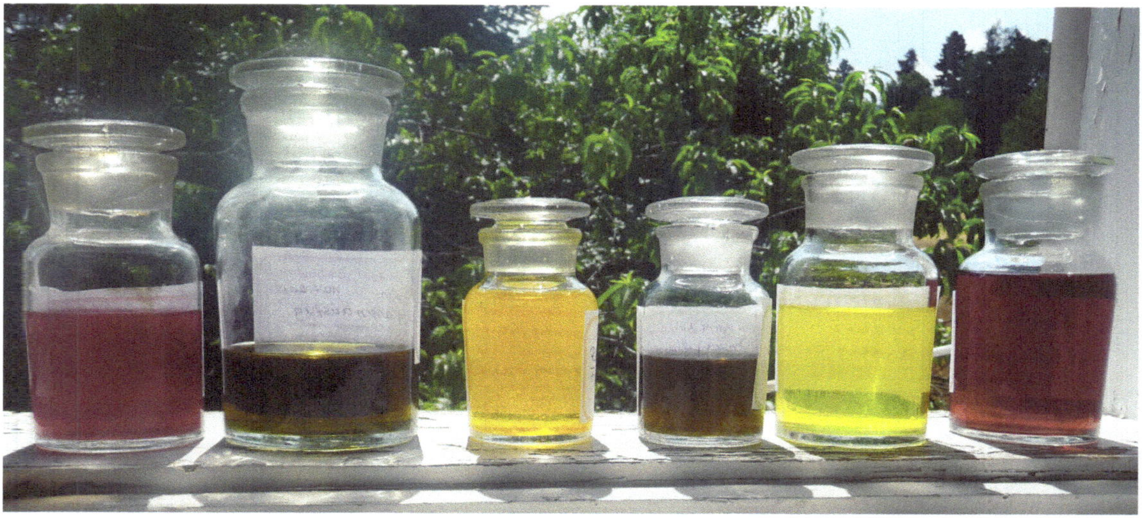

Hydrolate[×]

Hier möchte ich Ihnen ganz besonders vier Pflanzenwässer ans Herz legen! Hydrolate entstehen bei der Wasserdampfdestillation ätherischer Öle und sind für unsere Haut und unsere Psyche wertvolle Stoffe.

Meine vier Favoriten: Lavendelhydrolat, Melissenhydrolat, Pfefferminzhydrolat und Rosenhydrolat (Rosenwasser).

Achten Sie bitte beim Einkauf darauf, dass auch beim Hydrolat auf dem Etikett genau vermerkt ist, was drin ist. Einige Hersteller versetzen ihre Pflanzenwässer mit Alkohol oder mit einem Stabiliserungsmittel wie beispielsweise einem Algenpräparat.

Diese konservierten Pflanzenwässer sind leider keine Hydrolate mehr, sondern müssen als *Kosmetisches Präparat* ausgewiesen werden. Sie können für die Gesichtsreinigung oder als Zutat für ein kosmetisches Präparat durchaus verwendet werden, sollten aber nie an die Augen gelangen oder eingenommen werden!

Hydrolate sollten möglichst frisch sein, d. h. nicht viel älter als ein Jahr. Leider *verkeimen* sie rasch, vor allem, wenn man keine guten Lagermöglichkeiten hat.

× Weiterführende Informationen finden Sie in meinem Buch „Hydrolate – Sanfte Heilkräfte aus Pflanzenwasser", erschienen 2012 im Freya-Verlag (dzt. 5. Auflage 2018)

Sie benötigen eine Lagerung wie guter Wein: Bei einer Temperatur von ca. 18–20 °C fühlen sie sich am wohlsten. Und dunkel soll es sein. Das bedeutet, dass sie zumindest in dunkle Flaschen abgefüllt sein sollten.

Ich besitze wohl auch einige Hydrolate, die schon älter als drei Jahre sind. Man kann sie wunderbar noch z. B. für einen Wäschespray verwenden, nicht aber zur Einnahme!

Werfen wir einen Blick auf die einzelnen Pflanzenwässer, so werden wir sehen, dass jedes einzelne von ihnen einen besonderen Wirkungsbereich abdeckt:

HYDROLATE	
LAVENDELHYDROLAT	beruhigt, hilft bei kleinen Verbrennungen und ist für mich unverzichtbar bei der Wäschepflege. Es ist ein ausgezeichnetes Hautpflegeprodukt. Und eignet sich als Basis für einen Raumspray oder ein Hautpflegemittel, wie beispielsweise eine Schüttellotion.
MELISSENHYDROLAT	Mein Favorit bei Herpesinfektionen – bei Lippenbläschen oder Gürtelrose – und es eignet sich hervorragend für die Hautpflege allgemein. Es hilft aber auch gegen Juckreiz und ist sehr gut einsetzbar im empfindlichen Intimbereich.
PFEFFERMINZHYDROLAT	Wirkt kühlend und erfrischend. Das Hydrolat ist besonders an heißen Tagen eine wirkliche Hilfe, aber auch im Wechsel oder bei PMS! Und natürlich eignet es sich auch als Desinfektionshilfe in Form eines Raumsprays, wenn man den Duft mag.
ROSENHYDROLAT	Es ist besonders gut zur Augenpflege, aber auch zur Hautpflege geeignet. Besonders im Schleimhautbereich, bei Ausschlägen oder vor allem Juckreiz ist es ein unverzichtbares Mittel, ebenso wie für unsere selbst hergestellten Pflegeprodukte. Wenn Sie es für die Augenpflege verwenden wollen, dürfen keinerlei Konservierungsstoffe drin sein! Kein Alkoholzusatz! Mit Rosenhydrolat lassen sich auch Speisen verfeinern, Tees aufpeppen und ein Raum wird durch einen Sprühstoß aus der Rosenwasser-Flasche angenehm frisch.

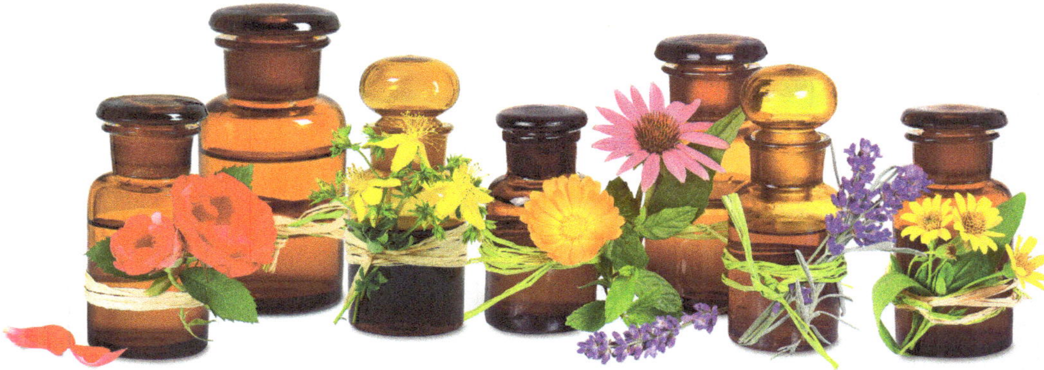

Ätherische Öle

Als alte *Aromatante*, die sich mittlerweile seit über 40 Jahren mit ätherischen Ölen und Aromatherapie beschäftigt, habe ich natürlich eine Unmenge an ätherischen Ölen daheim. Die hat's ja einfach, werden Sie sagen! Na ja, wer die Wahl hat, der hat auch die Qual – glauben Sie mir!

Achten Sie bitte beim Kauf darauf, nur solche ätherischen Öle zu erstehen, die richtig deklariert sind. Der Vermerk *Lavendelöl* allein reicht nicht aus! Es sollte auf dem Etikett auch der botanische Name des Öls stehen, eine Chargennummer (mit deren Hilfe man das Öl bis zum Kräutergarten oder Feld zurückverfolgen kann), das Herstellungsland (und natürlich der Vertrieb) sowie – bei einigen ätherischen Ölen – auch der Zusatz, um welchen *Chemotyp* es sich dabei handelt. (Ich habe jene Öle, bei denen dieser Zusatz wichtig ist, mit einem * gekennzeichnet.)

Wie verwendet man ätherische Öle richtig?

Grundsätzlich muss man dazu sagen, dass ätherische Öle immer stark konzentrierte Pflanzenkraft darstellen! Aus diesem Grund sollten Sie ätherisches Öl stets gut verdünnt auf die Haut aufbringen. In den meisten Fällen finden Sie in meinen Hinweisen und Rezepturen immer Empfehlungen, wie diese wertvollen Helfer angewendet werden sollten. **Bitte erhöhen Sie auch keinesfalls die jeweils angeführte Dosis!** So bleiben Sie auf der sicheren Seite!

Allergische Reaktionen und Kontraindikationen

Es gibt natürlich – wie bei allen Produkten, auch bei synthetischen – immer die Möglichkeit einer allergischen Reaktion oder einer Reizung, vor allem dann, wenn Sie ätherische Öle pur auf die Haut aufbringen! Das kann man übrigens kleinflächig nur mit ganz wenigen ätherischen Ölen tun – Lavendel (*Lavandula angustifolia*) ist beispielsweise so ein ätherisches Öl, oder auch Manuka (*Leptospermum scoparium*). Diese beiden sind mehr oder weniger gefahrlos auch pur anwendbar.

Bevor Sie jedoch ein ätherisches Öl anwenden, das Sie (noch) nicht kennen, lesen Sie bitte auch die Beschreibung dieses Öls durch – welche Einsatzmöglichkeiten es dafür gibt, aber vor allem auch, welche Kontraindikationen gegeben sind. So erfahren Sie, ob das ausgewählte ätherische Öl auch das richtige für Sie und Ihre Bedürfnisse ist.

Prätest

Ganz wichtig ist nach meiner Meinung der sogenannte Prätest, um das Risiko einer Hautschädigung zu vermeiden.

Wie wird dieser Test gemacht?

- *Ein Tropfen der Mischung ätherischer und fetter Öle wird oberhalb der Ellenbogenbeuge auf der Innenseite des Oberarms aufgetragen.*
- *Nach wenigen Minuten sollte sich zeigen, ob Sie das Ölgemisch vertragen oder nicht: Sollte eine Unverträglichkeit vorliegen, so rötet sich die Stelle oder beginnt zu jucken. In diesem Fall sollte mit reichlich neutralem Öl (Olivenöl, Sonnenblumenöl etc.) die betroffene Hautstelle gereinigt werden.*

Falls Sie ein ätherisches Öl verwendet haben und Sie bemerken eine Reizung der Haut, so verwenden Sie dieses Öl bitte nicht mehr. Es könnte sein, dass Sie eine Kontaktdermatitis erlitten haben. Und wenn ein ätherisches Öl Ihnen nicht unter die Nase geht, dann ist es ebenfalls besser, es nicht mehr zu benutzen. Es gibt immer eine Alternative!

Ätherische Öle sind leider nicht für jeden Menschen immer gut geeignet. Denn einige können bei Kleinkindern, Schwangeren und alten Menschen, aber auch bei Epileptikern oder Menschen mit hohem Blutdruck Probleme hervorrufen. Gerade auch in jenen sensiblen Körperregionen, von denen in diesem Buch sehr oft die Rede ist, aber natürlich auch in der Schwangerschaft oder im Wochenbett ist immer Vorsicht geboten!

Falls es zu einer ungewollten psychischen Reaktion bei der Anwendung ätherischer Öle kommt (man weiß nie, welche Erinnerungen im Limbischen System in Verbindung mit einem bestimmten Duft abgespeichert sind), sollte die Anwendung sofort beendet werden, frische Luft tut in diesem Fall immer gut und versuchen Sie in jedem Fall, tief durchzuatmen!

Verwenden Sie ätherische Öle bitte niemals unverdünnt im Intimbereich und im Bereich der Schleimhäute, auch nicht an den Augen, an Mund oder Nase.

Unterschiedliche Anwendungsmöglichkeiten

Wenn man ätherische Öle auf vielfältige Weise verwenden will, so kann man das auch in Form eines Raumsprays tun, man kann die Öle in eine Duftlampe oder einen Diffuser tropfen und damit Kompressen, Einreibungen, Waschungen und Massagen machen – da gibt es jeweils Anleitungen und Rezepturen dafür in diesem Buch. Und Sie können ätherische Öle natürlich auch in Form von Lotionen, Cremes, Salben und Zäpfchen einsetzen. Auch dazu finden Sie in diesem Buch einige Anleitungen.

Ätherische Öle sollten Sie niemals einnehmen – das kann zu irreparablen Schäden führen und sogar bis hin zum Tod! (Ich selbst nehme NIEMALS ätherische Öle ein, ausgenommen sie befinden sich in einer magensaftresistenten Kapsel, wie es bei einigen Erkältungsmitteln aus der Apotheke der Fall ist.)

Und nur noch so nebenbei: Ätherische Öle sind feuergefährlich, das bedeutet, dass Sie keinesfalls in der Nähe eines offenen Feuers damit hantieren sollten.

Aufbewahrung

Die Aufbewahrung Ihrer ätherischen Öle sollte immer dunkel und trocken erfolgen. Es ist nicht nötig, sie in den Kühlschrank zu stellen, denn dort würden sie schneller verkeimen, als man denkt. Und wer mag schon ein ätherisches Öl verwenden, das einen hohen Peroxid-Anteil enthält und dadurch ätzend wirken kann? Normalerweise halten ätherische Öle zwischen etwa 10–12 Monaten (wie z. B. alle kalt gepressten Öle, also Zitrusdüfte) und 4–5 Jahren (wie die meisten destillierten Öle, beispielsweise Sandelholz oder Lavendel).

Ihre Ölmischungen sollten Sie bitte immer in sauberen Glasflaschen aufbewahren. Ich verwende dazu einfache Braunglasflaschen. Und ganz wichtig ist, diese Flaschen auch entsprechend zu beschriften: Was ist drin, wann haben Sie es hergestellt, wofür/wogegen soll die Mischung helfen?

Meine duftende Hausapotheke

Hier finden Sie nun jene ätherischen Öle, ohne die quasi eine komplementäre Hausapotheke für mich nicht so richtig funktioniert. Ich habe aber auch ätherische Öle kurz beschrieben, die nicht unbedingt erforderlich sind. Um die Wahl ein wenig zu erleichtern, habe ich jene Öle, die man auch durch eine vielleicht günstigere Variante ersetzen kann, entsprechend markiert. Manche allerdings, wie Lavendel, Neroli und Rose, die können nicht ausgetauscht werden (bei der Rose vielleicht gerade noch, ob Sie lieber Rose bulgarisch, persisch, türkisch oder eine andere bevorzugen ...). Wählen Sie jene Öle zuerst, die gerade für Ihren aktuellen körperlichen und/oder seelischen Zustand wichtig sind. Sie werden sehen, oftmals benötigt man dann auch nichts anderes!

ATLASZEDER
Cedrus atlantica

Einsetzbar bei Stress, Burn-out, Cellulite, aber auch Haarausfall. Höchst effizient bei entzündlichen Hauterkrankungen.

Nach dem kritischen ersten Drittel der Schwangerschaft in normaler Dosis einsetzen.

BENZOE SIAM
Styrax tonkinensis

Bei Benzoe handelt es sich um ein Harz, das immer mit Alkohol versetzt wird. Es gibt unterschiedliche Verdünnungen (80:20 z. B. ist sehr dick und für Kosmetika einsetzbar, 50:50 z. B. eignet sich für Massagemischungen nach meiner Ansicht am besten).

Die psychische Wirkung ist unbestritten - der Duft hüllt ein und erwärmt - besonders bei Stress und Schlaflosigkeit.

BERGAMOTTE
Citrus bergamiae

Duftet herber als Orange süß oder Blutorange. Wirkt psychisch ausgleichend. Das Öl ist besonders auch für Schwangere geeignet.

CAJEPUT
Melaleuca cajeputi

In der Schwangerschaft - zumindest in den ersten Monaten - für eine körperliche Anwendung nicht geeignet: Es enthält einen zu hohen Anteil an 1,8-Cineol. Kann - zart dosiert - auch bei *Herpes genitalis* eingesetzt werden. Hervorragende Hilfe gegen Erkältungen, Gelenkschmerzen und zur Konzentrationsförderung.

CHAMPACA
Michelia champaca

Ein teures ätherisches Öl. Sie werden es allerdings gerne einsetzen, wenn Sie öfters unter einem Stimmungstief leiden. Wirkt besonders ausgleichend und aufhellend.

CISTROSE
Cistus ladaniferus

Hilft gut bei Akne - bitte die Ölmischung oder Salbe aber nur gezielt auf die Akne-Pusteln auftupfen. Trägt man es täglich nämlich großflächig auf, so kann der Duft eine gedämpfte Stimmung hervorrufen (und man weiß gar nicht, warum).

*** EUCALYPTUS RADIATA**

Diese Eucalyptus-Art ist eine der mildesten Eucalyptus-Sorten. **Dennoch auch hier bitte um Vorsicht:** Das ätherische Öl ist - körperlich angewendet - aufgrund seiner Inhaltsstoffe für Schwangere nicht unbedenklich (in den ersten kritischen Monaten).

FENCHEL SÜSS
Foeniculum dulcis

Das blähungsmindernde Fenchelöl wird bei Krämpfen und Bauchschmerzen verwendet. Nicht in der Schwangerschaft oder bei Brustkrebspatientinnen (milchbildend!) bzw. bei Endometriose einsetzen!

Es wirkt unterstützend auf den Östrogenhaushalt und hilft daher bei Wechselbeschwerden oder bei PMS.

ÄTHERISCHE ÖLE	
(ROSEN)GERANIE *Pelargonium graveolens*	Das ätherische Öl der Geranie hat eine spezielle Wirkung auf das weibliche Hormonsystem. Auf dieses Öl verzichten sollte man, wenn keine hormonelle Unterstützung gegeben werden sollte, wie z. B. bei Brustkrebs oder Gebärmutterhalskrebs. In den ersten Monaten der Schwangerschaft sollte man es nicht unbedingt körperlich einsetzen. Hilfe bei der Geburt.[×]
GRAPEFRUIT *Citrus paradisi*	Dieses Öl wirkt nicht photosensitivierend, darum kann man Grapefruit wunderbar in eine Hautpflege einbeziehen. Der frische Duft passt zu vielen anderen ätherischen Ölen, wie z. B. Weißtanne oder Zirbelkiefer, aber auch zu Rose und Neroli.
IMMORTELLE *Helichrysum italicum*	Immortelle besitzt eine wunderbare Eigenschaft: Es kann Hämatome quasi auflösen. Daher ist die Verwendung bei Blutergüssen und blauen Flecken, aber auch bei Akne, Abszessen und bei rheumatischen Beschwerden ein Segen. Bitte sparsam dosieren und nur punktuell auftragen! Es ist ein sehr teures ätherisches Öl.
JASMIN SAMBAC *Jasminum sambac*	Jasmin wirkt ausgleichend und beruhigend und schenkt uns eines der besten Öle bei Libidoverlust und für den Wechsel. In der Schwangerschaft bitte nur stark verdünnt anwenden - der Duft ist sehr intensiv und könnte Kopfschmerzen auslösen.
KAMILLE RÖMISCH *Chamamaelum nobilis*	Gegen Unpässlichkeiten aller Art - gute Wirkung erzielt man besonders in der Hautpflege, gegen Hautjucken (besonders auch bei Akne). **Bei einer Korbblütlerallergie ist dieses Öl nicht geeignet.**
KARDAMOM *Elettaria cardamomum*	Krampflösendes ätherisches Öl, gute Hilfe bei Menstruationsbeschwerden. In der Schwangerschaft bitte nicht körperlich anwenden - gegen einen Tropfen in der Duftlampe spricht hingegen nichts, wenn Sie den Duft mögen. Er schenkt Zuversicht und wirkt angstlösend.
KORIANDERSAMEN *Coriandrum sativum*	Das angenehm riechende Koriandersamenöl wirkt vor allem gegen Schlafstörungen, Angst und Stress, Burn-out, aber auch gegen Blasenentzündung. Auch bei Fußpilz wurden mit Koriander gute Ergebnisse erzielt.
LAVANDIN *Lavandula intermedia*	Lavandin riecht etwas *schärfer* als Lavendel fein. Es ist ein Muntermacher und steht uns auch gegen Erkältungen hilfreich zur Seite. Auch bei rheumatischen Beschwerden und bei Schmerzen kann es recht gut eingesetzt werden. Und es aktiviert die kleinen grauen Zellen im Gehirn, was bedeutet, dass wir besser und aktiver lernen können.

× siehe auch Eliane Zimmermann, „Aromatherapie für Pflege- und Heilberufe", S. 479

LAVENDEL FEIN
Lavandula angustifolia

Lavendelöl ist wohl das wichtigste ätherische Öl in jedem Haushalt. Es ist eines der wenigen, die man tropfenweise pur auf der Haut anwenden kann. Lavendel beruhigt - nicht nur die Haut, sondern auch den Geist.

LORBEER
Laurus nobilis

Dieses ätherische Öl müssen wir immer sparsam dosieren. Einsetzbar bei Haarausfall, Schuppen, aber auch bei Akne, rheumatischen Beschwerden und bei lymphatischen Problemen. **Beachten Sie bitte, dass es in der Schwangerschaft kontraindiziert ist!**

MAJORAN
Origanum majorana

Ein besonderes Öl für krampfmindernde Mischungen, gefäßerweiternd und deshalb auch hilfreich bei hohem Blutdruck, oftmals auch bei Migräne oder Kopfschmerzen. Bei Menstruationsschmerzen und bei ausbleibender Regel wird es in einigen Mischungen verwendet. Seelisch ist es hilfreich bei Trauer, Kummer und Sorgen.

MANUKA
Leptospermum scoparium

oder **KANUKA**
Kunzea ericoides

Diese beiden Öle sind sich in ihrer Wirkung sehr ähnlich. Sie kommen aus Neuseeland und werden dort seit vielen Jahren als besonders entzündungshemmend geschätzt.

Sie schenken uns erstaunliche Ergebnisse bei Hautausschlägen, in der Wundpflege und zur Stärkung des Immunsystems.

MIMOSE
Acacia dealbata

Das ätherische Öl der sonnengelben Mimose wirkt stark aufhellend und stabilisierend. Es ist nicht nur in der Schwangerschaft empfehlenswert, sondern vor allem auch in Zeiten der Veränderung.

MUSKATELLERSALBEI
Salvia sclarea

Muskatellersalbeiöl wirkt auf unseren Hormonstatus ein. Diese besondere Wirkung hängt vom *Diterpenol Sclareol* ab. Nur als Nebenbemerkung: In der Duftlampe eingesetzt kann es die Wirkung von Alkohol verstärken! **In der Schwangerschaft auf eine körperliche Anwendung eher verzichten.**

MYRTE
Myrtus communis

Hilfreich in Mischungen gegen Krampfadern und Hämorrhoiden, aber auch für die Hautpflege und bei Erkältungskrankheiten. Verwenden Sie bitte kein Myrtenöl, das schon etwas komisch riecht - es könnte *gekippt* sein.

NARDE
Nardostachys jatamansi

VETIVER
Vetiveria zizanioides

Nardenöl wird aus den Wurzeln einer Verwandten unseres Baldrians gewonnen. Und es *riecht*! Seine Wirkung ist ausgesprochen beruhigend. Es wird hilfreich eingesetzt bei Zyklusproblemen, Erschöpfungszuständen und Hautirritationen - allerdings empfiehlt es sich, dieses Öl NICHT im Gesicht einzusetzen.

Falls Sie den Duft von Vetiver bevorzugen: Die Wirkung ist ziemlich gleichwertig!

ÄTHERISCHE ÖLE

NEROLI (ORANGENBLÜTE) *Citrus sinensis flos.*	Verwenden Sie Neroli vor allem - aber nicht nur - bei psychischen und psychosomatischen Beschwerden. Es wirkt besonders ausgleichend und lässt die Seele zur Ruhe kommen. Neroli ist ein sehr teures Öl. Sie erhalten es daher auch in verdünnter Form, entweder mit Jojobaöl oder Alkohol 10:90 verdünnt.
ORANGE SÜSS UND BLUTORANGE *Citrus sinensis und Citrus sinensis ssp. Mori*	Ohne das angenehm süßlich duftende Orangenöl oder das wärmere Blutorangenöl kommt kaum eine Mischung aus. Beide sind gleich einsetzbar, es hängt von Ihrer persönlichen Vorliebe ab. Orangenduft hilft nicht nur beim Einschlafen, sondern erhellt auch den Geist und die Seele (vor allem auch dann, wenn Sie unter einer Winterdepression leiden).
OSMANTHUS *Osmanthus fragrans*	Nehmen Sie dieses Öl für Mischungen bei Verlustängsten, wenn Sie in einem Tief stecken, denn es ist ein sehr stimmungsaufhellendes Öl. **Es erst nach dem ersten Drittel der Schwangerschaft einzusetzen.**
PALMAROSA *Cymbopogon martinii*	Eines der besten ätherischen Öle in Bezug auf Pilzerkrankungen, denn es kann auch die Pilzsporen vernichten. Hilfreich bei Akne, Falten und überhaupt zur Hautpflege. Wirkt entspannend und ausgleichend bei Nervosität, Hysterie und bei Schlafstörungen.
PATCHOULI *Pogostemon cablin*	Der Duft der Hippie-Zeit: Auch wenn der Geruch nicht jederfraus Sache ist: Das ätherische Öl hilft besonders gut bei Venenproblemen jeder Art, auch bei Hämorrhoiden. Einsetzbar auch in Mischungen gegen Cellulite, Fußpilz, ebenso gegen Stress und Schlafstörungen.
ROSE *Rosa damascena und Rosa centifolia*	Für heilsame Zwecke verwende ich gerne die destillierten Rosendüfte der Damaszener Rose, für ein Parfum die *Absolues* der *Rosa centifolia*. Für Massage-Ölmischungen genügt ein Rosenöl in Jojoba oder Alkohol verdünnt (10:90) - der Duft dieser Verdünnungen ist allemal ausreichend intensiv! Rosenöl hilft besonders gegen Ängste aller Art, ist aber auch ein Öl, das für alle Beschwerden und vor allem auch für's Wohlbefinden eingesetzt werden kann.
ROSENHOLZ *Aniba rosaeodora* **HO-BLATT** *Cinnamomum camphora Sieb* **LINALOEHOLZ** *Bursera delpechiana*	Diese drei ätherischen Öle besitzen sehr viele Gemeinsamkeiten. Sie sind besonders hautfreundlich und wirken auf die Atemwege, vor allem bei empfindlichen Menschen. Ich setze diese Öle gerne für Mischungen bei Stress, Burn-out oder Depressionen ein. Sie können diese Öle gerne gegeneinander austauschen, eines aus dieser Gruppe reicht für Ihre Hausapotheke.

✶ ROSMARIN CINEOL
Rosmarinus officinalis
Chemotyp 1,8-cineol

Ätherisches Rosmarinöl gibt es in unterschiedlichen Varianten. Dieses ätherische Öl kann den Blutdruck leicht erhöhen. Dennoch verwende ich es sehr gerne bei Muskelbeschwerden. Sie werden es aber auch bei frauenspezifischen Anwendungen finden. Der etwas herbe Duft verbreitet immer Frische, das Öl ist daher besonders für morgendliche Mischungen gut geeignet (Muntermacher)! Übrigens: Rosmarin cineol hilft auch, wenn eine leichte Vergesslichkeit Einzug hält ...

✶ ROSMARIN VERBENON
Rosmarinus officinalis
Chemotyp verbenon

Ich schätze dieses ätherische Öl aus Korsika wegen seiner dezenten Unterstützung bei Bronchitis und anderen Erkältungskrankheiten. Es wird aber gerne auch gegen Stress und Burn-out eingesetzt.

SANDELHOLZ
Santalum album

Das echte Sandelholzöl aus Indien ist leider selten geworden. Ich setze es aber dennoch gerne für die Hautpflege ein. Es wirkt auch hervorragend in Mischungen gegen Krampfadern, Hämorrhoiden, außerdem gegen Ängste, Schlaflosigkeit und allgemein für die Nerven. Sie finden es in einigen meiner Rezepte wieder.

SCHAFGARBE
Achillea millefolium

Verwendet wird das tintenblaue ätherische Öl gerne bei fast allen Problemen der Frauenheilkunde, wie z. B. PMS, Wechsel, Krämpfen, Bindegewebsschwäche, Akne und Leber-Galle-Störungen.

In der Schwangerschaft sollte es nicht angewendet werden! Bei einer Korbblütlerallergie ist dieses Öl nicht geeignet.

✶ THYMIAN LINALOOL
Thymus vulgaris
Chemotyp linalool

Das ein wenig blumig duftende ätherische Lieblings-Thymianöl meiner Familie! Ich setze es gerne bei Erkältungen ein, aber auch so manche würzige Mischung für die Duftlampe wirkt dadurch erst so richtig aromatisch. Ein stark antibakterielles und antivirales Öl. Und auch gut einsetzbar gegen Erschöpfungszustände.

✶ THYMIAN THYMOL
Thymus vulgaris
Chemotyp thymol

Das ätherische Öl dieser Thymianart ist immer vorsichtig einzusetzen. Ich verwende es lediglich bei Pilzerkrankungen und dann höchst sparsam dosiert. **Thymol ist ein Phenol und könnte den Blutdruck erhöhen.**

TONKABOHNE
Dipteryx odorata

VANILLE
Vanilla planifolia

Ein Duft, der das Wasser im Munde zusammenlaufen lässt! Tonkabohne ist ein wichtiger Duftstoff für die Parfumindustrie. Aber auch unseren Mischungen gibt es einen kleinen exotischen Touch ... Der Duft ist stimmungsaufhellend und angstmindernd, aber das ätherische Öl kann mehr - es hilft auch gegen Schmerzen.

Sie können es gerne gegen das ätherische Öl der Vanille austauschen, der Duft und die Wirkung sind ähnlich.

ÄTHERISCHE ÖLE

VETIVER
Vetiveria zizanioides

Noch ein Wurzelöl, diesmal die Wurzel eines Grases. Dieses tropische Gras wird gerne in den asiatischen Ländern angebaut, um der Bodenerosion Einhalt zu gebieten.

Das ätherische Öl wiederum – auch dieses Öl stinkt ein wenig – wird vor allem gegen Immunschwäche, Stress, Anspannung, Burnout und Schlafstörungen eingesetzt. Aber es hat auch in Mischungen bei Libidoverlust und anderen sexuellen Problemen durchaus seine Berechtigung. Wenn es sparsam eingesetzt wird, hilft es wirklich gut!

VIRGINIA-ZEDER
Juniperus virginiana

Ich schätze dieses ätherische Öl sehr in Mischungen zur Pflege von Krampfadern und Hämorrhoiden. Es hilft auch bei Akne und Psoriasis, bei fettigen Haaren und Schuppen, bei Blasenentzündung und bei *Fluor vaginalis*. Bei Stress und nervösen Spannungen beruhigend, bei aggressiven Stimmungen und Gereiztheit gut einsetzbar.

WACHOLDER
Juniperus communis

Der Wacholder war schon seit vielen Jahrhunderten eine Pflanze, die man im Haus nicht missen wollte. Seine Beeren gehören in jede Küche, seinen Nadeln und dem Holz sprach man früher starke Heilkräfte zu.

Das ätherische Öl der Wacholderbeeren (manchmal erhält man auch das Öl von Nadeln, Beeren und Holz) hat besondere Wirkung bei rheumatischen Beschwerden, es hilft gegen Schmerzen und ist auch bei Blasenproblemen einsetzbar.

WEIHRAUCH ARABISCH
Boswellia sacra

Vor allem in der Hautpflege eine gute Zutat: Es hilft gegen Falten und ist nebenbei auch entzündungshemmend und adstringierend (zusammenziehend). Gut für ein vorbeugendes Pflegeöl gegen Schwangerschaftsstreifen, aber vor allem auch in Produkten zur Scheidenpflege. Hilfreich bei Menstruation mit starkem Blutverlust.

YLANG-YLANG
Cananga odorata

Das ätherische Öl von Ylang-Ylang passt ausgezeichnet zu Seelendüften, zu Ölmischungen bei PMS und Wechselproblemen, es ist aber auch wunderbar geeignet für erotische Stunden.

ZITRONE
Citrus limon

Ätherisches Zitronenöl duftet herb-frisch und ist gerade dort besonders hilfreich, wo viele Menschen zusammenkommen. Es unterstützt in der Raumbeduftung in Erkältungszeiten und im Krankheitsfall, denn das Öl kann bakterielle Keime töten.

Zitronenduft hilft aber auch sehr gut gegen Kopfschmerzen und sollte in keiner Duftbar fehlen.

ZYPRESSE
Cupressus sempervirens

Zypressenöl hilft gegen Hämorrhoiden oder Krampfadern. Aber nicht nur dort hat dieses feine ätherische Öl seine Berechtigung. Es hilft bei starker Schweißbildung (und gegen Schweißfüße), gegen Erkältungen, und auch bei psychischen Problemen ist es hilfreich.

KRÄUTER

BRENNNESSEL
Urtica dioica

Waschungen bei juckenden Hautleiden, hilft bei Haarwuchsstörungen. Als Tee, Tinktur, Hydrolat. Samen als Nahrungsergänzung.

EICHENRINDE
Quercus robur

Die Rinde der Stieleiche enthält Gerbstoffe, die eine zusammenziehende Wirkung zeigen. Die Flavonoide (Pflanzenfarbstoffe) haben eine entzündungshemmende Wirkung. Hier ist vor allem Quercetin zu nennen, dem auch ein antioxidativer Effekt zugeschrieben wird.

Die Rinde hilft bei entzündeten Schleimhäuten im Genital- und Analbereich und wird traditionell bei Hauterkrankungen eingesetzt. Sie ist leicht entzündungshemmend, gegen Juckreiz und Viren wirksam.

EISENKRAUT
Verbena officinalis

Eingesetzt wird es in Form von Tees bzw. Tinkturen vor allem bei Zyklusstörungen, Ödemen und Kopfschmerzen. Bei Unfruchtbarkeit gerne mit dem Stinkenden Storchenschnabel als Tee.

FENCHEL
Foeniculum dulcis

Vom Fenchel werden die Samen verwendet. Fencheltee wirkt nicht nur blähungsmindernd, sondern auch krampflösend. Und daher ist er für unseren Kräutertee bei Regelbeschwerden einfach hervorragend geeignet..

Fenchelsamen kurz vor der Verwendung anstoßen, damit ihr ätherisches Öl mild in unserem Tee zur Wirkung kommt.

FRAUENMANTEL
Alchemilla vulgaris

Es ist ein Kraut speziell für Frauen. Frauenmantel wird als Hilfe bei den unterschiedlichsten Unterleibsbeschwerden eingesetzt. Er hat eine hormonartige Wirkung und ist sehr gut bei Menstruationsbeschwerden, PMS, Wechselproblemen, in Kombination mit Stinkendem Storchenschnabel bei unerfülltem Kinderwunsch.

GOLDRUTE
Solidago virgaurea,
Solidago canadiensis

Goldrutentee hilft bei Blasen-, Nieren- und Harnwegsinfektionen. Entzündungshemmend, antibakteriell und schwach krampflösend ist er auch bei leichten PMS-Problemen einsetzbar.

HIMBEERBLÄTTER
Rubus idaeus

Himbeerblättertee wirkt krampflösend und kräftigt die Gebärmutter, vor allem in der Geburtsvorbereitung empfehlenswert. Die Abkochung kann auch bei Scheidenentzündungen für Waschungen eingesetzt werden.

HIRTENTÄSCHEL
Capsela bursae pastoris

Krampflösend und blutflusshemmend bei Blutungen nach Myomen, hilfreich im Klimakterium. Einsetzbar für Waschungen bei Hämorrhoiden. Einsatzformen: Tee und alkoholische Tinktur.

KRÄUTER

HOLUNDER *Sambucus nigra*	Holunderblüten werden nicht nur als Erkältungstee geschätzt, sondern in der traditionellen Literatur auch gerne gemeinsam mit Mädesüß als Tee oder Tinktur gegen Schmerzen empfohlen.
KAMILLE, RÖMISCH *Chamamaelum nobilis*	Die Römische Kamille gehört zu den Korbblütlern (*Asteraceae*). Sie hat eine lange Tradition als Teekraut. Die Kamille ist seit dem 16. Jahrhundert in Europa als Heilpflanze anerkannt. Das Hydrolat der Römischen Kamille kann bei Bindehautentzündungen und brennenden, müden Augen eingesetzt werden.[×]
LAVENDEL *Lavandula angustifolia*	Der Lavendel hat seinen festen Platz in meiner Kräuterstube! Für den Tee verwenden wir die abgerebelten Blüten – nicht allzu viel in einer Teemischung verwenden, sonst wird er auf der Zunge schnell bitter. Das ätherische Öl wirkt sehr beruhigend.
MÄDESÜSS *Filipendula ulmaria*	Mädesüß gehört zu den Korbblütlern. Man kann es wunderbar in Form einer Tinktur zu Hause vorrätig haben. Sie hält zumindest 1–2 Jahre.
MELISSE *Melissa officinalis*	Melisse gehört zu den beruhigenden Komponenten einer Teemischung. Sie hält für uns also einen ganzen Korb von hilfreichen Inhaltsstoffen bereit, die wir besonders bei Genitalherpes in Form von Waschungen nutzen können.
MÖNCHSPFEFFER *Vitex agnus-castus*	Die Früchte des Mönchspfeffers können bei Unfruchtbarkeit durch Gestagen-Mangel eingesetzt werden, er hilft aber auch bei Zyklusstörungen und PMS. Dazu gibt es Präparate in der Apotheke!
MUTTERKRAUT *Tanacetum parthenium*	Mutterkraut gehört zu den Korbblütlern. Es kann als Tee verwendet oder als Tinktur angesetzt werden. Für Teenager empfehle ich den Tee. Ein Blättchen auf dem Butterbrot hilft gegen Kopfschmerzen.
RINGELBLUME *Calendula officinalis*	Ringelblumen können wir einerseits zu einem fetten Öl verarbeiten (mit einem Mazerat) oder andererseits als Teezutat verwenden. Als Tee wird es für ein Sitzbad bei Muttermundgeschwüren empfohlen, da durch das Allantoin eine bessere Abheilung geschehen kann.
ROSMARIN *Rosmarinus officinalis*	Rosmarin wird in Form von Tee, Tinktur oder Salben angewandt. Er fördert die Libido und erwärmt das Becken, forciert aber auch die Menstruation. **In der Schwangerschaft sollte man nicht zu oft zu Rosmarin greifen – er wirkt unter Umständen wehenanregend!** Bei unerfülltem Kinderwunsch eine Salbe auf die Fußsohlen aufgetragen erhöht die Libido und unterstützt die Empfängnisbereitschaft.

× siehe auch „Hydrolate – Sanfte Heilkräfte aus Pflanzenwasser", Ingrid Kleindienst-John, Freya-Verlag, Linz

ROTKLEE
Trifolium pratense

Rotklee ist DAS Mittel in den Wechseljahren. Die Phytoöstrogene gleichen den Mangel an Östrogen aus und können einige der Störungen im Klimakterium mildern. Bei Zyklusstörungen allgemein kann Rotklee in Form von Tee oder Tinktur helfen, in der ersten Zyklushälfte das Östrogen zu stabilisieren. **Nicht anwenden bei Brustkrebs, in der Schwangerschaft und Stillzeit.**

SCHAFGARBE
Achillea millefolium

Verwendet wird die Schafgarbe bei allen Problemen der Frauenheilkunde, wie z. B. PMS, Wechsel, Krämpfen, Bindegewebsschwäche, Akne und Leber-Galle-Störungen. **In der Schwangerschaft sollte es nicht angewendet werden! Bei einer Korbblütlerallergie ist es nicht geeignet.**

SPITZWEGERICH
Plantago lanceolata

Er ist als wundheilendes und juckreizlinderndes Kraut bekannt. Hilfreich bei Neurodermitis als Wundbalsam und bei Erkältungskrankheiten als Sirup. Ich stelle gerne einen Frischpflanzenauszug aus Spitzwegerichblättern her, den ich dann in ein kühlendes Gel weiterverarbeite.

STEINKLEE, HONIGKLEE
Melilotus officinalis

Als Tee hilfreich bei Hämorrhoiden und Venenleiden. **NICHT anwenden, wenn Sie blutverdünnende Medikamente einnehmen, in der Schwangerschaft und Stillzeit!**

STINKENDER STORCHENSCHNABEL, RUPRECHTSKRAUT
Geranium robertianum

Er macht seinem Namen alle Ehre, wenn man ein Blättchen zwischen den Fingern zerreibt. Aber er wird schon seit der Zeit Hildegard von Bingens als hilfreich bei einer Reihe von Frauenproblemen angesehen. Er wird als Tee oder Tinktur bzw. Wein verabreicht. **Nicht geeignet ist das Pflänzchen für Schwangere!**

WALNUSS
Juglans regia

Walnussblätter werden für Spülungen und Sitzbäder eingesetzt. Sie wirken antibakteriell, antimykotisch (gegen Pilzerkrankungen) und antiviral und helfen bei Juckreiz, Wundheitsgefühl und gegen Akne.

Welche Kräuter sollten Schwangere vermeiden?

In der Schwangerschaft sollten Sie stark harntreibende und nierenreizende Kräuter nicht verwenden. Ebenso alle abführenden Kräuter, jene die zu einem Blutandrang im Becken führen können, und Kräuter, die menstruationsfördernd sind.

Selbstverständlich auch jene Kräuter, die stark hormonhaltig wirken. Und jene, die aphrodisierend wirken, sollten Sie besser bleiben lassen.

Sei es als Tee, Tinktur oder Fertigpräparat aus der Apotheke – hier empfiehlt es sich wirklich, Zurückhaltung zu üben!

Ätherische Öle sind vor allem im ersten Drittel der Schwangerschaft immer mit Vorsicht anzuwenden. Das Problem liegt vor allem in der körperlichen Anwendung, da die ätherischen Öle über die Haut in den Blutkreislauf gelangen und so das ungeborene Kind schädigen könnten.

Zuletzt noch ein Wort zu unseren Hilfsmitteln, den ätherischen Ölen, fetten Ölen und Kräutern

Ätherische Öle wirken ganzheitlich, ebenso wie Kräuter. Und dazu sollte man ein wenig über diese pflanzlichen Stoffe wissen. Die Anwendung ätherischer Öle sollte immer mit Vorsicht geschehen und – von wenigen Ausnahmefällen abgesehen – entweder in verdünnter Form auf körperlicher Ebene oder gemeinsam mit Wasser beispielsweise im Diffuser oder in der Duftlampe. Die Qualität ätherischer Öle sollte so hoch wie möglich sein. Und das gilt auch für fette Pflanzenöle.

Kräuter kann man selbst ernten, man sollte sich dabei aber unbedingt auskennen oder sich fachkundige Hilfe suchen. Ansonsten gilt: Ihre Apothekerin/Ihr Apotheker hilft Ihnen sicherlich weiter und besorgt die gewünschten Drogen gerne für Sie.

Sie finden passend zu den empfohlenen Hilfestellungen im Text auch die Erklärungen zu den verwendeten Kräutern und Ölen.

Viele der ätherischen Öle, fetten Öle und Kräuter, die erhältlich sind, haben Sie in diesem Buch vielleicht vermisst. Es würde den Rahmen dieses Buches sprengen, wollte ich alle Möglichkeiten aufzählen, die wir haben, um uns mit den Helfern aus der Naturapotheke zu versorgen. Bitte blättern Sie zur Liste der weiterführenden und ergänzenden Literatur – hier werden Sie diesbezüglich sicherlich fündig werden.

ÜBERSICHT ÜBER HORMONE UND NEUROTRANSMITTER

ACTH *Acrenocortikotrope Hormon*	Das Adrenocorticotrope Hormon regt die Nebennierenrinde zur Ausschüttung von Kortisol an. Es wird in der Hypophyse gebildet.
ADH *Adiuretin*	Es spielt eine wichtige Rolle bei der Regulierung des Drucks und Flüssigkeitsvolumens des Körpers. Gebildet wird es im Hypothalamus.
ADRENALIN und **NORADRENALIN**	Diese beiden Stresshormone steigern die Herz-Kreislauf-Funktionen und das in Sekundenschnelle. In einem Notfall werden durch Adrenalin vor allem die nötigen Energiereserven mobilisiert. Noradrenalin wiederum wirkt schmerzhemmend und kann uns die nötigen Energien beisteuern, damit wir unseren Tag gut bewältigen. Gebildet werden diese beiden Hormone im Nebennierenmark.
ALDOSTERON	Aldosteron wird ebenfalls in der Nebenniere gebildet und wirkt vor allem auf die Niere ein. Es reguliert den Elektrolyt- und Wasserhaushalt in unserem Körper.
ANDROGENE	Androgene, die männlichen Sexualhormone, sind auch im weiblichen Körper vorhanden. Sie werden in Eierstöcken und Nebennierenrinde produziert und können – falls wir unter einem Östrogenmangel in der Postmenopause leiden – zu einem relativen Überschuss der männlichen Hormone führen.
CRH *Corticotropin-Releasinghormon*	CRH stimuliert die Hypophyse zur Ausschüttung von ACTH, das wiederum Kortisol aus der Nebenniere freisetzt. Es entsteht im Hypothalamus.
ENDORPHINE	Sie entfalten ihre Wirkung vor allem im Gehirn und in unterschiedlichen Körperteilen. Sie werden von der Hypophyse ausgeschüttet und sorgen für ein starkes Glücksgefühl, wirken stark schmerzstillend und haben Anteil an der Regulierung der Körpertemperatur. Man bezeichnet sie auch als *körpereigenes Opium*.
FSH *Follikel-stimulierendes Hormon*	FSH regt die Bildung von Östrogen und die Reifung der Eizellen im Eierstock an. Beim Mann sorgt es für die Entwicklung der Spermien.
GASTRIN	Gastrin wird in der Magenschleimhaut gebildet und fördert die Salzsäurebildung im Magen. Es steigert die Sekretion von Gallen- und Bauchspeicheldrüsensekret.
GESTAGENE	Das sind synthetische Hormone, die dem Progesteron ähnlich sind. Sie werden künstlich hergestellt und in der hormonellen Schwangerschaftsverhütung zur Verhinderung des Eisprungs eingesetzt.

ÜBERSICHT ÜBER HORMONE UND NEUROTRANSMITTER

GH-IH *Growth Hormone-Inhibiting-hormon, Somatostatin*	GH-IH wird im Hypothalamus gebildet und hemmt die Freisetzung von Wachstumshormonen aus dem Hypophysen-Vorderlappen.
GH-RH *Growth Hormone-Releasing-hormon, Somatoliberin*	GH-RH entsteht ebenfalls im Hypothalamus und fördert die Freisetzung von Wachstumshormonen. Es hat Einfluss auf das Längenwachstum in der Pubertät, fördert das Wachstum der inneren Organe und beeinflusst auch den Stoffwechsel.
GLUKAGON	Glukagon wird in der Bauchspeicheldrüse gebildet und hebt den Blutzuckerspiegel.
Gn-RH *Gonadoliberin*	Gn-RH wird im Hypothalamus gebildet und regt den Hypophysen-Vorderlappen dazu an, FSH und LH, die beiden Sexualhormone, zu produzieren.
INSULIN	Insulin entsteht in der Bauchspeicheldrüse und senkt den Blutzuckerspiegel.
KALZITONIN	Kalzitonin reguliert gemeinsam mit Parathormon den Kalziumhaushalt des Körpers. Wir finden es in der Schilddrüse.
KORTISOL	Kortisol ist ein Produkt der Nebennierenrinde. Es ist zuständig für den Abbau von Eiweißstoffen in der Muskulatur, in der Haut und im Fettgewebe. Und es besitzt einen antientzündlichen Effekt bei Verletzungen. Es ist gleichzusetzen mit Kortison.
LH *Luteinisierendes Hormon*	Es wird in der Hypophyse produziert und unterstützt die Eireifung, den Eisprung und die Bildung des Gelbkörpers.
MELATONIN	Melatonin wird in der Zirbeldrüse produziert und schlafförderndes Hormon genannt. Es reguliert unsere innere Uhr und ist auch am Alterungsprozess des Körpers beteiligt.
MSH *Melanozyten stimulierendes Hormon*	MSH hat einen Einfluss auf die Pigmentierung der Haut.
ÖSTROGENE	Ein Überbegriff für die wichtigsten weiblichen Geschlechtshormone. Dazu gehören Estradiol, Estron und Estriol. Es gibt in dieser Gruppe über 30 unterschiedliche Hormone. Östrogene werden während der Reifephase in den Follikeln der Eierstöcke und in der Plazenta produziert und haben unterschiedliche Aufgaben in unserem Körper. Es ist die größte Hormongruppe mit Bezug zur körperlichen und psychischen Entwicklung der Frau.

ÜBERSICHT ÜBER HORMONE UND NEUROTRANSMITTER

SYNTHETISCHE ÖSTROGENE	Synthetische Östrogene sind solche, die der Körper nicht selbst bildet. Sie werden in der Antibabypille eingesetzt.
OXYTOCIN	Oxytocin ist ein Hormon, das während der Schwangerschaft zur Auslösung der Wehentätigkeit während der Geburt führt. Während der Stillperiode sorgt es für den Einschuss der Muttermilch.
PARATHORMON	Parathormon wird in der Nebenschilddrüse produziert und reguliert gemeinsam mit Kalzitonin den Kalziumhaushalt des Körpers.
PROGESTERON	Progesteron wird in der zweiten Zyklushälfte im Gelbkörper des Eierstocks gebildet und ist in dieser Phase vorherrschend.
PROLAKTIN	Prolaktin regt das Wachstum der Brustdrüsen an und fördert die Produktion der Muttermilch. Es wird durch das Saugen des Kindes stimuliert.
RENIN	Renin ist an der Regulation des Blutdrucks und der Konzentration von Kalium und Natrium im Blut beteiligt und wird in den Nieren gebildet.
SEKRETIN	Sekretin fördert u. a. die Gallenbildung und wird in der Dünndarmschleimhaut produziert.
SEROTONIN	Serotonin hat wohl einen großen Anteil an unserem Wohlbefinden! Es wirkt auch auf unsere Schmerzwahrnehmung, unser Schlafverhalten und die Nahrungsaufnahme.
TRIJODTHYRONIN (T3)	Trijodthyronin (T3) wird in der Schilddrüse gebildet und ist in der Lage, in den Stoffwechsel drastisch einzugreifen.
TYROXIN (T4)	Tyroxin (T4) ist ähnlich geartet wie T3, besitzt aber eine höhere Konzentration im Körper und ist dafür weniger intensiv in der Wirkung.
THYMOPOETIN und **THYMOSIN**	Thymopoetin und Thymosin sind Hormone des Thymus und steuern die Reifung der Immunzellen in den Lymphknoten.
TRH *Thyreotropin-Releasinghormon*	TRH wird im Hypothalamus ausgeschüttet und fördert in der Schilddrüse die Abgabe von T3 und T4.
TSH *Thyroideastimulierendes Hormon*	TSH fördert unter Umständen die Vergrößerung der Schilddrüse.

WEITERFÜHRENDE UND ERGÄNZENDE LITERATUR

- Kleindienst-John, Ingrid: *SOS Hexenschuss*. Die besten Rezepte bei kleinen Beschwerden, Freya Verlag 2015.
- Kleindienst-John, Ingrid: *SOS Hustenzwerg*. Ätherische Öle und Kräuter für Kinder von 0–12, Freya Verlag 2014.
- Kleindienst-John, Ingrid: *Hydrolate*. Helfer aus dem Pflanzenreich, Freya Verlag 2012.
- Kleindienst-John, Ingrid: *Vom Zauber des Dufts*. Parfum selber machen, Freya Verlag 2016.
- Germann, Peter/Zeuge-Germann, Gudrun: *Frauenzeiten*. Naturheilkunde für die Wechseljahre, Freya Verlag 2016.
- Hatt, DDDr. Hanns/Dee, Reine: *Das Maiglöckchen-Phänomen*. Alles über das Riechen und wie es unser Leben bestimmt, Piper 2008.
- Hatt, DDDr. Hanns/Dee, Regine: *Keiner riecht so gut wie du*. Die geheimen Botschaften der Düfte, Piper 2009.
- Hirsch, Siegrid & Grünberger, Felix: *Die Kräuter in meinem Garten*, Freya Verlag 2019.
- Madejsky, Margret: *Alchemilla*. Eine ganzheitliche Kräuterheilkunde für Frauen, Goldmann 2000.
- Madejsky, Margret: *Frauenkräuter* – Der ganzheitliche Weg zum Heilsein: Rezepte und Wissen aus der Natur, BLV 2015.
- Stadelmann, Ingeborg: *Die Hebammen-Sprechstunde*. Schwangerschaft, Geburt, Wochenbett, Stillzeit – eine einfühlsame Begleitung mit Aromatherapie, Bachblüten, Homöopathie und Pflanzenheilkunde, Stadelmann-Verlag 2018.
- Von Braunschweig, Ruth: *Pflanzenöle*. Qualität, Anwendung und Wirkung. Über 50 starke Helfer für Genuss und Hautpflege, Stadelmann Verlag 2018.
- Zimmermann, Eliane: *Aromatherapie für Sie*. Mit ätherischen Ölen begleiten, trösten und stärken, Trias 2017.
- Zimmermann, Eliane: *Aromatherapie für Pflege- und Heilberufe*. Kursbuch für Ausbildung und Praxis, Haug 2018.

INTERNETSEITEN

- https://www.erdbeerwoche.at
- https://www.verhuetungsmuseum.at
- https://www.wikipedia.de

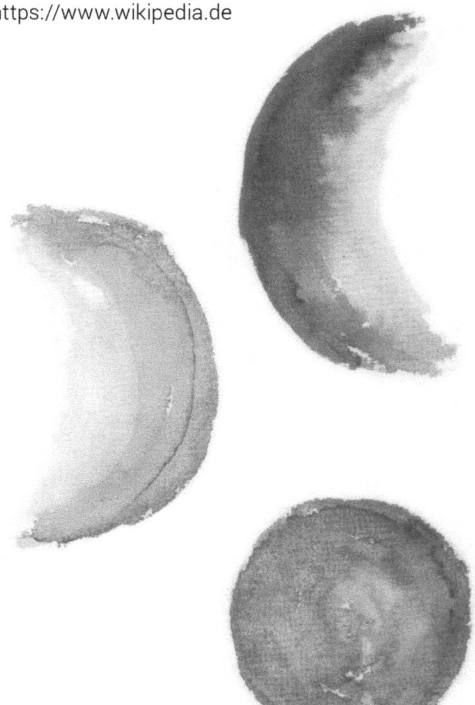

INDEX

Dankeschön!

Mein größtes Danke gilt meinem Mann Kurt, der mit wirklich engelsgleicher Geduld trotz seiner Erkrankung Verständnis für meine Arbeit an diesem Buch hatte – es war diesmal nicht leicht für ihn. Dennoch hat er in gewohnter Weise meine Schreiberei unterstützt.

Ein Dankeschön gilt meinen beiden Schwiegertöchtern Julia und Patrizia sowie meiner Nichte Uschi, die einige der für mich schwierigsten Kapitel dieses Buches Probe gelesen und als verständlich befunden haben.

Ein Danke auch und immer wieder Siegrid Hirsch und Wolf Ruzicka vom Freya-Verlag, die mir bei der Auswahl meiner Vorhaben freie Hand lassen und mich wunderbar unterstützen, ebenso wie Dorothea Forster, meiner Lektorin, die mich und meinen Schreibstil mittlerweile gut versteht. Danke Regina Raml-Moldovan für das Layout des Buches, das sie mit viel Feingefühl nach meinen Vorstellungen umsetzen konnte.

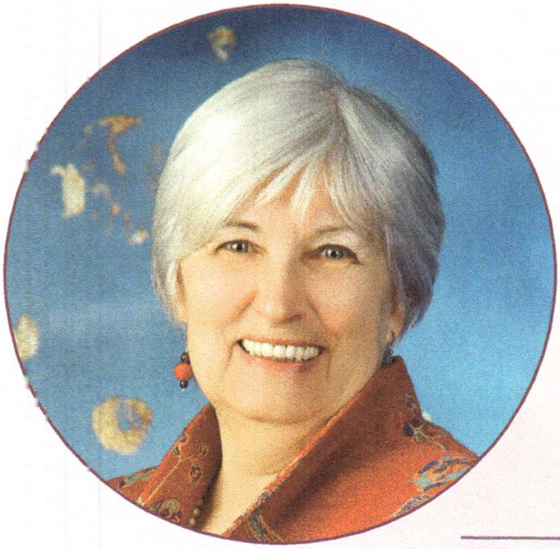

*Und wie immer auch ein **Dankeschön** an Sie, geneigte Leserschaft, die meine Bücher zur Hand nehmen und **lesen**.*

Ihre Ingrid Kleindienst-John

Der KräuterKraftKreis, Ingrid Kleindienst-John,
www.kraeuterkraftkreis.at, ingrid@kleindienst-john.at

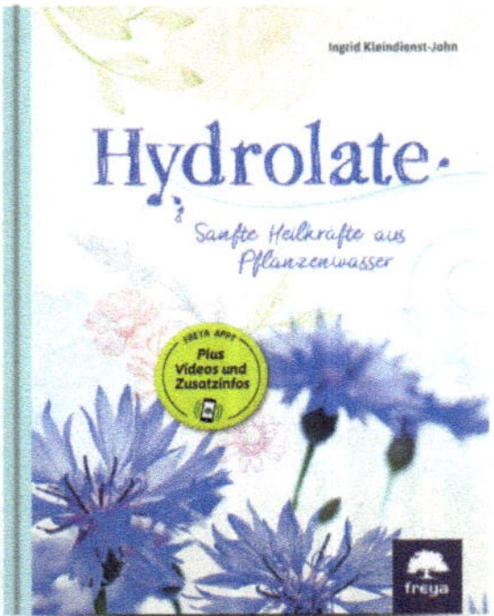

Ingrid Kleindienst-John

Hydrolate

Sanfte Heilkräfte aus Pflanzenwasser

Hydrolate sind Nebenstoffe, die bei der Destillation ätherischer Öle entstehen. Es handelt sich bei den Pflanzenwässern um hochwirksame Produkte. Die wasserlöslichen Inhaltsstoffe der Pflanze sind darin gelöst. Damit können Hydrolate die Heilwirkung der korrespondierenden ätherischen Öle sogar übertreffen. Neben der naturheilkundlichen Verwendung finden sich Hydrolate häufig in Kosmetika und sind besonders in der Aromatherapie beliebt. Inhalt: Inhaltsstoffe, Qualitätskriterien und Anwendungsmöglichkeiten. Genaue Anleitungen ermöglichen die Herstellung von Hydrolaten in der eigenen Küche.

ISBN 978-3-99025-053-2

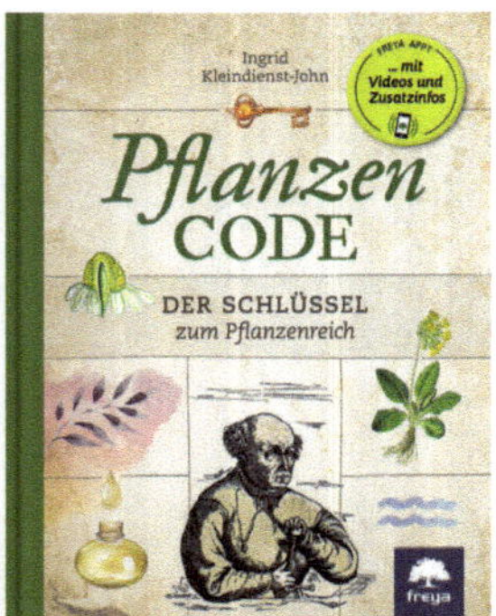

Ingrid Kleindienst-John

Pflanzencode

Der Schlüssel zum Pflanzenreich

Die verschiedenen Heilpflanzen werden seit alters her einem der 4 Elemente zugeordnet. Die traditionelle europäische Medizin suchte immer nach Gemeinsamkeiten zwischen Heilkraut und einer Krankheit oder einem bestimmten Menschen. Und so gibt es Kräuter, die unsere Lufteigenschaften nähren und uns Ideen zufliegen lassen. Es gibt Pflanzen, die unsere Erdgebundenheit unterstützen und uns auf den Boden der Wirklichkeit zurückbringen. Es gibt grüne, wässrige Freunde, mit denen unsere Gefühle erblühen, und eine Reihe von Gewächsen, die ein wärmendes Feuer in uns entfachen.

Nach diesen Gesichtspunkten werden annähernd 100 Heilpflanzen genau betrachtet und ihre Eigenschaften nach der 4-Elemente-Lehre erläutert.

ISBN 978-3-99025-331-1

Weitere Bildnachweise: © Fotolia **Cover**: patcharapon, zenina_frabton, alla72;
Kern: patcharapon (S. 3, 13 u. 18), zenina (S. 3), alla72 und Kanokpol (seitlich schmückende Elemente), Wiktoria Matynia (Hervorhebungen im Text), Rendix Alextian (S. 13), Henrie (S. 14), alla72 (S. 16), von Lieres (S. 34), Elisabeth (S. 70 links), cynoclub (S. 70 rundes Element), Heike Rau (S. 72 u. 82), Franziska Krause (S. 74), Kateryna_Kon (S. 80), hcast (S. 84), Africa Studio (S.86 u. 146 oben rund), #CHANNELM2 (S. 99 links, 241 rechts), Stephen Orsello (S. 99 Mitte), M_chaiudon (S. 99 rechts), Elena Show (S. 100 u. 101), domnitsky (S. 104 u. 105), Piman Khrutmuang (S. 106 oben), euthymia (S. 106 unten), Danylka (S. 107), spline_x (S. 120, 123 oben u. 178 rechts unten), Harald Biebel (S. 121), amy_lv (S. 122 oben, 135), Aquiya (S. 122 unten), ruskpp (S. 123 unten), Nataliya (S. 127 u. 128), Lavreteva (S. 127), sinhyu (S. 130), sommai (S. 133 oben), volff (S. 133 Mitte), A_Bruno (S. 133 unten), Thanunchakorn (S. 138), Thomas Francois (S. 139), nitinut380 (S. 142 links), ihorhvozdetskiy (S. 142 rechts), maxsol7 (S. 143), pusteflower9024 (S. 146 links oben u. rechts oben, 175 oben), M. Schuppich (S. 146 links unten), New Africa (S. 147), interpas (S. 148), Juanamari Gonzalez (S. 152), Xaver Klaussner (S. 153 rechts), Björn Wylezich (S. 178 oben), dima_pics (S. 178 links), csuwa (S. 192), Ken Kojima (S. 193 links), mesamong (S. 197 rechts), tina bits (S. 201), RRF (S. 202 links), Kateryna_Kon (S. 203), domnitsky (S. 209 oben), rdnzl (S. 209 unten), ray8 (S. 210 links), pamela_d_mcadams (S. 210 rechts), Yeti Studio (S. 212), nedim_b (S. 213), Xaver Klaussner (S. 229), boonchuay1970 (S. 235) und Marina Lohrbach (S. 247)

© Wikipedia: Bain News Service, publisher – Library of CongressCatalog (S. 107), gemeinfrei

Kolibri 360 GmbH
Ferdinand-Jühlke-Straße 7
99095 Erfurt, Deutschland
produktsicherheit@kolibri360.de